Clinical Anesthesia
and Critical Care

临床麻醉
与重症救治

孙志明　戴转云　崔琳琳　张凌　李铁峰　主编

化学工业出版社
·北京·

图书在版编目（CIP）数据

临床麻醉与重症救治 / 孙志明等主编. — 北京：化学工业出版社，2026. 1. — ISBN 978-7-122-49754-3

Ⅰ. R614；R459.7

中国国家版本馆 CIP 数据核字第 2026A6S556 号

责任编辑：邵桂林　赵兰江　　装帧设计：韩　飞
责任校对：刘曦阳

出版发行：化学工业出版社
（北京市东城区青年湖南街 13 号　邮政编码 100011）
印　　装：北京科印技术咨询服务有限公司数码印刷分部
787mm×1092mm　1/16　印张 13¼　字数 313 千字
2026 年 3 月北京第 1 版第 1 次印刷

购书咨询：010-64518888　　售后服务：010-64518899
网　　址：http://www.cip.com.cn
凡购买本书，如有缺损质量问题，本社销售中心负责调换。

定　　价：98.00 元　　

编写人员名单

主　　编　孙志明　胜利油田中心医院

　　　　　戴转云　广东省第二中医院

　　　　　崔琳琳　中国人民解放军火箭军特色医学中心

　　　　　张　凌　潍坊市益都中心医院

　　　　　李铁峰　荷泽市牡丹人民医院

副 主 编　万家真　射阳县人民医院

　　　　　王金梁　辽宁中医药大学附属医院

　　　　　乔光超　邯郸市中心医院

　　　　　徐伟静　邯郸市中心医院

　　　　　郭　朋　莘县妇幼保健院

　　　　　王晓研　吉林省前卫医院

　　　　　林　珍　武汉大学人民医院

　　　　　汪一梦　武汉大学人民医院

参　　编　张　雪　湖北医药学院附属襄阳市第一人民医院

　　　　　范东妮　吉林大学第一医院梅河医院（梅河口市中心医院）

　　　　　陈淑娟　深圳市第二人民医院（深圳大学第一附属医院）

　　　　　田伟成　吉林省肿瘤医院

前言

随着现代外科学和麻醉学的发展，麻醉学范畴已经不仅局限于麻醉镇痛，而是涉及麻醉前、后整个围手术期的准备与治疗，监测手术麻醉时重要生理功能的变化，调控和维持机体内环境的稳态，维护患者生理功能，为手术提供良好的条件，为患者安全度过手术期提供保障。危重病医学是指各种危及病人生命或重要器官功能的疾病。该类疾病多起病急骤、进展迅速、病情严重，如不采取紧急救治措施，可使病人严重致残或死亡。

麻醉医学与重症医学既有相对的独立性，又有全面的综合性。本书由多位从事急救、危重症、麻醉以及其他临床专业的医护人员编写。全书将麻醉医学与重症医学分开论述，结构清晰。其中麻醉部分主要介绍临床常用麻醉技术、心脏及大血管手术麻醉、胸部手术麻醉、普外科手术麻醉、神经外科手术麻醉、泌尿外科手术麻醉、骨科手术麻醉及妇产科手术麻醉等；危重症部分主要介绍临床常用急救技术、心肺复苏技术、机械通气技术、临床常见危重症的救治等。本书内容丰富，文字简练，实用性强，极具参考价值。

由于编写时间有限、编写经验不足，加之编写人员众多，文笔不尽一致，繁简程度也不尽相同，不足之处在所难免，敬请广大读者批评指正，以期再版时修订完善。

编者

2025 年 7 月

目录

第一章

临床常用麻醉技术

第一节　全身麻醉

一、吸入性全麻

吸入麻醉是指将挥发性麻醉药或麻醉气体经呼吸系统吸收入血，抑制中枢神经系统而产生的全身麻醉的方法。在麻醉史上，吸入麻醉是应用最早的麻醉方法，而在今天，吸入麻醉已经发展成为实施全身麻醉的主要方法。吸入麻醉药在体内代谢、分解少，大部分以原形从肺排出体外，因此吸入麻醉具有较高的可控性、安全性和有效性。

（一）吸入全麻方法

吸入麻醉按重复吸入程度及 CO_2 吸收装置的有无分为开放法、半开放法、半紧闭法、紧闭法 4 种。

1. 开放法

开放法是用带边槽的金属网面罩，覆以 4～8 层纱布，直接将挥发性麻醉药（如乙醚）滴在纱布上。或者用金属口钩挂于患者口唇内侧，将 O_2 和吸入麻醉药的混合气体直接吹入口腔、咽部或气管内。这种方法所用的设备简单，操作简便，但不易有效控制麻醉药量及麻醉深度，且会造成环境污染，目前已很少应用。

2. 半开放法

半开放法装置的特点：不用吸入活瓣，无 CO_2 吸收装置，输出麻醉药与氧的混合气体，进入储气囊和螺纹管供患者吸入。呼出气大部分通过“逸气活瓣”排至外界大气，仅很小部分呼气被再吸入。这种装置称“不用 CO_2 吸收的半紧闭法”，又称“半开放法”。

3. 半紧闭法

半紧闭法是指呼出气体的一部分排入大气中，另一部分通过 CO_2 吸收装置吸收 CO_2 后，再重新流入吸入气流中。由于环路中安装 CO_2 吸收装置，CO_2 潴留的可能性比半开放式更小。这是目前最常用的麻醉方法之一，使用的环路为循环式呼吸环路。

4. 紧闭法

紧闭法指呼出的麻醉气体被患者再吸收而反复利用，CO_2 经吸收装置全部被吸收，O_2 流量＜1L/min（仅略大于或等于患者麻醉期间的代谢需要），此法的优点是吸入气体温度及湿度接近体内，不使气道黏膜干燥；因麻醉药重复吸入、耗量很少，且不污染室内空气；还便于施行辅助或控制呼吸。

（二）吸入麻醉药的吸收、分布与清除

吸入麻醉药在肺泡被吸收后，由血液循环带入中枢神经系统，作用于一些关键部位而产生全身麻醉作用。因此，吸入麻醉药在脑中的分压是决定其麻醉深度的主要因素。脑组织内麻醉药的分压又决定于麻醉药在肺泡气中的浓度。肺泡气中吸入麻醉药浓度的高低是通气向肺泡运送吸入麻醉药与血液从肺中摄取麻醉药的平衡结果。其决定因素与以下几点有关。

1. 麻醉药吸入浓度

吸入气麻醉药浓度越高，进入肺泡的吸入麻醉药越多，肺泡气麻醉药浓度上升得越快。

2. 每分钟肺泡通气量的大小

肺泡通气量越大，则在单位时间内进入肺泡气吸入麻醉药浓度越高。

3. 血/气分配系数

吸入麻醉药的血/气分配系数越大，流经肺毛细血管的单位体积血液能从肺泡中摄取更多的吸入麻醉药，肺泡气的麻醉药浓度上升越慢。吸入麻醉药的可控性与在血液中溶解度的大小成反比。

4. 每分钟肺灌流量的大小

理想的肺通气/血流值为 0.84，心排血量越大，单位时间里流经肺泡的血液越多，血液从肺泡摄取的吸入麻醉药总量越多，肺泡气的麻醉药浓度上升越慢。

5. 肺泡气混合静脉血麻醉药分压差

此分压差越大，吸入麻醉药从肺泡气向血中转运的速度越快，肺泡气的麻醉药浓度上升越慢。

吸入麻醉药在血液和组织之间也存在分压差，其决定因素为组织/血气分配系数，组织的体积、组织的血流量以及动脉血与组织中的吸入麻醉药的分压差。前两者之积是组织对吸入麻醉药的容量，后两者是决定血液向组织供应吸入麻醉药速度的因素。总容量与供药速度之间的平衡是决定血液和组织间分压差的主要因素。混合静脉血吸入麻醉药分压决定于组织从动脉血对吸入麻醉药的摄取量，组织/血分配系数越大，组织血流量越大，动脉血/组织的吸入麻醉药分压差越大，组织从动脉血中摄取麻醉药越快。该组织的静脉血中吸入麻醉药分压越低。

吸入麻醉药清除时大部分从肺呼出，仅有很少部分可由皮肤黏膜和肠道排出体外或在体内进行代谢。其在体内代谢的程度随不同的麻醉药物而有很大的差别。从肺呼出的速度也基于吸入麻醉药吸收时的几个因素。通气量越大，则吸入麻醉药的清除越快。吸入麻醉

药溶解度越大，则清除越缓慢。吸入麻醉维持的时间越长，则清除率越低。

（三）吸入性麻醉的实施

1. 麻醉前处理

与其他全身麻醉相同，麻醉前处理主要包括患者身体与心理的准备、麻醉前评估、麻醉方法的选择、相应设备的准备和检查，以及合理的麻醉前用药。此外，还应根据吸入麻醉诱导本身特点向患者做好解释工作及呼吸道的准备。

2. 吸入麻醉的诱导

麻醉诱导即使用药物使患者从清醒状态转入深度意识抑制状态。在麻醉诱导之前，要对患者进行吸氧去氮（让患者吸入纯氧 1～5 分钟），目的是增加体内的氧储备，去除氮气，提高血红蛋白氧饱和度、血中氧溶解量及肺泡中功能余气量的含量。

（1）静脉快速诱导法　静脉快速诱导是最常用的诱导方法，本法诱导迅速、平稳，患者舒适，乐于接受。静脉诱导常以硫喷妥钠 6mg/kg，或丙泊酚 2～2.5mg/kg，琥珀胆碱 1～2mg/kg，进行快速诱导。

（2）吸入麻醉诱导法　吸入麻醉诱导法适用于不能建立静脉通路的患者。吸氧去氮完成后，开始给予低浓度的麻醉药，也可联合吸入空气。吸入麻醉药以氟烷为最佳，也可选用其他吸入麻醉药。维持患者呼吸平稳和通畅，每 2～3 次呼吸，增加吸入麻醉药浓度 0.5%，直至最低肺泡有效浓度（minimum alveolar concentration，MAC）达 1MAC，患者意识消失。

3. 维持

麻醉诱导完成后即进入麻醉维持阶段。此期间应满足手术要求，维持患者无痛、无意识、肌肉松弛及器官功能正常，应激反应得到抑制，水、电解质及酸碱保持平衡，血液丢失得到及时补充。平稳的麻醉要求了解手术操作步骤，掌握麻醉药物的药理学特性，能提前 3～5 分钟预测手术刺激，以及时调整麻醉深度。如果为控制呼吸，气管插管后应立即给予肌松药，同时可吸入 65% N_2O、35% O_2 及 0.8～1.2MAC 挥发性麻醉药。目前，低流量吸入麻醉是维持麻醉的主要方法。术中应根据手术特点、术前用药情况以及患者对麻醉和手术刺激的反应来调节麻醉深度。在不改变患者的分钟通气量时，改变麻醉深度主要是通过调节挥发罐开启浓度和增加新鲜气流量来实现。

尽管吸入麻醉药本身就具有肌松作用，但为了获得重大手术所需的完善肌松，往往需要静脉给予肌松剂，以避免为增强肌松作用而单纯增加吸入浓度引起的循环抑制。挥发性麻醉药可明显增强非去极化肌松药的阻滞作用，二者合用时应注意减少肌松药的用量。

4. 苏醒及恢复

吸入麻醉患者的苏醒过程与诱导过程相反，可以看作吸入麻醉药的洗出过程。由于回路内气体的低流量，无法迅速把麻醉药洗出，因此在手术结束时应比高流量麻醉更早关闭挥发罐。整个手术操作结束后，用高流量纯氧来快速冲洗患者及回路里的残余麻醉药。当肺泡内吸入麻醉药浓度降到 0.4MAC 时，约 95% 的患者能够按医师指令睁眼。吸入麻醉药洗出越干净越有利于苏醒过程的平稳和患者的恢复，过多的残余不仅可能导致患者烦躁、呕吐，甚至抑制清醒状态和呼吸。在洗出吸入性麻醉药时，静脉可给予一定的止痛药来增加患者对气管导管的耐受，以有利于吸入药的尽早排出，同时还可减轻拔管时的应激反应。

二、静脉全麻

将药物经静脉注入，通过血液循环作用于中枢神经系统而产生全身麻醉的方法称静脉全麻。静脉全麻具有诱导迅速、对呼吸道无刺激、患者舒适、无污染以及操作方便等优点。但静脉麻醉药多数镇痛不强，肌松较差，一旦过量，只能依靠机体缓慢解毒为其缺点。

（一）静脉麻醉方法

静脉麻醉的方法通常可以按给药方式分类，或按药物的具体应用方法分类，如硫喷妥钠静脉麻醉、羟丁酸钠静脉麻醉、氯胺酮静脉麻醉、丙泊酚静脉麻醉、阿片类静脉麻醉以及静脉联合麻醉等。

静脉麻醉的给药方式包括单次给药、间断给药和连续给药，间断给药和连续给药又涉及人工设置和计算机设置给药速度。

理想的静脉麻醉的给药方式应该是起效快、维持平稳、恢复迅速。目标是达到预期和满意的药物作用和时间过程。理想的静脉全麻药必须具备以下条件。

（1）麻醉诱导迅速、平顺，一次臂-脑循环即可发挥作用，无肌肉活动和肌张力增高的现象。

（2）对循环和呼吸无明显抑制作用。

（3）亚麻醉剂量应具有镇痛作用。

（4）麻醉停止后意识恢复快而平稳，无兴奋现象。

（5）无高敏反应。

（6）对胃肠道、肝、肾无不良影响，不增高颅内压。

（7）清除快，代谢产物无活性或毒性，长时间用药无蓄积。

（8）理化性质稳定。

（9）麻醉恢复期无不良反应。

单次静脉麻醉用药只能完成一些短小手术；间断给药是早年的常用静脉麻醉方法，缺点是血药浓度上下波动，注药后瞬间产生血药的峰值浓度，然后持续下降直至下一次注药，造成麻醉忽深忽浅。持续给药一般经过4～5个半衰期可以达到一个稳态血药浓度，问题是如何达到和控制血药浓度在一个满意的治疗（麻醉）水平。借助药代动力学模型和理论，完全可以计算出达到满意和期望的血药浓度时间过程的所需给药剂量。这就是靶浓度控制输注麻醉给药系统（TCI）。

用麻醉给药系统实施静脉麻醉，如同在麻醉蒸发器上选定吸入麻醉药浓度一样，在静脉麻醉中选定患者所需的麻醉药血药浓度。

TCI是以药代动力学和药效动力学原理为基础，以血浆或效应室的药物浓度为指标，由计算机控制给药输注速率的变化，达到按临床需要调节麻醉、镇静和镇痛深度的目的。计算机的参与使复杂的运算变得较为简单。给药的同时可以显示目标血浆药物浓度、效应室药物浓度、给药时间和累积剂量等。这使静脉麻醉的控制变得简便易行。

（二）麻醉诱导

诱导前打开氧气，氧气流量＞5L/min，将面罩轻柔地放在患者面部以供氧，随后静脉注入麻醉性镇痛药（芬太尼、舒芬太尼或阿芬太尼等）和静脉麻醉药（丙泊酚、依托咪酯、硫喷妥钠或氯胺酮等）。患者意识消失后，应继续给予静脉麻醉药和（或）吸入麻醉药，同时根据手术需要决定是否给予肌肉松弛药。患者可能持续自主通气或需辅助通气。

1. 丙泊酚

成人剂量为1.5～2.0mg/kg。静脉滴注30秒起效，术前使用麻醉性镇痛药能增强诱导效果，但呼吸抑制机会增多，小剂量诱导时需配伍其他药物。

2. 咪达唑仑

静脉滴注咪达唑仑可用于全麻诱导，主要用于不宜作硫喷妥钠诱导的患者，其剂量受到多种因素影响，为0.1～0.4mg/kg。对高龄、体弱及配伍镇痛药者，剂量酌减。

3. 依托咪酯

依托咪酯与琥珀胆碱配合施行气管插管应用于全麻诱导。此药对心血管系统很少有影响，冠状循环保持稳定，心肌耗氧减少。常用于心脏和大血管手术的诱导。

（三）麻醉维持

1. 静脉麻醉维持期间靶浓度的调节

（1）手术伤害性刺激对TCI靶浓度的影响　手术的伤害性刺激程度在手术中并非一成不变的，不同程度的伤害性刺激，如气管插管、切皮等，所需的血浆靶浓度也不同。TCI系统可计算和快速达到医师所选定的靶浓度，但术中伤害性刺激的变化、患者的反应性变化，都需要麻醉医师随时观察，及时调整靶浓度。应该注意的是，提前预防性地改变靶浓度来对抗伤害性刺激，比伤害性刺激后机体出现反应才处理要平稳得多，对机体的干扰和影响也小得多。

（2）TCI系统如何降低靶浓度　TCI系统提高靶浓度比较好实现，计算机根据药代动力学原理，计算出给药模式和泵速，很快可以达到麻醉医师预设置的靶浓度。然而，用TCI系统降低靶浓度，计算机所能做的工作就是停泵，然后完全依赖该药在体内的重新分布与代谢。根据药代动力学参数，计算出何时下降到麻醉医师预设置的靶浓度，再重新开启注射泵维持该靶浓度。在这方面，TCI不如吸入麻醉可以人工干预，通过加快药物从呼吸道的排出，来降低吸入麻醉药的靶浓度。

药物在体内下降的快慢，过去认为主要取决于药物消除半衰期的长短。理论上，一般经过4～5个半衰期，体内的药物基本被排出。目前又提出了一个新的概念——药物持续输注后半衰期。

（3）持续输注后半衰期　持续输注后半衰期是指维持恒定血药浓度一定时间后停止输注，中央室的药物浓度下降50%所需的时间。其意义在于它不同于药物的消除半衰期（$t_{1/2}\beta$）。研究表明，某些具有较长的$t_{1/2}\beta$的药物可以具有较短的持续输注后半衰期。例如，舒芬太尼的$t_{1/2}\beta$比阿芬太尼长，但如持续输注8小时，停止输注后，舒芬太尼较阿芬太尼恢复要快，即持续输注后半衰期要短，反之亦然。

2. 麻醉性镇痛药的应用

镇痛是全麻中重要组成部分，也是全凭静脉麻醉中的重要成分。在 TCI 静脉麻醉中同样需要应用麻醉性镇痛药和肌松药。至于麻醉性镇痛药的用法，可以根据经验和临床需要单次或分次注射，也可以持续输注。目前已有 TCI 系统应用麻醉性镇痛药的方法。

（1）适用于 TCI 系统的理想镇痛药　适用于 TCI 系统的理想镇痛药应该具有以下条件。①在血与效应室之间的转运非常迅速。②停药后药物浓度迅速下降。③达到患者清醒和不抑制呼吸的水平。

（2）阿片类药物持续输注　阿片类药物持续输注较间断给药的益处如下：①减少总用药量；②血流动力学稳定；③减少不良反应；④减少追加；⑤意识恢复迅速。

（3）雷米芬太尼　雷米芬太尼是近年阿片类药物药理学上的新发展。雷米芬太尼有独特的代谢机制——被非特异性的水解酶持续水解，因此其恢复几乎不受持续输入时间的影响。雷米芬太尼持续输入长达 10 小时，其持续输注后半衰期始终不变，在长时间输注后的恢复方面较其他阿片类药物有很大优势。雷米芬太尼镇痛效能不减，术后无呼吸抑制之虑。相反，由于代谢过于迅速，停药后镇痛作用很快消失，没有术后镇痛作用成为其缺点。

3. 静脉麻醉中知晓

麻醉中知晓包括外显记忆和内隐记忆。一般来说，麻醉下记忆的丧失是呈剂量相关的，患者术中的记忆功能随着麻醉药剂量的增加逐渐下降。

（四）麻醉的苏醒

在这一阶段，患者从无意识状态向清醒状态转变并恢复完整的保护性反射。

1. 目标

患者应当清醒，保护性反射和肌张力完全恢复，此时，拔除气管导管后发生气道梗阻和误吸的危险将降至最小，有利于立刻对神经系统功能进行评估。当患者患有心血管疾病时，应注意保持苏醒和拔除气管插管期间血流动力学的稳定。

2. 技术

当手术快结束时，随着手术刺激的减小，麻醉深度也应减浅，以利于术后迅速苏醒。对残余的肌松药作用进行拮抗，患者可恢复自主呼吸。在苏醒前给予麻醉性镇痛药要注意用量，以免影响呼吸和苏醒。

3. 环境

手术室温度不宜过低。在手术期间，要注意监测患者的体温并保暖，避免低体温，影响苏醒。

4. 体位

患者在拔管前通常恢复仰卧位。如果麻醉医师能确保患者的气道通畅并能保护气道，可以在侧卧或俯卧位拔管。必须保证可快速将患者恢复到仰卧位。

5. 面罩通气

在拔除气管导管或喉罩后，使用面罩通气时应吸入纯氧。在患者意识没有完全恢复前，患者处于浅麻醉状态，在保证呼吸道通畅和气体交换充分的情况下，应避免刺激，因为刺激（如气道刺激）可能诱发喉痉挛。当患者已经完全清醒能遵从口令，并保证足够的通气和氧合时，可以移动患者。

6. 拔管

拔管是关键时刻。当患者呼吸衰竭、低体温、延迟清醒、血流动力学不稳定或气道严重受损时（如广泛的口腔手术），应当在手术后保留导管直至上述情况好转后再拔管。

（1）清醒拔管　通常在患者已清醒并完全恢复了保护性反射后才拔除气管内导管。清醒拔管适用于饱胃、困难气道和刚刚进行了气管或颌面部手术的患者。①标准：拔管前，患者必须清醒，血流动力学稳定，肌力完全恢复，可听从简单的口令（例如抬头）并能自主呼吸，氧合和通气在正常范围内。在浅麻醉状态下拔管可能引发喉痉挛。②技术：气管内导管可能成为从麻醉到苏醒过程中的一个刺激物。利多卡因（0.5～1.0mg/kg 静脉滴注）可以用来抑制咳嗽，但可能延迟苏醒。给患者吸入纯氧，并进行口咽部吸引。在保持气管导管内轻度正压、气道压 2.0kPa（20cmH_2O）的条件下套囊放气并拔出气管导管，经面罩吸入纯氧。拔出气管导管后，麻醉医师重点关注患者的意识、呼吸和循环，直到患者完全清醒、恢复了气道保护性反射、呼吸和氧合良好、血流动力学稳定为止。当拔管刺激消失后，已拔管的患者可能重新入睡，这可能会引起气道梗阻，特别是老年患者。

（2）深麻醉状态下拔管　在苏醒过程中导管的刺激引起的气道反射可以通过在深麻醉状态（第三期）下拔管来避免。深麻醉状态下拔管可以减少喉痉挛和支气管痉挛的发生，因此可以应用于严重哮喘病患者。深麻醉状态下拔管也可避免中耳手术、眼内手术、腹腔和腹股沟疝缝合术后因咳嗽和屏气而导致的不良影响。①标准：深麻醉下拔管的禁忌证包括饱胃、困难气道、刚刚进行了气管或口咽部或颌面部手术的患者。麻醉深度一定要足以防止引起气道反射。可以通过单次静脉注射小剂量静脉麻醉药或者吸入高浓度挥发性麻醉药来加深麻醉。②技术：拔除气管导管前要准备好必要的气道管理设备和药物。患者的体位必须保证麻醉医师可以不受限制地接触其头部以便管理气道。将套囊放气，如果套囊放气时患者无反应，则可拔管。可用面罩控制或辅助呼吸，直到患者完全清醒、恢复了气道保护性反射、呼吸和氧合良好、血流动力学稳定为止。深麻醉状态下拔管要注意保持患者的呼吸道通畅，防止反流和误吸的发生。

7. 躁动

在全身麻醉苏醒过程中，偶尔会出现严重躁动情况，尤其是青少年和老年患者。首先必须排除生理性原因，比如缺氧、高碳酸血症、气道梗阻和膀胱充盈。疼痛是引起躁动的常见原因，可给予小剂量麻醉性镇痛药（例如芬太尼 25μg 或吗啡 2mg 静脉滴注）来治疗。

8. 延迟苏醒

如患者在全身麻醉后不能迅速苏醒，必须继续辅助呼吸和保护气道，并同时查找引起延迟苏醒或不苏醒的原因。

三、联合麻醉

（一）静脉-吸入联合麻醉

对患者同时或先后实施静脉全麻技术和吸入全麻技术的麻醉方法称为静脉-吸入联合

麻醉技术，简称静吸联合麻醉。其方法多种多样，如静脉麻醉诱导，吸入麻醉维持；或吸入麻醉诱导，静脉麻醉维持；或静吸联合诱导，静吸联合维持。由于静脉麻醉起效快，诱导平稳，而吸入麻醉易于管理，麻醉深浅易于控制，因此，静脉麻醉诱导后采取吸入麻醉或静吸联合麻醉，这在临床麻醉工作中是比较常用的方法。

1. 静脉麻醉诱导

静脉麻醉诱导可以用单次静脉注射全麻药来实现，也可利用 TCI 技术来完成，但重要的是根据患者的实际情况来选择麻醉药物和给药方式。麻醉诱导应辅以镇痛药和肌松药。整个诱导过程应力求平稳、迅速，对循环功能影响小，并尽可能降低气管插管时的应激反应。

2. 静吸联合麻醉维持

静脉诱导完成后，应安全、平稳地过渡到静吸麻醉维持阶段。单次剂量的丙泊酚以及琥珀胆碱产生的麻醉作用非常短暂，而挥发性麻醉药在这段时间内尚未达到有效的麻醉浓度。处理措施包括：①静脉诱导时予以充足剂量并包含适量镇痛药；②插管后如果患者出现应激反应，应积极处理；③增大新鲜气流量和挥发性麻醉药的吸入浓度；④诱导时选择作用时间稍长的静脉全麻药或应用低血气分配系数的吸入药以利于快速建立有效的肺泡浓度。术中维持麻醉可以低流量吸入挥发性麻醉药并合用镇痛药、肌松剂。

3. 注意事项

（1）实施静吸联合麻醉应充分掌握各种麻醉药的药理特点，根据患者的不同病情和手术需要，正确选择不同的静吸麻醉药的配伍和组合，尽可能地以最小剂量的麻醉药达到完善的麻醉效果，并将各种麻醉药的毒副作用减少到最小。

（2）为确保患者安全，实施静吸联合麻醉时必须行气管内插管。

（3）严格监测术中麻醉深度，遵循药物的个体化原则，适当增加或减少不同麻醉药的用量，合理调节静脉麻醉药的输注速度和吸入麻醉药的吸入浓度。

（4）肌松药可以提供满意的肌肉松弛效果，并减少麻醉用药量，但本身无麻醉作用，不能代替麻醉药。因此应用肌松药必须维持一定的麻醉深度，以避免患者术中知晓和痛苦。

（二）静脉联合全麻

静脉联合麻醉是指麻醉所需的催眠药、镇痛药、肌松药等均由静脉注入。任何一种静脉麻醉药很难达到全身麻醉的基本要求（神志消失、镇痛完善、肌肉松弛及抑制神经反射），且许多静脉麻醉药常有蓄积作用，不能用于长时间手术，对器官功能也有一定的影响。联合麻醉则可充分利用各种麻醉药的优点，取长补短，减少每一种麻醉药的剂量和不良反应，以消除和减少其不良反应，从而维持生理功能稳定，提高麻醉的安全性和可控性，更好地满足手术需要。

1. 普鲁卡因静脉联合麻醉

普鲁卡因原为局麻药，不是静脉麻醉药。单独使用时，其麻醉作用很弱，而且镇痛、镇静作用不随用药剂量的增加而加强，反而导致中毒惊厥。目前使用较多的方法是静脉滴注普鲁卡因与镇痛药、神经安定药和肌松药联合。

（1）麻醉方法　①麻醉前用药：麻醉前应常规应用抗胆碱药、镇痛药及苯巴比妥钠。精神紧张和体格健壮的患者应增加苯巴比妥钠的用量。②麻醉诱导：通常可采用镇静安定药-静脉全麻药-麻醉性镇痛药-肌松药联合的模式。常用药物有安定或咪达唑仑、硫喷妥钠、芬太尼及琥珀胆碱或其他肌松药，施行气管内插管。在心血管无明显病理改变的情况下，硫喷妥钠用量不宜过少，成人应达到 3～5mg/kg（按 60kg 体重计算约为 0.18～0.3g）。为了有效预防喉镜窥视以及气管插管引起的应激反应，防止血压升高、心率增快、心律失常及严重意外的发生，镇痛药用量必须足够，芬太尼诱导用量要达 6～8μg/kg。③麻醉维持。普鲁卡因与安定镇痛-肌肉松弛药联合：安定镇痛剂可采用氟哌利多及芬太尼，其比例可调整为 20：1，麻醉期间可间断给药；肌肉松弛药可采用琥珀胆碱，以 1%普鲁卡因与琥珀胆碱组成联合静脉滴注，此种伍用可明显减少琥珀胆碱用量，并延迟琥珀胆碱快速耐药性的出现时间。普鲁卡因-镇痛药-吸入麻醉药-肌肉松弛药联合，此种联合目前在临床实践中日益被重视并广泛应用。普鲁卡因连续输注，要限制速度，使之处于安全的稳定浓度。目前常用的滴速为 1mg/(kg·min)。

（2）适应证　普鲁卡因静脉联合全麻的优点是使用方便，血流动力学稳定，对肝肾功能无明显影响，苏醒快而平稳，并具有抗心律失常的作用，因此被广泛使用于胸部、头颈、腹部及脊柱四肢等各种手术。

（3）相对禁忌证　①窦房结功能障碍（如病态窦房结综合征）。②房室传导阻滞和（或）心脏束支传导阻滞。③严重心肌功能抑制。④严重肝功能障碍。⑤液体入量需严格限制者。⑥静脉穿刺困难者。

2. 利多卡因静脉联合麻醉

（1）麻醉方法　①麻醉前用药：苯巴比妥钠 0.1～0.2g 肌内注射，阿托品 0.5mg 肌内注射，哌替啶 50mg 肌内注射。②麻醉诱导：2.5%硫喷妥钠 12～15mL 加琥珀胆碱 50～100mg 静脉滴注，快速气管插管。③麻醉维持：应用 0.5%利多卡因溶液，即 2%利多卡因 60mL 加 5%～10%葡萄糖 180mL，持续静脉滴注可维持全麻。总剂量以<20mg/kg 为宜。分次静脉滴注法为 2%利多卡因 3mL，每 5～10 分钟静脉滴注 1 次，现已少用。

（2）加深麻醉　①哌替啶 100mg 加异丙嗪 50mg 共 6mL 为一单元，用 1～3 分钟静脉滴注。②琥珀胆碱 50～150mg 静脉滴注，维持肌肉松弛。③羟丁酸钠每次 2.5g，静脉滴注。④安氟醚（或异氟醚）、氧化亚氮吸入。

（3）适应证　此方法适用于对普鲁卡因有禁忌者，或对输液量有限制的患者。

（4）注意事项　①如手术时间过长可改用普鲁卡因或其他辅助药，以防利多卡因蓄积中毒和发生惊厥。用量一般维持在第一小时 250～300mg，第二小时 150～200mg，以后递减至 80～100mg，总剂量<800mg。②利多卡因代谢慢，过量易蓄积中毒，发生惊厥。即使在减慢滴速的情况下，也可发生惊厥，应予以警惕。③手术前 20～30 分钟停药。辅助药特别是冬眠药用量勿过大，以免苏醒期延长。

第二节　局部麻醉

局部麻醉是指应用局部麻醉药（以下简称局部麻醉药）暂时阻断身体某一区域神经传

导（特别是感觉神经传导）功能的麻醉方法。包括表面麻醉、局部浸润麻醉、区域阻滞麻醉、静脉局部麻醉和神经阻滞麻醉等。

局部麻醉的优点在于简单易行、安全性大、并发症少，对患者生理功能影响最小。但是在施行局部麻醉时除了要取得患者的充分理解与合作外，还必须熟悉该区域的解剖关系，选择适当的局部麻醉药及其所用的浓度和剂量，方能取得确实、安全、有效的麻醉效果。

一、常用局部麻醉药

（一）常用局部麻醉药性能

局部麻醉药依其分子结构的不同分为酯类局部麻醉药和酰胺类局部麻醉药。常用酯类局部麻醉药有普鲁卡因、氯普鲁卡因、丁卡因等，酰胺类局部麻醉药有利多卡因、丁哌卡因、罗哌卡因等。

局部麻醉药作用时间与药物与神经膜中的膜蛋白结合有关。普鲁卡因、氯普鲁卡因与膜蛋白结合差，因此作用时间短。丁卡因、利多卡因、丁哌卡因、罗哌卡因与膜蛋白结合紧密，因此作用时间长。药物脂溶解性越大，其效力越强，因亲脂性局部麻醉药容易穿透神经膜。局部麻醉药的 pK_a 决定神经阻滞的起效速度。pK_a 表示局部麻醉药 50%离子化和 50%非离子化时的 pH 值。凡 pK_a 值低者，由于其大部分分子处在非解离状态，易于透过神经膜。利多卡因、丙胺卡因的 pK_a 为 7.7，丁哌卡因、罗哌卡因为 8.1，均较普鲁卡因（8.9）、氯普鲁卡因（9.1）、丁卡因（8.6）低。局部组织的低 pH 也使局部麻醉药起效缓慢。加大剂量可以延长阻滞作用时间。

丁卡因毒性大，多用于表面麻醉。普鲁卡因和氯普鲁卡因由于毒性小且弥散性差，常用于局部浸润麻醉。

利多卡因弥散性好，性质稳定，变态反应少见，可用于各种局部麻醉。丁哌卡因作为一种长效局部麻醉药，无表面麻醉作用，运动神经阻滞效果差，对心脏的毒性较大。罗哌卡因的性能与丁哌卡因近似，但对心脏的毒性较小，且感觉阻滞强于运动阻滞，近年来得到广泛应用。

为了收缩局部血管，延缓局部麻醉药吸收，延长阻滞时间，减少局部麻醉药的毒性反应，在局部麻醉药液中可加用一定量的肾上腺素，常用浓度为 1∶20 万，一次最大量小儿不超过 10μg/kg，成人不超过 200～250μg。

（二）局部麻醉药中毒反应及其防治

1. 原因

一次用药超过最大剂量，或虽未过量，但患者体质衰弱，对局部麻醉药的耐受性差；局部麻醉药误注入血管或局部血管丰富，局部麻醉药吸收加快致血药浓度升高。

2. 临床表现

（1）中枢神经系统　早期有精神症状，如眩晕、耳鸣、多语、烦躁不安或嗜睡，舌唇麻木，眼球震颤；中期常有恶心、呕吐、视物模糊、肌肉震颤或抽搐；晚期全身肌肉痉挛抽搐，严重者昏迷。

（2）循环系统　早期表现为循环兴奋；晚期表现为循环抑制，严重者心力衰竭或心脏停搏。血管内误注入丁哌卡因，可引起心血管虚脱，因其与组织结合较强，治疗效果差。

（3）呼吸系统　胸闷、气短、呼吸困难，惊厥时出现发绀，严重者呼吸停止。

3. 紧急处理

（1）立即停止局部麻醉药注入。

（2）早期吸氧，维持呼吸、循环稳定，静脉注射地西泮 5～10mg。

（3）抽搐、惊厥者可静脉注射地西泮或 2.5%硫喷妥钠 3～5mL，如仍不能制止抽搐可静脉注射肌肉松弛药，气管插管控制呼吸。

（4）生命支持疗法　包括吸氧，辅助呼吸或控制呼吸，输血补液，升压药应用，心肺脑复苏等，同时快速一次性给予 20%脂肪乳 1.5mL/kg（在成人可一次给予 100mL），必要时还可继续以 0.25mL/(kg・min) 的速度输注 10 分钟。

4. 预防

注意局部麻醉药的一次最大用量；特别对老年、小儿和一般衰弱者应适当减量；局部麻醉药中加入少量肾上腺素以减慢其吸收；麻醉前应用巴比妥类药或地西泮；注药前必须回抽，防止误入血管；主要神经阻滞时应分次和逐渐加量给药。

二、表面麻醉

将渗透作用强的局部麻醉药与局部黏膜接触，使其渗透过黏膜，阻滞浅表神经末梢而产生的无痛状态，称为表面麻醉。

1. 眼部表面麻醉

患者仰卧，滴入 0.25%～0.5%丁卡因或 1%～2%利多卡因 2～3 滴，滴后嘱患者闭眼，每 2 分钟滴一次，重复 3～5 次。如用丁卡因，在两次滴药之间滴 1∶1000 肾上腺素一滴。作用持续 30 分钟，必要时可重复。

2. 鼻腔内表面麻醉

用小块棉片或纱条浸入到麻黄碱中，取出挤干再浸入 2%～4%利多卡因或 0.5%～1%丁卡因之中，挤去多余局部麻醉液，然后将浸润棉片或纱条填敷于需麻醉部位，3～5 分钟即可。也可用喷雾器将药物喷入鼻腔。

3. 咽喉部及气管内表面麻醉

先令患者尽量张口，当患者深吸气时，用喷雾器对咽喉部喷入 2%利多卡因或 1%～2%丁卡因 3～4 次，连续 3 次，每次间隔 2～3 分钟。气管内黏膜麻醉时，可经环甲膜用注射器针头穿刺，当回抽有气时嘱患者屏气，快速注入 2%利多卡因或 0.5%丁卡因 2～4mL，迅速拔除针头，并鼓励患者咳嗽，以利局部麻醉药分布均匀，3～5 分钟后出现局部麻醉作用。气管内注药忌用肾上腺素。

4. 尿道表面麻醉

男性患者可用注射器将局部麻醉药或含局部麻醉药的凝胶逆行挤入尿道，然后用龟头夹子夹住阴茎头部，3～5 分钟即可达到表面麻醉作用。女性患者可用细棉棒浸入局部麻醉药后塞入尿道内 3～5 分钟。操作应轻柔，一旦黏膜损伤，局部麻醉药吸收极为迅速。

近年来有一种新的表面麻醉配方局部麻醉药低共熔混合剂（EMLA），即利多卡因和丙胺卡因非离子化碱基乳膏，可透过完整的皮肤，起效时间约 1 小时。多用于儿科以减轻静脉穿刺的疼痛，以及一般情况较差患者的植皮。

三、局部浸润麻醉

局部浸润麻醉是指沿手术切口线分层注射局部麻醉药，以阻滞组织中的神经末梢。根据手术时间的长短，选择适当的局部麻醉药：短时效普鲁卡因或氯普鲁卡因，中等时效利多卡因或甲哌卡因，或者长时效丁哌卡因或罗哌卡因。麻醉时先将局部麻醉药用 22G 细针在手术切口一端作一皮丘，使皮肤隆起呈现白色橘皮样外观，后沿皮肤切口在皮内作连续皮丘。作新皮丘时，注射针应在前一皮丘内刺入，以减少穿刺时疼痛，然后再经皮丘按层浸润皮下、肌膜、腹膜或胸膜。也可浸润一层切开一层，以延长麻醉时间和减少单位时间内局部麻醉药的剂量。注药时应加压，一边注药一边进针，使其在组织内形成张力性浸润，增强局部麻醉效果，并对周围组织起到水压分离及止血作用。感染及癌肿部位不宜用局部浸润麻醉。

四、静脉局部麻醉

静脉局部麻醉是指在肢体上端结扎止血带后，经静脉注入局部麻醉药，使止血带远端肢体得到麻醉的方法。

常用局部麻醉药：成人上肢 0.25%普鲁卡因 100～150mL；或 0.5%普鲁卡因 60～80mL；或 0.5%利多卡因 40mL；下肢用量为上肢的 1.5～2.0 倍。

操作方法：用静脉套管针穿刺固定后，抬高患肢或用弹力绷带或电动气压驱血带驱血，并在该肢体上端结扎止血带，通过静脉套针在其远端静脉内注入局部麻醉药，3～10 分钟即可产生局部麻醉作用。

为防止出现止血带压迫疼痛，可在肢体上缚两套止血带，先行近端止血带充气，待肢体麻醉后，再充远端止血带（麻醉区），然后放松近端止血带。

如手术时间超过 1.5 小时，可暂时放松止血带，恢复肢体循环，再次充气并注射 1/2 首次量的局部麻醉药。

术毕止血带要缓慢间歇放气，以防局部麻醉药涌入全身循环导致中毒反应。

第三节　椎管内麻醉

将局部麻醉药注入椎管内的不同腔隙，药物作用于脊神经根，暂时阻滞脊神经的传导，使其所支配的相应区域产生麻醉作用，称为椎管内麻醉。椎管内麻醉包括蛛网膜下隙阻滞和硬脊膜外腔阻滞两种方法，后者也包括骶管阻滞。

一、蛛网膜下隙阻滞

把局部麻醉药注入蛛网膜下隙，由脊髓发出并经过蛛网膜下隙的脊神经根受到药物阻滞，使脊神经所支配的相应区域产生麻醉作用，称为蛛网膜下隙阻滞，习称脊椎麻醉，简称脊麻或腰麻。

根据脊神经阻滞平面的高低，蛛网膜下隙阻滞可分为：

（1）高平面脊麻　阻滞平面在 T_4 以上。阻滞平面超过 T_2，有发生呼吸和心搏骤停的可能，故已罕用。

（2）中平面脊麻　阻滞平面在 $T_1 \sim T_{10}$。可对呼吸和循环有影响，但易于纠正。

（3）低平面脊麻　阻滞平面在 T_{10} 以下。对呼吸和循环基本无影响。

（4）鞍区麻醉　仅骶尾神经被阻滞，适用于肛门、会阴部手术。

（一）适应证与禁忌证

1. 适应证

（1）盆腔手术，如阑尾切除术、疝修补术、膀胱手术、子宫及附件手术等。

（2）肛门及会阴手术，如痔切除术、肛瘘切除术等，选用鞍区麻醉更为合理。

（3）下肢手术，如骨折或脱臼复位术、截肢术等。

2. 禁忌证

（1）中枢神经系统疾病。如脊髓或（和）脊神经根病变、颅内高压等。

（2）严重高血压、心功能不全。若高血压心脏代偿功能良好，并非绝对禁忌。而高血压并存冠心病，则禁用脊麻。收缩压超过 160mmHg 或（和）舒张压超过 100mmHg，一般应慎用或不用脊麻。

（3）休克、血容量不足　休克患者绝对禁用脊麻。血容量不足会促使麻醉期间低血压的发生。

（4）慢性贫血，可考虑低平面脊麻，禁用中平面以上脊麻。

（5）穿刺部位有感染、全身性严重感染。

（6）有凝血机能障碍或接受抗凝治疗者。

（7）脊椎外伤、脊柱畸形或病变。

（8）老年人，尤其是并存心血管疾病、循环储备功能差者，阻滞平面不宜过高。除鞍区麻醉外，其他种类脊麻应视为禁忌。

（9）精神病、严重神经症、不能合作的小儿等患者。

（二）常用局部麻醉药

1. 常用局部麻醉药及其剂量、浓度与作用时间

常用的局部麻醉药有丁卡因、丁哌卡因、利多卡因和罗哌卡因等。为了防止局部麻醉药的毒性作用，应严格按限定剂量给药，不应超过最大剂量。根据麻醉平面高低、患者脊柱长短、病情等因素确定具体用药剂量。从局部麻醉药注入到充分显示麻醉作用的这段时间称为脊麻的起效时间。起效时间可因局部麻醉药的种类、溶液的比重以及溶液的配制方

式不同而异。一般说来，利多卡因起效时间最短（1～3 分钟）；丁卡因和丁哌卡因需 5～10 分钟。

脊麻持续时间主要取决于药物浓度，也与药物种类和剂量有关。通常浓度高则作用维持时间长，麻醉效果也确实可靠，但应注意过高的浓度可造成神经损害甚至永久性麻痹的不良后果。

2. 局部麻醉药液的比重

脊麻用局部麻醉药可配制成重比重、等比重和轻比重 3 种药液，临床上最常用的是重比重液。比重大于脑脊液的局部麻醉药为重比重液；一般 1%丁卡因、生理盐水溶液等与脑脊液比重相等，为等比重液；低于此浓度或低于脑脊液比重的则为轻比重液。利用重比重液下沉，轻比重液上浮的特性，配合体位的变动，可使注入蛛网膜下隙的药物向一定方向和在一定范围内移动。药物比重与脑脊液比重差别愈大，则药液愈易移动。要使局部麻醉药液配成重比重液，可加入 10%葡萄糖液。

3. 常用蛛网膜下隙阻滞用药的配制方法

（1）丁卡因重比重液　1%丁卡因、10%葡萄糖溶液和 3%麻黄碱各 1mL，即配制成所谓 1∶1∶1 溶液。

（2）利多卡因重比重溶液　一次用量 60～100mg。加入 5%或 10%葡萄糖溶液 0.5mL，再加入 0.1%肾上腺素 0.2mL，混匀后即可应用。

（3）丁哌卡因重比重液　0.5%或 0.75%丁哌卡因 2mL（分别含丁哌卡因 10mg 或 15mg），加 10%葡萄糖溶液 0.8mL，再加入 0.1%肾上腺素 0.2mL，配成重比重液 3mL。

关于上述各药的一次用量和最高剂量，与平面高低等因素有关。

（三）蛛网膜下隙阻滞麻醉方法

1. 麻醉前用药

常用巴比妥类药物，目的是镇静并增强对局部麻醉药的耐受性。也应用抗胆碱药，以抑制椎管内麻醉期间的迷走神经功能亢进。

2. 麻醉用具

麻醉用具包括 9 号（20G）或 7 号（22G）腰椎穿刺针（如有 24～26G 可同时准备）1～2 根，2mL 和 5mL 注射器各一副，5 号（25G）和 7 号（22G）注射针头各一枚，消毒钳一把，无菌单四块或孔巾一块，以及药杯、砂轮、棉球、纱布等，包好后高压蒸汽灭菌备用。目前多采用市售的一次性脊椎麻醉穿刺包。同时准备好给氧、人工通气器具及急救药品，以备急用。

3. 体位

一般采用侧卧位，两手抱膝，大腿膝盖贴近腹壁，头向胸部屈曲，使腰背部尽量向后弓曲。背部应平齐手术台边沿，以利于穿刺操作。鞍区麻醉则应采取坐位。

4. 穿刺部位与消毒范围

脊麻穿刺常选 $L_{3\sim4}$ 或 $L_{4\sim5}$ 棘突间隙为穿刺点。两侧髂嵴最高点在背部作连线时与脊柱相交处即相当于 $L_{3\sim4}$ 棘突间隙或 L_4 椎棘突。消毒范围：上至肩胛下角，下至尾椎，两侧至腋后线。

5. 操作方法

穿刺点用1%～2%利多卡因作皮内、皮下和棘上、棘间韧带逐层浸润。

（1）直入穿刺法　固定穿刺点皮肤，穿刺针在棘突间隙中点刺入，注意与患者背部垂直，穿刺针方向应保持水平，针尖略向头侧，缓缓进针并仔细体会各层次阻力变化。针尖穿过黄韧带时，有阻力突然消失的“落空感”，继续推进时可有第二次“落空”感，提示已穿破硬脊膜与蛛网膜，进入蛛网膜下隙。

（2）侧入穿刺法　也称旁入穿刺法。在棘突间隙中点旁开1.5cm处穿刺，穿刺针向中线倾斜与皮肤呈75°对准棘突间孔方向进针。本穿刺法不经过棘上韧带和棘间韧带层次，经黄韧带、硬脊膜和蛛网膜而到达蛛网膜下隙。适用于韧带钙化的老年人，或棘突间隙不清的肥胖患者等。直入法穿刺未成功时，常改用本法。

针尖进入蛛网膜下隙后，拔出针芯即见有脑脊液流出，如未见流出而又相信已进入蛛网膜下隙时，应考虑有无颅内压过低的情况，可试用压迫颈静脉或让患者屏气、咳嗽等迫使颅内压增高的措施，以促进脑脊液流出。疑有针孔阻塞时，可反复以针芯通透。考虑针头斜口被阻塞时，可转动针芯，或用注射器缓慢抽吸。若仍无脑脊液流出，则应调整深度或重新穿刺。

穿刺成功后将盛有局部麻醉药的注射器与穿刺针紧密衔接，用左手固定穿刺针，右手持注射器先轻轻回抽见有脑脊液回流再开始缓慢注射药物，一般于10～30秒注完。注完后稍加回抽并再次注入。这一方面可证明药物已确实注入蛛网膜下隙内，另一方面也可将或许残留在注射器内的药液全部注入。一般在注药后5分钟内即有麻醉现象出现。对双侧脊麻，注完药物后即可平卧。单侧脊麻则利用药液比重仍采取侧卧位。鞍区麻醉注药后保持坐位（重比重药液），至少5分钟后才能平卧。

6. 阻滞平面的调节

麻醉平面的调节是指将局部麻醉药注入蛛网膜下隙后，要在较短的时间内主动调整或限制阻滞平面在手术所需要的范围内。这涉及麻醉的成败和患者的安危，是蛛网膜下隙阻滞操作技术中重要环节之一。

影响阻滞平面的因素很多，局部麻醉药注入蛛网膜下隙后，药液在脑脊液中的移动成为主要影响因素。这种移动又受到体位和药液比重的影响。体位的影响主要在麻醉后5～15分钟内发生，此期间应注意通过改变体位调节阻滞平面。一旦平面确定，则体位的影响较小，但即使超过30分钟，仍有少数人阻滞平面受体位影响而扩大的可能，必须严密观察。此外，局部麻醉药的剂量、容积、注药速度、针尖斜口方向等均对阻滞平面产生影响。阻滞平面超过T_2很容易出现循环、呼吸的严重紊乱，应予避免。一般以每5秒注入1mL药物为宜，鞍区麻醉坐位推药时可减慢至每20～30秒注药1mL，使药液集中于骶部。

（四）麻醉中的管理

蛛网膜下隙阻滞可能引起的一系列生理扰乱程度与阻滞平面密切相关，也与患者的病情等因素有关。因此，麻醉中必须严密观察病情变化，加强对呼吸和循环等的管理。

1. 血压下降

常由于阻滞平面过高和患者心血管代偿功能较差所致。血压下降程度一般与阻滞神经节段呈正相关。胸腰段交感神经缩血管纤维受到广泛阻滞时可引起血管扩张，外周阻力降低，回心血量和心排血量骤减，以致血压下降。阻滞平面超过 T 时心交感神经受到阻滞，迷走神经活动亢进引起心率减慢。少数患者可发生血压骤然下降，严重者可因脑供血不足引起恶心、呕吐和烦躁不安，甚或意识丧失。

遇有血压下降，在分析其原因时，首先应考虑阻滞平面是否过高，患者心血管代偿状态如何，有无血容量不足或酸中毒等。血容量不足时处理上应首先补充血容量。

考虑因血管扩张引起血压下降时，应肌内或静脉给予小剂量的麻黄碱（15～30mg），同时加快输液即可恢复。血压下降明显者，可抬高下肢，以利于增加回心血量，同时配合输液和升压药（如多巴胺 5～10mg 静脉滴注）的使用，多可很快纠正。对心率缓慢者可静脉注射阿托品 0.25～0.5mg。

2. 呼吸抑制

阻滞平面过高时（如 T_2），大部分肋间肌麻痹或低血压使呼吸中枢缺氧引起呼吸抑制，表现为胸式呼吸微弱、腹式呼吸增强。严重时患者呼吸困难、潮气量锐减、咳嗽和发音无力，甚至发绀、呼吸停止。此时必须有效给氧，如面罩给氧辅助呼吸。如呼吸停止应立即采取气管内插管控制呼吸，维持循环等抢救措施，直至肋间肌张力恢复、呼吸和循环功能稳定为止。

3. 恶心呕吐诱因

（1）阻滞平面过广，血压急剧下降，脑供血锐减，兴奋呕吐中枢。

（2）脊麻后迷走神经功能亢进，胃肠蠕动增加。

（3）手术牵拉内脏　处理：如系血压骤降引起，应用缩血管药、加快输血输液提升血压的同时吸氧。暂停手术，减少对迷走神经的刺激，或施行内脏神经阻滞。亦可考虑使用异丙嗪或氟哌利多等药物镇吐。

（五）麻醉后并发症及其处理

1. 头痛

多在麻醉作用消失后 24 小时内出现，术后 2～3 天最剧烈，多在 7～14 天消失。其发生原因至今尚不完全清楚。一般认为是脑脊液经穿刺孔外漏，或软脊膜受到刺激使脑脊液吸收增加、脑脊液压力降低所致。因此，选用细穿刺针、减少脑脊液外漏、输入或摄入足够的液体以及脊麻后嘱患者去枕平卧是预防头痛的根本方法。

发现头痛则应持续平卧位，腹部应用加压腹带，硬脊膜外腔注射中分子右旋糖酐 30mL，或 5%葡萄糖液或生理盐水 30～40mL。应用肾上腺皮质激素亦有一定疗效。还可口服烟酰胺 100mg，一日 3 次，以增加脑脊液的生成。

2. 尿潴留

主要是支配膀胱的骶神经恢复较晚所致，也可由下腹部手术刺激膀胱、会阴和肛门手术后疼痛造成。患者术后不习惯在床上卧位排尿也是不可忽视的因素。可改变体位，鼓励患者自行排尿，下腹部热敷也有一定的作用。尿潴留一般多在术后1～2天恢复。潴留时间过长，上述措施无效时可考虑导尿。此外亦可用针灸进行治疗。

3. 下肢瘫痪

下肢瘫痪为少见的严重并发症，原因尚不清楚，但多认为是药物化学刺激所引起的粘连性蛛网膜炎造成。一般潜伏期为1～2天，以运动障碍为主，呈进行性，可向上发展影响呼吸和血液循环。无特殊疗法，主要为促进神经功能的恢复，可用激素、大剂量维生素B_1、维生素B_{12}，配合理疗等。恢复情况视病变严重程度而定，轻者数月，重者数年以上。

4. 脑神经麻痹

偶尔发生，以外展神经麻痹多见。术后2～21天先出现脑膜刺激症状，继之出现复视和斜视。多认为是穿刺后脑脊液外漏，脑脊液压力降低，脑组织失去脑脊液支持而下沉，使展神经在颞骨岩部伸展或受压所致。一旦发生应对症处理。半数以上在4周内自行恢复，个别患者病程长达两年之久。

二、硬脊膜外腔阻滞

将局部麻醉药物注入硬脊膜外腔，阻滞脊神经根，使其支配的区域产生暂时性麻痹，称为硬脊膜外腔阻滞，简称硬膜外阻滞。

硬膜外阻滞可分为连续法和单次法两种。单次法是指穿刺后将预定的局部麻醉药一次注入硬膜外腔进行麻醉的方法，因可控性差，易发生严重并发症或麻醉意外，故已罕用。连续法是通过穿刺针在硬膜外腔隙内置入硬膜外导管，借此导管分次给药，视具体情况随时掌握用药量，使麻醉作用时间得以延续，手术时间不受限制，并发症明显减少。目前临床上主要采用连续硬膜外阻滞。

临床上根据不同的阻滞部位可将硬膜外阻滞分为四类：

（1）高位硬膜外阻滞　穿刺部位在C_5～T_6、阻滞颈段及上胸段脊神经，适用于甲状腺、上肢或胸壁手术。

（2）中位硬膜外阻滞　于T_6～T_{12}进行穿刺，常用于上腹、脐区手术。

（3）低位硬膜外阻滞　穿刺部位在腰段各棘突间隙，用于盆腔及下肢手术。

（4）骶管阻滞　经骶裂孔穿刺，阻滞骶神经，适用于肛门、会阴部手术。

（一）适应证与禁忌证

1. 适应证

（1）腹部手术、蛛网膜下隙阻滞的下腹部及下肢等手术，均可采用硬膜外阻滞。

（2）颈部、上肢和胸部手术也可应用，但应加强对呼吸和循环的管理。

2. 禁忌证

（1）严重高血压、冠心病、休克及心脏功能代偿不良者。

（2）重度贫血、营养不良者。

（3）穿刺部位有感染者。

（4）脊柱严重畸形或有骨折、骨结核、椎管内肿瘤等。

(5) 中枢神经系统疾病。

（二）麻醉准备

1. 麻醉前用药

术前应给予地西泮或巴比妥类药物，以预防局部麻醉药的不良反应。对高平面阻滞或迷走神经兴奋型患者，应常规加用阿托品，以防止心动过缓。

2. 硬膜外穿刺用具

包括连续硬膜外（16G 或 18G）穿刺针及硬膜外导管各一根（两点穿刺需 2 根硬膜外导管），15G 注射针头（供穿刺皮肤用）一枚，5mL 和 20mL 注射器各一副，5 号（25G）和 7 号（22G）注射针头各一枚，50mL 局部麻醉药杯两只，无菌单两块，消毒钳一把，纱布数块，棉球数个。将以上物品（硬膜外导管除外）包好进行高压蒸气灭菌消毒备用。硬膜外导管应用煮沸消毒或 75%酒精浸泡消毒 1 小时以上，使用前用生理盐水冲洗导管腔及导管壁。近年来国内外厂家已有一次性硬膜外穿刺包供应使用。

3. 急救用具

硬膜外阻滞时，应有给氧装置，气管内插管器具及其他急救药品，以备紧急情况使用。

（三）穿刺点的选择及体位

1. 穿刺点的选择

应以手术切口部位和支配手术范围中央的脊神经的棘突间隙为穿刺点。

2. 体位

分侧卧位和坐位两种，临床上多采用侧卧位，具体要求与蛛网膜下隙阻滞相同。

（四）操作方法

1. 穿刺方法

硬脊膜外腔穿刺可分为直入法和侧入法两种。

(1) 直入法　在所选定的棘突间隙作一皮丘，再作深层次浸润。硬膜外穿刺针针尖呈勺状，较粗钝，穿过皮肤有困难，可先用 15G 锐针刺破穿刺点皮肤，再将硬膜外穿刺针沿针眼刺入，缓慢进针。针的刺入位置及到达硬膜外腔的位置必须在脊柱的正中矢状线上，在经过皮肤、皮下组织、棘上韧带、棘间韧带和黄韧带后，即到达硬脊膜外腔。穿透黄韧带有阻力骤减感，提示针尖已进入硬膜外腔。判断针尖在硬外腔后，即可通过穿刺针插入硬膜外导管。另外，在穿刺过程中应注意保持针尖斜口与纵行韧带纤维平行，以免切伤韧带纤维。

(2) 侧入法　也称旁入法。对直入法穿刺有困难，如胸椎中下段棘突呈叠瓦状、间隙狭窄、老年人棘上韧带钙化等情况可用侧入法。棘突正中线旁开 1～1.5cm 处为穿刺点，局部麻醉后，用 15G 锐针刺破皮肤并沿针眼刺入硬膜外穿刺针，做法同直入法。应垂直刺入并推进穿刺针直抵椎板，然后退针约 1cm，再将针干略调向头侧并指向正中线，沿椎板上缘经棘突间孔突破黄韧带进入硬膜外腔。侧入法所经过层次为皮肤、皮下组织、肌肉、部分棘间韧带、黄韧带、硬脊膜外腔，避开了棘上韧带。

2. 判断穿刺针进入硬脊膜外腔的方法

（1）阻力骤减　穿刺针抵达黄韧带时，操作者可感到阻力增大，并有韧性感。此时取下针芯，将装有一定空气量（5mL 注射器含有 2mL 左右空气）的滑润注射器与针蒂衔接，推动注射器芯可有回弹感觉，表明针尖已触及黄韧带。此后边徐缓进针边推动注射器芯试探阻力。一旦突破黄韧带，即有阻力骤然减弱或消失的“落空感”，此时注射器内空气即被吸入，再推进注射器芯毫无阻力，表示针尖已进入硬脊膜外腔。应注意针尖位于椎旁疏松组织时，阻力也不大，易误认为是在硬脊膜外腔。鉴别方法：①注入空气时，手感穿刺部位皮下组织肿胀；②置管遇到阻力。

（2）负压试验　穿刺针触及黄韧带时有坚韧感，拔出穿刺针芯，先用空注射器试探阻力，如阻力很大，可在针蒂上悬挂一滴局部麻醉药或生理盐水，继续缓慢进针。当针尖突破黄韧带而进入硬脊膜外腔时，可见到悬滴液被吸入，此即为悬滴法负压试验。为便于操作，可将盛有液体的玻璃管与针蒂相接，当针尖进入硬脊膜外腔时，管内液体可被吸入，并可见液柱随呼吸而波动，此为玻璃管负压测定法。负压现象一般在颈胸段穿刺时比腰段明显。

（3）正压气囊试验　针尖抵达黄韧带后，于针蒂处接一个正压小气囊，穿刺针尖进入硬脊膜外腔时，气囊因气体进入硬脊膜外腔而萎瘪。

（4）进一步证实针尖已进入硬脊膜外腔的方法　①抽吸试验：接上注射器反复轻轻抽吸，无脑脊液被吸出则证明针尖确已在硬脊膜外腔。②气泡外溢试验：接上装有 2mL 生理盐水和 3mL 空气的注射器，快速注入后取下注射器，见针蒂处有气泡外溢则已得到证实。③置管试验：置入导管顺利，提示针尖确在硬脊膜外腔。

3. 置管方法

（1）皮肤至硬膜外腔的距离　穿刺针全长（成人穿刺针长 10cm）－针蒂至皮肤的距离。

（2）置管　硬膜外导管进至 10cm 处（与针蒂外缘相对应的刻度）可稍有阻力，此时导管已达针尖斜面，继续徐徐插入 3～5cm，一般至导管 15cm 刻度为止，不宜置管过深。

（3）拔针、调整导管深度、固定导管　应一手拔针，一手固定导管，以防拔针时将导管带出。拔针时切不可随意改变针尖斜口方向，以免斜口切割导管。拔针后，根据刻度及所测得的距离，适宜退出导管，调整导管在硬脊膜外腔的长度，一般以 3～4cm 为宜。置管后，将导管尾端与注射器相接，回吸无回血或脑脊液，注入少许空气或生理盐水无阻力则表明导管通畅，位置正确，即可固定导管。

（4）注意事项　置管遇到阻力需重新置管时，必须将导管连同穿刺针一并拔出，否则有导管被斜口割断的危险。不提倡以导管芯作为引导，导管太软时应更换导管，以防导管在硬膜外腔卷曲盘绕或穿破硬膜外腔进入蛛网膜下隙。置管过程中患者有肢体异感甚或弹跳，提示导管已偏于一侧椎间孔刺激脊神经根，应重新穿刺置管。导管内有血流出说明导管进入静脉丛，少量出血可用生理盐水冲洗，仍无效时应另换间隙重新穿刺。

（五）常用局部麻醉药及注药方法

1. 常用局部麻醉药

（1）利多卡因　起效快，潜伏期短（5～12 分钟），穿透弥散能力强，阻滞完善，常用1%～2%溶液，作用持续时间为60～90分钟。成人一次最大用量为400mg。

（2）丁卡因　常用浓度为0.15%～0.33%，用药后10～15分钟发挥作用，20分钟左右麻醉作用完善。作用持续时间为3～4小时，成人一次最大用量为60mg。

（3）丁哌卡因　常用浓度为0.5%～0.75%，效能比利多卡因强4倍，用药后4～10分钟起效，15～30分钟麻醉作用完全，可维持4～7小时，浓度较高方产生肌肉松弛效果。由于丁哌卡因对心脏的较强毒性作用，成人一次最大用量为100mg。

（4）罗哌卡因　常用浓度为0.3%～0.5%，欲使运动神经阻滞完善，可以将浓度提高至0.6%～0.8%。起效和维持时间与丁哌卡因相当，但对心脏的毒性作用较弱。成人一次最大用量100～150mg。

决定阻滞强度和作用时间的主要因素是局部麻醉药浓度，但浓度过高又易产生局部麻醉药不良反应。因此，应根据穿刺部位高低和手术的不同需求选择适宜的局部麻醉药浓度。一般来说，穿刺部位愈高，浓度应愈低。如利多卡因用于颈胸部手术时以1%～1.3%为宜。浓度过高加之阻滞平面过广，可引起肋间肌和膈肌麻痹。用于腹部手术时为达到麻痹运动神经进而使腹肌松弛的需求，需用1.5%～2%。此外，浓度的选择也与身体状况有关，健壮患者所需的浓度宜偏高；而虚弱或老年患者所需的浓度要偏低。对一般成人，1%利多卡因和0.15%丁卡因混合液，内加1∶200000肾上腺素，可缩短潜伏期而延长作用持续时间，为临床上应用较广泛的配伍方法。小儿用0.8%～1%利多卡因即可取得满意的麻醉效果，亦可满足手术的需求。

2. 局部麻醉药中加用肾上腺素

减缓局部麻醉药的吸收速率、延长作用持续时间，并减少其中毒概率是局部麻醉药液中加用肾上腺素的主要目的。一般加入后浓度变为1∶200000，即20mL药液中加入0.1%肾上腺素0.1mL，对高血压患者应免加或仅用1∶400000即可。

3. 注药方法

（1）试验剂量　一般注入试验剂量为3.5mL，5分钟内如无下肢痛觉和运动消失，以及血压下降等体征，则可排除药液误入蛛网膜下隙的可能。如发生全脊麻，应立即进行抢救，维持呼吸和循环功能稳定。另外，注入试验剂量前应常规回吸，观察导管（需透明）和注射器内有无回血。注药后心率增快20次/分以上，持续30秒以上，部分患者尚有头晕目眩、血压升高等反应时，应考虑为药液注入血管内所引起。如先前已有回血则更能证实导管进入血管内，此时应停止给药，放弃硬膜外阻滞法，改用其他麻醉方法。

（2）诱导剂量　不同神经节段的硬脊膜外腔容积不等，阻滞每一节段所需药量也不尽相同。一般为颈段1.5mL/节段，胸段2mL/节段，腰段2.5mL/节段。根据阻滞平面及手术需求等，以此确定首次诱导剂量（也称初量），一般需15～20mL（结合药物种类、浓度、一次最大用量等因素确定容量）。在试验剂量用后观察5～10分钟，证实无蛛网膜下隙阻滞征象后，则应分2～3次并每次间隔5分钟左右注入诱导剂量。用针刺法或温差法试验并判定阻滞平面。

（3）追加维持量　术中患者由无痛转而出现痛感，肌肉由松弛变为紧张，患者出现内脏牵拉反应如鼓肠、呃逆等，则说明局部麻醉药的阻滞作用开始减退。如循环功能稳定，可追加维持量，一般用量为首次诱导剂量的1/3～1/2。追加时间依所用局部麻醉药种类不同为 40～90 分钟不等。以后随手术时间的延长，患者对局部麻醉药的耐受性将降低，应慎重给药。

（六）硬膜外阻滞平面的调节

穿刺部位（相当于注药部位）是影响硬膜外阻滞平面的主要因素，应按手术要求选择适当的穿刺点。其他影响因素如导管的位置和方向、药物容量和注射速度，以及患者体位及全身情况等也不可忽视。

1. 导管的位置和方向

导管偏于一侧，易出现单侧阻滞；导管进入椎间孔，则只能阻滞几个脊神经根。导管置向头侧，药液易向头侧扩散；置向尾端，则多向尾侧扩散。

2. 药物容量和注药速度

容量愈大，阻滞范围愈广，反之则阻滞范围狭窄。一般来说，注药速度稍快，可能有利于加快局部麻醉药的扩散速度，使阻滞范围扩大。但临床实践表明，注药速度过快则对扩大阻滞范围的影响有限。

3. 体位

一般认为硬膜外腔局部麻醉药液的扩散很少受体位因素的影响，但体位可影响硬膜外腔的压力，而压力则间接影响局部麻醉药的扩散。如头低位可使腰段硬膜外腔压力降低，药液易于扩散；头高位时腰段硬膜外腔压力增高，药液不易扩散，用药量相对增大。

4. 患者情况

老年人硬膜外间隙狭小，椎间孔变窄甚或闭锁，药液易于扩散，阻滞范围扩大，用药量可减少 20%～30%。小儿硬膜外腔也相对狭小，药液易向头侧扩散，用药量也需减少。因此，应遵循分次注射、仔细观察的用药原则。

妊娠末期，因腹内压增高，下腔静脉受压使硬膜外腔静脉丛充盈，间隙变小，药液易于扩散，用药量可减少一半。其他腹内压增高（如肿瘤）、血容量不足、脱水等病理因素均可加速药物扩散，应格外慎重。

（七）硬膜外阻滞的并发症与处理

1. 血压下降

多发生于胸段硬膜外阻滞，主要是胸段交感神经受到阻滞引起血管扩张，外周阻力降低，回心血量和心排血量减少，血压下降。同时副交感神经相对亢进引起心率减慢。多于用药后 15～30 分钟出现，处理措施：

（1）使用缩血管药物　一般麻黄碱 15～30mg 静脉注射多可奏效。效果不明显或患者有心率增快时，可用去氧肾上腺素 25～50μg 静脉注射，常可获得满意效果。

（2）加快输液、输血，补充血容量　如考虑到血容量不足为主时，则应先迅速补充血容量，再用缩血管药物。兼有水电解质失衡和酸中毒存在时，必须同时给予纠正。

2. 呼吸抑制

一般阻滞平面低于 T_8，对呼吸功能并无影响。颈段及上胸段硬膜外阻滞时，由于肋间肌或膈肌受到不同程度的麻痹，一般阻滞平面超过 T_4，可出现呼吸抑制，呼吸困难甚至呼吸停止。因此，术中必须加强呼吸管理，仔细观察患者的呼吸（频率、潮气量、呼吸类型、分钟通气量、有无发绀等），并做好给氧及人工通气等急救准备。对颈段及胸段硬膜外阻滞患者，无论阻滞平面如何，建议常规合并气管插管给氧，并作辅助通气，才能保证安全，同时应有脉搏血氧饱和度（$SPaO_2$）监测。

3. 恶心呕吐

其发生机制及处理原则同蛛网膜下隙阻滞。

4. 全脊髓麻醉

硬膜外阻滞时，误将药物注入蛛网膜下隙且未及时察觉或判断失误，可于短时间内出现凶险的全脊麻，导致呼吸停止、血压剧降和神志消失，挽救不及时患者可因严重缺氧而迅速死亡。麻醉医师对此必须保持高度警惕，具有足够的认识和急救准备，掌握呼吸管理及心肺脑复苏技术。处理要以保证呼吸和循环系统的稳定为原则。预防措施：仔细穿刺操作，置管后反复回吸证实无脑脊液，注射试验剂量，注药后严密观察阻滞平面及呼吸循环和神经系统的改变。

5. 神经根的损伤

多为穿刺操作不当所致。硬膜外穿刺针较粗，且针尖斜口较宽，操作粗暴，进针过快或针体方向偏斜易损伤神经根，可造成不良后果。穿刺过程中遇有患者诉说电击样疼痛并向单侧肢体放射传导，则不应强行进针，需退针后调整进针方向。最好改用其他麻醉方法，并于术后严密观察肢体的感觉与运动功能，给予神经营养药物、理疗等治疗措施。

6. 硬膜外血肿或脓肿

术前患者凝血机制障碍，穿刺置管又不顺利，易引起硬膜外腔出血并有引发硬膜外血肿的可能。因此，应严格掌握硬膜外阻滞适应证并谨慎操作。硬膜外腔静脉丛在背正中线较两侧少，力求穿刺针在背正中线（无论是直入法还是侧入法）进入硬脊膜外腔，不要强行置管，可最大限度地减少硬膜外腔出血的并发症。严重的硬膜外腔血肿可引起脊髓的压迫症状，特别是老年人硬膜外腔隙窄小，更易引起压迫症状。出现下肢进行性麻痹时，应手术切开清除血肿。此外，硬膜外腔血肿亦可演变为脓肿，不按无菌原则操作，消毒处理穿刺器具不够严格，更易导致硬膜外腔发生感染，术后数日出现背部剧痛和脊髓压迫症状，并进行性加重，一旦确诊，及时手术引流。

第二章

心脏及大血管手术麻醉

第一节　先天性心脏病手术的麻醉

一、先天性心脏病的病理生理特点

先天性心脏病类型多，每一种疾病往往有不同程度的分流或者肺血管病变。根据解剖上的变异和肺血管病变的特点，大多数病变可归纳为以下四类病变中的一种：①导致肺血增多的疾病；②导致肺血减少的疾病；③导致血流梗阻的疾病；④肺-体循环未交换的病变，如大动脉转位等。前两类病变都存在异常分流，既包括单纯性分流，也包括复杂性分流。分流的方向取决于分流通路的大小和两侧的相对阻力，同时决定了患者的临床表现。而第三类疾病则通常因为瓣膜或者大血管解剖的变异等不产生分流。第四类由于肺循环和体循环静脉回流的血液混合，可出现体循环低氧血症；根据肺血流病变是否存在梗阻，肺血流的病变有增多和减少之分。

二、麻醉前评估和准备

（一）麻醉前评估

(1) 明确先天性心脏病的病理生理及其对机体的影响。

(2) 了解超声多普勒和心导管检查的有关资料。

(3) 试验室资料　发绀型患儿可出现红细胞增多，凝血功能受影响，血小板减少或血小板功能障碍。新生儿有出血倾向，维生素 K 或新鲜冰冻血浆有助于纠正凝血功能。麻醉技术与疼痛医学实践

（二）麻醉前准备

(1) 控制心衰、缓解缺氧，调整全身状况到最佳状态。β 受体阻滞剂和抗心律失常药应持续至麻醉开始，甚至术中也应继续使用。

(2) 准备必要的麻醉设备，小儿可采用环路系统麻醉装置，10kg 以下婴儿可采用 Mapleson D 回路。

（3）准备必要的血管活性药物，对重症患者应提前备用，并熟悉剂量和用法。

（三）麻醉前用药

（1）6kg 以下可不用术前药。

（2）6kg 以上术前 30 分钟口服咪达唑仑糖浆 0.5mg/kg（最大剂量 15mg）；或采用右美托咪定 1μg/kg 总量滴鼻。

（四）麻醉监测

1. 心电图

心电图监测同时观察肢导联和胸导联，有利于对心肌缺血的监测。经食管心电图与标准肢导联相比，P 波更明显，有利于监测心律及传导系统功能情况，但由于 ST 段改变不明显，故在监测心肌缺血方面意义较小。

2. 血压

无创动脉压测定宜采用宽度适宜的袖带，直接动脉压测定用经皮桡动脉穿刺置管。①穿刺方法及连接：常规选择左侧桡动脉，22G 或 24G 留置针，用硬质管连接至换能器。②留管时间：留管时间与血栓发生率有关。只要病情稳定，应及早拔除留置的套管。③肝素液：建议采用的浓度为 0.002%（10mg/500mL）。

3. 中心静脉压监测

①颈内静脉穿刺置管（中路高位）：患儿体位头低 15°～20°；针干与皮肤交角为 20°～30°；穿刺方向指向同侧腹股沟中点或略向外侧；穿刺深度一般不超过 4cm，穿刺成功后依据患儿年龄选择置入 4～7F 双腔中心静脉导管，深度约为身长的 1/10（cm）。②颈外静脉穿刺置管术：颈外静脉置管后测得的压力与右心房压密切相关（r=0.926）。颈外静脉压比中心静脉压平均高 2～4mmHg；③推荐行超声引导下中心静脉穿刺，若无必要避免行股静脉穿刺，因其导管相关性感染、血栓发生率较高；若颈内静脉穿刺困难，也可行超声引导下锁骨下静脉穿刺置管。

4. 血氧饱和度

在分析血氧饱和度的临床意义时，应考虑到不同 pH 状态下它与血氧分压之间的关系。必须指出，低温及低血压状态下脉率-血氧饱和度仪是否有满意的血管容积波及其显示的脉率与心电图显示的心率是否基本一致是解释 $SPaO_2$ 是否可靠的前提。

5. 呼气末二氧化碳

维持正常水平的呼气末二氧化碳对稳定血流动力学和麻醉平稳极为重要。对于肺缺血型的先天性心脏病，呼气末二氧化碳值要明显低于 $PaCO_2$，依病情程度不同，该差数大致介于 10～20mmHg，临床监测时应予以注意。

6. 尿量

尿量达 1mL/(kg・h)，反映肾功能良好及液体平衡适当。

7. 温度

①非体外循环手术，维持手术室环境温度在 27～30℃（早产儿）或 24℃（婴幼儿）；

②体外循环手术采用一般低温者，室温维持于23～25℃，对深低温者，室温应保持16～18℃。变温毯水温在降温期间应控制在4℃，升温期间控制在38～42℃；③所有输注的液体和血制品均应加温，甚至吸入气也应加温湿化；④麻醉期间应连续监测患儿直肠温度、食管温度以及鼓膜温度。直肠、鼓膜温差要求小于6℃，温差增大往往提示冠脉灌注不足或头部、下肢静脉血回流减少。

8. 经食管超声心动图（TEE）

可对手术过程提供最充分且直接的评估，必要时可指导手术过程的修改，目前已经能用于2.8～3.5kg的患儿。经颅多普勒（TCD）能测定脑血流速度，发现脑内微栓。近红外光谱（NIRS）可实时监测脑组织氧合功能。

三、小儿先天性心脏病的麻醉处理

（一）麻醉处理原则及用药

1. 麻醉诱导和维持

静脉快速诱导气管插管。对右向左分流的患儿，应防止静脉管道中出现气泡，否则这些气泡将更迅速地进入体循环，可能产生严重并发症。阿片类药物复合静脉麻醉药及非去极化肌松药分次缓注可顺利完成气管插管。麻醉维持采用适当浓度的吸入全麻药复合阿片类药物、镇静药和肌松药，在良好的呼吸、循环管理条件下使患儿平稳地度过麻醉和手术期。

2. 麻醉药的选择

（1）吸入麻醉药　①异氟烷，异氟烷的血/气分配系数低，对循环抑制作用弱，抑制程度次序是异氟烷＜恩氟烷＜氟烷，适用于心血管手术。异氟烷所致的血压降低主要是由SVR降低引起，且对心肌抑制较轻。不会诱发心律失常。对肺循环影响小。②七氟烷，七氟烷具有血/气分配系数低（0.63）的特点，诱导苏醒迅速。对呼吸道刺激性小，又有特殊的芳香味，特别适用于小儿麻醉。心肌无显著抑制，抑制交感神经，表现为心率减慢。对冠状动脉有扩张作用，可降低冠状血管阻力，增加心肌血流。③地氟烷，血气分配系数为0.42，对气道有刺激性，临床上较少单独用于诱导苏醒。对循环系统的影响与异氟烷相似，其对心肌抑制、血管扩张及血压下降的作用比异氟烷小。不增加心肌对儿茶酚胺的敏感性，但深度麻醉下可出现心律失常。地氟烷维持麻醉时应注意浓度调节幅度不可过大，否则血压常有剧烈波动，适用于需要术后早期拔管的先天性心脏病患儿。④氧化亚氮（N_2O），N_2O用于先天性心脏病患者存在争议。氧化亚氮有负性肌力作用，应用于先天性心脏病患儿可引起明显的心肌抑制，故不宜用于心功能差的患儿。体外循环转流结束后的初始阶段，在使用N_2O时应特别注意它对循环功能的抑制作用，必要时暂停吸入。不主张用于先天性心脏病的麻醉。

（2）静脉麻醉药　①咪达唑仑，可增强其他麻醉药的镇痛作用，是心血管手术麻醉中重要的辅助用药。常用于麻醉诱导（0.1～0.2mg/kg），与阿片类药物合用时应注意SVR下降可能导致血压下降。②依托咪酯，对心血管系统无明显抑制作用，能维持血流动力学稳定，对PVR无影响，适用于心脏手术的麻醉诱导，常用剂量为0.2～0.3mg/kg，缓慢注射。镇痛和肌松作用差，预先静注芬太尼0.1μg/kg，可减轻或消除诱导期可能出现的肌肉抽搐、强直和局部疼痛。可抑制肾上腺皮质功能，干扰正常应激反应，故不宜长期使用。③氯胺酮，镇痛作用良好，可兴奋血管收缩中枢，使血压升高、心率加快、心排出量增加，心肌氧耗增加。增加 SVR，减少右向左分流，从而使发绀病儿的动脉血氧饱和度有所改善。起效快，麻醉诱导剂量为 2mg/kg。冠状动脉畸形、严重主动脉狭窄、左心发育不良伴主动脉闭锁以及升主动脉发育不全等患儿，由于冠状动脉供血相对不足，有引起室颤的危险。④丙泊酚，对循环的抑制作用主要表现为血管扩张所致的血压下降以及心动过缓和结性心律发生率增加，故只能用于心功能良好的患儿。通常，心脏手术麻醉诱导量为 1～2mg/kg，缓慢静注，术中静脉持续输注剂量为 4～8mg/(kg·h)。

(3) 镇痛药　大剂量芬太尼（25～75μg/kg）应用于新生儿及婴儿先天性心脏病麻醉，可抑制内分泌及应激反应，术中血流动力学稳定。新生儿用较小剂量的芬太尼（10μg/kg）也能获得有效的麻醉，但长时间手术仍需用较大剂量。如果与维库溴铵合用，应注意可能发生的心动过缓。CPB 开始前应追加剂量。舒芬太尼有类似芬太尼的药理作用，常用的诱导剂量为 2～4μg/kg、维持量为 0.2～0.5μg/(kg·min)。阿芬太尼作用时间短，在单次静注 20μg/kg 后，按 1μg/(kg·min) 静滴维持，血流动力学稳定，减少机体应激反应。瑞芬太尼为超短效阿片类药，镇痛效价与芬太尼相似，药物可控性好，剂量范围较大，常用剂量为 1μg/(kg·min)，缺点在于手术结束停止输注后镇痛效应很快消失，因此必须在手术后改用镇痛剂量输注或在缝皮前 30 分钟左右给予镇痛剂量的长效阿片类药物。

(4) 肌松药　维库溴铵心血管作用稳定，与芬太尼或丙泊酚合用可发生明显的心动过缓。麻醉诱导剂量通常分别为芬太尼 0.5mg/kg 和丙泊酚 0.1mg/kg，术中静脉持续输注剂量分别为芬太尼 0.4mg/(kg·h) 和丙泊酚 80μg/(kg·h)。罗库溴铵的起效时间接近琥珀胆碱，对循环影响小，无明显的组胺释放，因此适用于心脏手术的麻醉诱导和维持。小儿单次静注 0.6～0.9mg/kg 后 1～1.5 分钟起效，静脉持续输注用量为 6～8μg/(kg·min)。顺阿曲库铵无组胺释放，可用于小儿心脏手术。

（二）几种先天性心脏病手术的麻醉管理

1. 房间隔缺损

(1) 房间隔缺损患儿手术时，主动脉插管与上下腔静脉插管时容易出现血压低及心律失常，应注意及时补充血容量，或经体外循环主动脉插管动脉输血维持血压，必要时应告知外科医师暂停手术操作。

(2) 停机后注意较大的房间隔缺损患者一般存在左心室偏小以及肺动脉高压的问题。其预防措施是在停机前给予正性肌力药物与血管扩张药充分强心扩血管。

(3) 合并肺动脉高压的患儿可以使用硝酸酯类、前列腺素 E、N_2O 或前列环素吸入治疗。

(4) 原发孔型房间隔缺损的患儿常合并二尖瓣裂，必要时缝合恢复其完整性；同时应注意走行于下方的房室传导系统，避免出现房室传导阻滞。

(5) 房间隔缺损的患儿，左向右分流使得右心容量较高，外科手术解除分流因素后，右心房容量会急剧下降，倘若以 CVP 目标值的标准补充血容量，会出现容量超负荷的可能，因此应直视心脏充盈情况判断容量负荷较佳。

2. 室间隔缺损

（1）室间隔缺损的患儿大多数在体外循环下完成修补手术，气管插管后应注意避免过度通气，低碳酸血症和高氧分压会扩张肺血管，降低肺血管的阻力，加重室间隔缺损的分流量，引起血流动力学的不稳定。

（2）对于室间隔缺损的患者来说，心室间血流自由交通，左心室与右心室均得到了充分的锻炼，如果术中心肌保护效果好，停机后可以使用血管扩张药降低心脏的后负荷以及降低肺动脉压力。

（3）一般不需要使用正性肌力药物支持心功能，或仅使用小剂量多巴胺支持，必要时使用磷酸二酯酶抑制剂。由于其独特的扩张肺血管作用，对于出现右心功能不全的患儿更有益。

3. 动脉导管未闭

较粗大或窗型动脉导管未闭患儿需要在体外循环下手术，动脉导管较细、导管较长的患儿一般不需要体外循环，在控制性降压的情况下经左第四肋间后外侧切口直接缝扎动脉导管即可。术中在吸入强效吸入麻醉药物基础上使用硝普钠控制性降压，钳夹动脉导管时需要将收缩压降至 70～80mmHg。

4. 主动脉弓缩窄

（1）主动脉弓缩窄手术可以不使用体外循环，在控制性降压下高位阻断近心端主动脉弓、左锁骨下动脉以及远端胸主动脉。

（2）用体外循环时，小儿一般采用深低温停循环，成人一般采用深低温上下身分别插管灌注的方法，以保证术中重要脏器的血流灌注。

（3）右侧桡动脉置管监测血压，主动脉阻断会引起上半身血压升高，此时降压应格外小心，避免因脊髓灌注不足出现术后截瘫；主动脉开放后应积极控制患者的血压，小心血压反常性升高，足够的镇痛有助于血压的控制。

5. 法洛四联症

（1）法洛四联症患儿肺动脉漏斗部狭窄程度决定了其生理变化，总的表现是肺血流量减少，体循环血流量增多。

（2）当体循环阻力降低或漏斗部痉挛时，体、肺循环阻力失衡，右向左分流增加诱发缺氧发作，可使用去氧肾上腺素升高外周阻力，减少分流，增加回心血量，减轻漏斗部的痉挛，从而减轻缺氧症状。

（3）术前评估应根据发绀的程度综合评估，通常法洛四联症患儿长期慢性缺氧，出现红细胞增多、血液黏滞度增加，术前应补充足够的水分。

（4）麻醉期间必须保持气道通畅，避免因气道梗阻诱发缺氧事件的发生；在深麻醉的同时要维持较高的外周阻力和较低的肺血管阻力，既能减少右向左分流，又能增加肺血流量，改善氧合。

（5）法洛四联症患儿应注意麻醉后外周血管阻力降低或右心室流出道痉挛导致右向左分流增加与 $SPaO_2$ 降低，以及停机后由于左心发育不良与肺血突然增加导致急性左心衰与肺水肿，或术前肺血管发育不全、术中右心保护不良、右心室切口过大影响右心室收缩功能，导致停机后急性右心衰竭或全心衰竭。

6. 大动脉转位

(1) 完全性大动脉转位患儿体循环和肺循环相互独立，呈并列关系，血氧饱和度的维持依赖于心房、心室以及肺动脉与主动脉水平产生的体肺循环血混合程度。因此，转机前麻醉维持应保证足够的体肺循环血混合及维持适当的肺血流。

(2) 大动脉转位的患儿术前已开始持续输注前列腺素 E2，输注不能中断，同时要避免使用对心肌功能抑制的药物。心肺转流时期增加的肺血管阻力可增加右心负荷，注意右心功能不全的出现。

第二节　心脏瓣膜病手术的麻醉

心脏瓣膜手术的麻醉是极具挑战性的，因为心脏瓣膜的病变引起的心脏病理生理改变，在全身麻醉和外科手术的双重应激下，可使血流动力学波动更大，而完善的麻醉则需要通过精准的调整血流动力学参数（如心率、节律、前负荷、后负荷、心肌收缩力）来尽量减轻这些应激。另外，因为急性和慢性的瓣膜疾病的临床表现和围术期管理也相差甚远，所以病程长短应是我们考虑的重要因素之一。

一、主动脉狭窄

（一）病因

正常的成人主动脉瓣有三个瓣叶，其瓣口面积为 2.6～3.5cm^2，正常主动脉瓣指数为 2cm^2/m^2。

先天性或获得性的心脏瓣膜病均可引起主动脉瓣狭窄。先天性主动脉瓣狭窄根据狭窄的解剖部位，可以分为瓣膜、瓣膜上或瓣膜下狭窄。瓣上和瓣下的主动脉狭窄通常是由突出的膜和肌束引起。先天性主动脉瓣狭窄通常发生在单瓣、二叶瓣或部分交界区融合的三叶瓣。

在发达国家中，老年性退行性变是最主要的获得性主动脉瓣狭窄的病因。虽然风湿性主动脉瓣狭窄目前在发达国家很少见，但是在世界范围内仍是主动脉瓣狭窄的主要原因之一。另外，风湿性主动脉瓣狭窄往往合并主动脉瓣关闭不全，并且这种风湿性的病变往往也累及二尖瓣。主动脉瓣狭窄还有一些少见的病因，包括动脉粥样硬化、终末期肾病、风湿性关节炎。

（二）症状

1. 心绞痛

约 2/3 的严重主动脉瓣狭窄患者的首发症状是心绞痛。这种心绞痛和呼吸困难起初发生在劳累后。出现心绞痛后，患者的预期生存期为 5 年。

2. 晕厥

15%～30%的患者首发症状是晕厥，一旦出现晕厥，患者的预期平均生存期为3～4年。

3. 充血性心力衰竭

一旦左心衰竭的症状出现，患者的平均生存期仅为1～2年。

（三）严重程度的评估

（1）经胸超声心动图　除了极少数诊断不清和与临床不符的情况，超声心动图已经取代心导管成为定量评估主动脉瓣狭窄严重程度的标准方法。采用超声心动图对主动脉瓣狭窄的定量方法中最常用的有测量跨主动脉瓣血流的峰值流速、主动脉瓣的平均跨瓣压差以及估测主动脉瓣口面积。可采用直接描记瓣口面积以及连续方程计算来获得主动脉瓣狭窄的瓣口面积。而跨瓣压差则通过简化的伯努利方程进行计算。左心房大小，左心室舒张末、收缩末容积，以及左心室壁的厚度则用来评估心肌重构的程度。

（2）经食管超声心动图（TEE）　当患者经胸壁超声显像检查不清晰时，TEE则是个有用的工具。同时，当需要准确测量主动脉瓣口面积和怀疑感染性心内膜炎时，TEE也同样有益。

（3）多巴酚丁胺负荷试验　超声心动图对伴有严重左心室功能障碍和低心排血量的重度主动脉瓣狭窄患者的超声诊断非常有用。因为低心排血量导致左心室无法泵出足够的血液，使主动脉瓣狭窄中常见的血流速增高、跨瓣压差增高变得不明显。而多巴酚丁胺负荷试验也可能区分产生左心室功能障碍是否由原发主动脉瓣狭窄所致。如果左心室功能障碍并非由主动脉瓣狭窄引起，而是由其本身问题所致，其低心排血量和低压力将使主动脉瓣不能完全打开，故产生与严重主动脉瓣狭窄类似的表现。而如果采用了多巴酚丁胺负荷试验，持续泵入多巴酚丁胺后，主动脉瓣的跨瓣压差增加，然而超声监测的主动脉瓣口面积无变化，说明主动脉瓣狭窄可能是导致左心室功能异常的病因，因此这类患者接受外科手术是有利的；若持续泵入多巴酚丁胺后，主动脉瓣口面积明显增加，说明左心室本身功能异常是首发病因，瓣膜置换术治疗益处不大。

（4）当使用心导管检查时，可直接在主动脉处测量跨瓣压差，并通过Gorlin公式来计算主动脉瓣口面积。

（四）手术干预的时机和类型

（1）主动脉瓣狭窄患者一旦出现临床症状，其猝死的概率明显增高，且预期寿命也很短，此时应该尽快手术。严重主动脉瓣狭窄患者如无症状时，可以密切监测直到症状出现，但应该仔细权衡等待的风险和手术的风险。例如，无症状的严重主动脉瓣狭窄患者拟行一台择期的全麻或椎管内麻醉下非心脏手术，此时应考虑先做主动脉瓣置换手术。

（2）中度主动脉瓣狭窄的患者做其他心脏手术时（如冠脉搭桥），应考虑同时行主动脉瓣膜手术，因为主动脉瓣狭窄进展的速度约为每年0.1cm^2，而且心脏二次手术的风险较第一次手术明显增大。同样，若行主动脉瓣膜手术的患者伴有严重的冠心病，冠脉搭桥手术也应同时进行。80 岁以上的患者行单纯主动脉瓣置换的风险和主动脉瓣置换合并冠脉搭桥手术的风险基本是一样的。

(3) 重度主动脉瓣狭窄且不伴有瓣膜钙化的年轻患者，即便没有症状，通常也首选进行瓣膜交界处切开或球囊瓣膜成形术，但这些术式往往会导致主动脉瓣残余狭窄和主动脉关闭不全，最终绝大部分患者仍需进行人工瓣膜置换术。对于主动脉瓣狭窄并伴瓣膜钙化的老年患者，首选瓣膜置换术。而对于年轻患者，Ross（转换）手术也可作为瓣膜置换手术的替代术式。Ross 手术则是使用患者正常的肺动脉瓣来替代病变的主动脉瓣，然后用同种带瓣肺动脉管来替代原有的肺动脉瓣，这种更为复杂的手术可以避免术后的终身抗凝治疗，并且显著延长再次手术的时间。

(4) 因为不可逆的左心室衰竭仅发生在疾病进程的终末期，所以无论患者的症状有多严重，都不应该放弃手术治疗。

(5) 在成人主动脉狭窄进展的后期，球囊主动脉瓣膜成形术往往引起明显的主动脉关闭不全和早期再狭窄，因此该术式仅适用于存在某些严重合并症的患者。在某些不适合行开胸手术的高风险患者中，可采用经皮主动脉瓣膜置换术或经心尖主动脉瓣置换术（通过开胸小切口将主动脉瓣经心尖置入）。而这两种术式均要求在置入瓣膜的时候通过起搏器诱导室速来短暂地停循环。此时血流动力学不稳定是常见的，需要引起注意并及时治疗。这些手术已被证实术式成功率和临床预后得到改善（总体成功率超过 94%，患者 30 天死亡率为 11.3%）。

（五）围术期管理的目标

1. 左心室前负荷

左心室顺应性下降导致左心室舒张末压力升高，左心室舒张末容积增大，因此需要足够的前负荷才能维持正常的每搏输出量。

2. 心率

患者对心动过速的耐受性差。心率过快可降低冠脉灌注，然而心率过慢，对于那些每搏输出量固定的患者将使心输出量降低。如果必须选择，慢心率（50～70 次/分）比快心率（超过 90 次/分）好，因为通过狭窄的瓣膜需要足够的射血时间。因为左心室顺应性降低以及舒张早期充盈能力下降，心房收缩约占左心室总充盈量的 40%，对于这类患者，维持窦性心律尤为重要。应该积极处理室上性心律失常，必要时采用同步直流电复律，因为心动过速和丧失心房有效收缩都将使心输出量急剧下降。

3. 收缩力

这类患者的心肌收缩力必须维持在较高水平才能维持正常的每搏输出量。β 受体阻滞剂耐受性差，可使左心室舒张末容积增大，心排血量降低，加重患者的临床症状。

4. 体循环阻力

狭窄的主动脉瓣膜本身是左心室后负荷的主要原因，因此这种后负荷是固定的。体循环阻力的减少并不能降低左心室后负荷，而且当体循环阻力减少时，有明显血流动力学改变的主动脉瓣狭窄患者并不能反射性地增加心排血量，因此大部分麻醉药物在这类患者中将迅速引起低血压，而这类患者的冠脉灌注主要依赖于体循环舒张期灌注压的维持，一旦出现低血压，其冠脉灌注不足，肥厚的心肌极易导致心内膜下缺血，因此早期使用α肾上腺素能受体激动剂如去氧肾上腺素可以有效地预防由于血压下降导致的猝死。

5. 肺血管阻力（PVR）

主动脉瓣狭窄不发展到终末期，其肺动脉的压力将保持相对正常，无需对这种稳定的肺血管阻力进行干预。

（六）麻醉技术

(1) 小剂量的术前药可使患者镇静，避免心动过速。在麻醉诱导前，必须要有一名经验丰富的心脏外科医生和体外循环灌注师到场并随时准备好，因为麻醉过程中可能随时出现循环衰竭而需要紧急转机。

(2) 放置好体外除颤电极垫，因为若在麻醉诱导期到锯开胸骨前发生循环衰竭，可以随时电除颤。

(3) 很多医院已经将诱导前放置有创血压监测作为一种常规。患者在接受小剂量的术前药和局麻后能很好地耐受动脉穿刺。有创血压监测能够更好地识别和干预麻醉诱导期血流动力学波动。

(4) 为了保证血流动力学的稳定，麻醉诱导应当缓慢，逐步在合适的麻醉深度和循环稳定中达到平衡。

(5) 麻醉维持阶段，任何引起心肌抑制、血压下降、心动过速以及心律失常的麻醉药物的不当使用都会使循环情况快速恶化，因此使用镇痛药为基础的麻醉较为合适，而低浓度的吸入麻醉也是较安全的。

(6) 如果患者存在心肌缺血的症状和体征，硝酸甘油需谨慎使用，因为其降低前负荷及血压，可能加重病情。

(7) 热稀释法测量心输出量。在行瓣膜手术之前，用肺动脉导管来测量患者的心输出量是有用的，然而在左心室顺应性降低的情况下，肺动脉楔压也并非左心室前负荷的可靠指标。用肺动脉导管的氧饱和度电极监测混合静脉血氧饱和度可以用于连续监测心输出量指数。然而一般的主动脉瓣狭窄患者在转机后出现心力衰竭和低心排量的概率并不大，故这项技术最好应用于预计转机后将出现血流动力学不稳定的高风险患者。

在肺动脉导管置入通过右心房右心室时，可能引起危及生命的心律失常，尽管这种并发症的发生率很低，但一旦发生会导致难治性低血压。对于术前没有左束支传导阻滞或快速性心律失常的患者，要在持续的心电监测下甚至放置经皮起搏电极后，才能置入肺动脉导管。而对于术前已经存在心律失常或传导阻滞的患者，安全保守的做法是先将肺动脉导管尖端放在中心静脉导管位置，等到开胸以后再完全置入导管，因为此时不仅能很快放置胸内除颤电极，也能在几分钟内建立体外循环。

(8) 多平面经食管超声心动图（TEE）在围术期不仅能有效地监测左心室功能、前负荷和后负荷，也能根据左心室流出道的直径来预测人工主动脉瓣的大小，而且在脱离体外循环机前可用于监测心腔内气体以及指导排气。在脱机后，TEE 可用于评估人工瓣膜是否出现瓣周漏和瓣膜狭窄。这里要强调的是，超声多普勒测量血流速度与跨瓣压差的变化都必须结合患者在动态的手术室环境下随时变化的心脏负荷状态来分析。

(9) 当患者存在心肌肥厚时，在体外循环中使用心脏停搏液来进行心肌保护变得更具挑战性。经冠脉入口顺灌和经冠状静脉窦逆灌相结合的方法更有利于心肌保护。

(10) 如果术前没有心室功能异常和相关的冠心病，瓣膜置换术应减轻心脏后负荷，体外循环后往往不需要正性肌力药支持。

(七) 术后监护

术后主动脉瓣的跨瓣压差将明显降低，肺毛细血管楔压和左心室舒张末压力也随之降低，每搏输出量会增加。心功能将得到迅速改善。最初肥厚的左心室仍需较高的前负荷才能维持正常功能，然而经过数月，左心室肥厚也将逐步减轻。但应知道，人工主动脉瓣仍可引起 7～19mmHg 的平均压差。

二、肥厚型心肌病

(一) 病因和分类

肥厚型心肌病（HCM）是一类较为罕见的遗传性疾病，其在普通人群中的发病率约为0.2%。而这种基因病是常染色体显性遗传，有不一样的外显率，因此在异构条件下表型差异很大。该疾病以前被命名为特发性肥厚型主动脉瓣下狭窄（IHSS）和非对称性室间隔肥厚。因为心室肥厚可能有多种类型，而不局限于室间隔肥厚，故目前使用 HCM 来描述这类疾病。尽管 HCM 可特征性地与收缩期左心室流出道血流受阻相关联，但只有25%的 HCM 患者具有这种瓣下梗阻，目前肥厚梗阻型心肌病（HOCM）特指这一类 HCM 患者。

(二) 症状

HCM 患者临床症状表现多样，很多甚至无症状。最常见的症状是劳力性呼吸困难，运动耐量差，患者也会出现晕厥、近乎晕厥、胸痛、乏力、心悸等症状。尽管左心室流出道梗阻可导致这些临床症状，但左心室流出道梗阻的程度与有无症状及症状的严重程度无确切关系。这些症状的产生还有一些同样重要的原因，如舒张功能的异常、心律失常、二尖瓣关闭不全以及心肌的氧耗和氧供不平衡。不幸的是，很多患者的首发症状是室颤引起的猝死。HCM 患者的猝死概率很高，其中尤以有家族史或从事高强度体力活动的年轻人为甚。这提示应该重点加强对有 HCM 家族史的人群，以及年轻运动员人群进行 HCM 筛查。

(三) 术前评估和严重程度评估

超声心动图不仅可评估心肌肥厚的位置和程度，还能评估手术治疗的必要性和可行性。超声心动图还能显示左心室流出道的狭窄程度以及是否存在 SAM 征。左心室流出道的超声多普勒则能进一步发现是否存在瓣下梗阻，其梗阻程度如何（流出道的压力差≥30mmHg 则提示出现明显梗阻）。不仅 SAM 征可引起二尖瓣关闭不全，肥厚型心肌病患者的二尖瓣本身结构也可能异常，因此需要仔细检查二尖瓣。左心室收缩功能往往正常甚至亢进，而舒张功能却往往受损。

（四）手术干预的时机和类型

HCM 的主要药物治疗包括β-受体阻滞剂（其负性肌力以及减慢心率的作用可减轻LVOT 梗阻）和钙通道阻滞剂（主要用于改善心室舒张期的顺应性）。对于可能出现恶性心律失常的 HCM 患者，最重要的治疗是放置自动埋藏式复律除颤器。还有其他非外科治疗的方法来减轻流出道的梗阻，包括置入双腔起搏器以及对室间隔进行乙醇消融。外科的治疗原则包括切除部分室间隔来拓宽左心室流出道，以及二尖瓣成形术或二尖瓣置换术。

（五）围术期管理目标

1. 左心室前负荷

任何引起左心室腔变小的情况都将使 LVOT 梗阻更严重。因为左心室腔变小后，室间隔和二尖瓣的前叶相距更近，不仅使流出道变窄，还使 SAM 征以及流出道梗阻出现的概率增高，因此要维持足够的前负荷以保持左心室的充盈。另外，类似于 AS，HCM 患者的左心室顺应性下降以及 LVEDP 升高会导致其舒张功能受损，此时也需要足够的前负荷来维持相对正常的每搏输出量。硝酸甘油以及其他血管扩张药物可明显降低心输出量，因此要避免使用。

2. 心率

HCM 患者要避免心动过速。因为心动过速不仅使左心室容量减少，加重了动力性LVOT 的梗阻，而且增加氧耗。而减慢心率对 HCM 患者是有益的，因为其可以延长舒张期，进而延长心室充盈时间。由于左心室顺应性下降导致心室早期充盈受限，故心房收缩对于心室充盈变得更为重要，因此维持窦性心律对于 HCM 患者也是很重要的。

3. 收缩力

降低心肌收缩力有助于减轻流出道梗阻。β受体阻滞剂、吸入性麻醉药物、避免交感神经兴奋都是有益的。而在围术期要避免使用强心药物，因为心肌收缩力增强可使 LV-OT 梗阻更严重，进而使血流动力学发生剧烈波动。

4. 体循环阻力

若 HCM 患者的后负荷降低，我们要积极采用血管活性药物进行治疗，如去氧肾上腺素或血管加压素。这类患者尤其要注意避免低血压。因为 HCM 患者的舒张功能受损后左心室舒张末压升高，要维持足够的心脏灌注压（CPP）必须有较高的血压。

5. 肺循环阻力

这类患者的肺循环阻力是相对正常的，无需特殊处理。

（六）麻醉技术

（1）术前用药　多数患者术前已使用β受体阻滞剂或钙通道阻滞剂，因此在手术当日以及整个围术期都应维持使用。

（2）麻醉的诱导和维持　麻醉诱导时，既要避免麻醉药物引起的后负荷降低，也要避免喉镜置入引起的交感兴奋导致的心动过速和心肌收缩力增高。要积极补充丢失的血液和体液，维持足够的前负荷。吸入性麻醉药物对心肌的直接抑制作用在这类患者是有益的。

（3）HCM 患者术中有发生房性和室性心动过速的风险。心脏复律或除颤设备应随手可得。

（4）术中的 TEE 监测与术前的经胸超声一样可以显示室间隔肥厚的位置和程度，SAM 征的程度，左心室流出道梗阻程度以及二尖瓣关闭不全的程度。中心静脉压（CVP）以及肺毛细血管楔压（PCWP）会高估此类患者的容量状态，因此 TEE 则是估测患者容量状态最准确的方法。这类患者的氧供和氧耗易失衡，极易发生心肌缺血，因此使用 TEE 监测左心室收缩功能和室壁运动是有益的。TEE 还能用于评估手术质量并及时发现术后并发症。

（5）术后监护　室间隔切除术术后潜在的早期并发症包括残余 LVOT 梗阻、残余 SAM 征、残余二尖瓣关闭不全、完全性房室阻滞、室间隔缺损等。

三、主动脉瓣关闭不全

（一）病因

主动脉瓣病变和（或）主动脉根部扩张均可引起主动脉瓣关闭不全。慢性主动脉瓣关闭不全的病因包括风湿热、感染性心内膜炎、先天性主动脉二叶瓣、风湿性关节炎。急性主动脉瓣关闭不全病因包括主动脉夹层、创伤以及主动脉瓣心内膜炎。主动脉根部扩张的病因包括退行性主动脉扩张、梅毒性主动脉炎、Marfan 综合征、主动脉夹层。

（二）症状

急性主动脉瓣关闭不全的重症患者因不能维持足够的前向每搏输出量（FSV），经常出现急性严重呼吸困难、循环衰竭并迅速恶化。而慢性主动脉瓣关闭不全的患者可以多年无症状，直至左心室显著扩张、左心功能明显受损时可能出现气促、心悸、乏力、心绞痛等症状。无症状的主动脉瓣关闭不全患者的 10 年死亡率为 5%～15%，一旦出现症状，患者的病情将迅速恶化，其预期生存期仅为 5～10 年。

（三）严重程度的评估

主动脉瓣关闭不全的反流量传统上是通过心血管造影中向主动脉根部注射造影剂的清除率来评估，而现在，超声心动图则可对主动脉瓣关闭不全进行定性、半定量和定量的监测。

（1）超声心动图评估主动脉瓣关闭不全　超声心动图可对主动脉瓣关闭不全的严重程度进行定性、定量和半定量评估。定性评估包括二维超声观察主动脉瓣膜结构，尤其注意瓣叶是否存在结构异常，以及主动脉根部是否扩张，左心室腔是否增大等。彩色多普勒超声则可观察反流束起源于主动脉瓣，并在舒张期向左心室流出道（LVOT）反流。虽然经验丰富的超声科医生仅凭目测就能准确判断关闭不全的程度，然而要更精确则需要对关闭不全进行定量测量。反流束中的缩流颈宽度是最常用的测量方法。缩流颈是指反流束中最窄的部分，与反流面积大小相对应。这是一种相对较简单的测量方法，且不受前后负荷的影响。而反流束占左心室流出道的百分比也可作为评价主动脉瓣关闭不全程度的手段。心血管造影证实无论是反流束宽度与左心室流出道宽度的比值，还是反流口面积与左心室流出道横切面积的比值都能准确地反映主动脉瓣关闭不全的程度。连续多普勒超声可以测量反流束频谱下降的斜率，以及压力半降时间（PHT），而这些检查指标的原理则是基于主动脉和左心室压力达到平衡的速度。关闭不全越重（例如有效反流口面积增大），主动脉和左心室之间的压力会越快达到平衡。因此重度主动脉瓣关闭不全的反流束频谱下降支会很陡，而且压力半降时间短。重度主动脉瓣关闭不全患者，其胸主动脉的脉冲多普勒可能出现全舒张期血流反转。

（2）定量评估主动脉瓣关闭不全　计算反流量和反流分数（RF）。定量评估主动脉瓣关闭不全的严重程度需要计算出反流量和反流分数（RF）。主动脉瓣关闭不全患者的总每搏输出量（TSV）包括实际进入体循环的前向每搏输出量（FSV）和反流量。反流量即主动脉血流在每个心动周期通过关闭不全的主动脉瓣而反流入左心室的血流量。用经过主动脉瓣的总每搏输出量（TSV）和经过另一参照瓣膜的前向每搏输出量（FSV）的差值来对主动脉瓣的反流量进行定量分析。参照瓣膜最常用的是二尖瓣，使用多普勒超声可以计算出经过二尖瓣的每搏输出量。左心室总每搏输出量可由多普勒超声测定左心室流出道血流或者心导管的左心室造影来测量。

（四）手术干预的时机和类型

1. 急性主动脉瓣关闭不全

急性主动脉瓣关闭不全患者的血流动力学极不稳定而常需急诊手术，且常需强心药物来维持心输出量。

2. 慢性主动脉瓣关闭不全

中重度到严重的主动脉瓣关闭不全患者出现症状后应考虑手术治疗。中重度到严重的慢性主动脉瓣关闭不全的患者无症状且左心室功能正常时，需要每 6 个月进行体查以及超声检查，而当这些患者一旦出现左心功能受损的早期症状时，应立即行手术治疗，因为在左心室功能恶化前进行手术，患者的预后将明显改善；当这类患者左心室功能正常时，如果出现了左心室扩大，也要考虑手术。而轻到中度的主动脉瓣关闭不全患者需每 12～24 个月进行随访。

3. 手术治疗

人工瓣膜置换术是治疗主动脉瓣关闭不全最常见的术式。然而主动脉瓣成形术也越来越被广泛认可，据文献报道，该手术的院内死亡率为 1%，远期死亡率为 4%，并且也能对瓣膜病变进行功能性分型以选择不同的术式。这些术式包括瓣环扩张时行瓣环成形或交界区折叠术、瓣叶修补或瓣叶再悬浮。主动脉瓣成形术尤其适合继发于主动脉瓣二叶瓣的主动脉瓣关闭不全患者，患者年龄越小，该术式的优势越大，因为它不仅可以避免机械瓣置换术后所需的终生抗凝治疗，也可能对瓣膜远期结构的完整性保持比人工瓣膜好。但是一些尝试性主动脉瓣修复术的远期疗效尚不确定。

（五）围术期管理目标

1. 左心室前负荷

因为左心室容积增加，前向血流的维持依赖于前负荷的增加。这类患者若使用扩张静脉的药物将通过降低前负荷从而使心排血量明显下降。

2. 心率

主动脉瓣关闭不全的患者心率增快时其前向血流量明显增加。因为心动过速时，舒张期缩短会降低反流分数，而且当心动过速时，其体循环舒张压增加，而左心室舒张末压降低，将改善患者心内膜下供血，这也就解释了为什么这类患者在休息时有症状而在运动时症状反而改善。保持 90 次/分的心率能在增加心输出量的同时而不引起心肌缺血，因此是最佳心率。

3. 心肌收缩力

必须维持左心室心肌收缩力。对于左心室功能受损的患者，使用纯β受体激动剂或磷酸二酯酶抑制剂可以在扩张外周血管的同时增加心肌收缩力以增加每搏输出量。

4. 体循环阻力

降低后负荷可以改善前向血流。后负荷增加不仅可导致每搏做功增加，而且将显著增加左心室舒张末压（LVEDP）。

5. 肺循环阻力

除终末期主动脉瓣关闭不全外出现严重左心室功能障碍的患者，患者肺循环阻力保持相对正常。

（六）麻醉技术

（1）术前用药　推荐使用小剂量术前用药。

（2）麻醉诱导和维持　与主动脉瓣狭窄的患者相比，主动脉瓣关闭不全的患者麻醉诱导时较少出现严重的血流动力学紊乱。因为大多数麻醉诱导药物就可使血管扩张，而血管扩张对于主动脉瓣关闭不全患者是有益的，这类患者也能够很好地适应一过性低血压。然而麻醉医生仍应该高度重视逐步加量诱导药和适度补液结合的重要性，尤其在急性主动脉瓣关闭不全的患者其心室功能代偿不全时要特别注意。麻醉诱导和维持的血流动力学目标是：适当保持前负荷、维持外周血管扩张、保证心肌收缩力并使心率维持在 90 次/分左右。

（3）肺动脉导管对于评估患者在主动脉瓣成形术前的心输出量，以及体外循环后监测和调节前负荷与心肌功能都是有益的。

（4）多平面 TEE 在瓣膜成形术前能有效地监测左心室功能并评估主动脉瓣关闭不全的严重程度。TEE 不仅可以容易发现主动脉瓣叶和主动脉根部的病变，还能通过测量主动脉瓣瓣环和左心室流出道的直径来预测人工瓣膜的大小。当瓣膜修复术完成后，TEE 也能马上对瓣膜功能进行全面评估，如是否存在瓣周漏以及跨人工瓣膜的压力梯度。

（5）主动脉瓣关闭不全是主动脉内球囊反搏（IABP）的禁忌证，因为舒张压增加会加重关闭不全。

（6）心肌保护欠佳和冠状动脉气栓导致的左心功能障碍可使体外循环停机困难。主动脉瓣瓣膜置换术后往往有轻度的跨瓣压差升高，因为大多数人工瓣膜都有内在狭窄。轻度主动脉瓣狭窄合并显著的左心室扩大可增加后负荷、降低心输出量并导致左心室功能障碍。为维持正常的心排血量，避免左心室进一步扩大以及左心室功能障碍，需要强心药物来支持。前负荷也要保持充足，以维持左心室的充盈。

四、二尖瓣狭窄

（一）病因学

成人的二尖瓣狭窄主要是继发于风湿性心脏病，风湿性心脏病可使二尖瓣叶游离缘出现瘢痕并纤维化。手术中见到的狭窄的二尖瓣中99%均存在这种风湿性的改变，女性的易感率比男性高两倍。风心病往往影响多个瓣膜，常常合并瓣膜的狭窄和关闭不全。

（二）症状

风湿性二尖瓣狭窄患者在急性风湿热后可超过20年无症状。然而，当二尖瓣狭窄进一步发展，患者将在运动后或心排血量增大时出现症状。当二尖瓣狭窄诊断后，若不进行手术治疗，20%的患者将在1年内死亡，50%患者将在10年内死亡。二尖瓣狭窄的自然病程是一个缓慢却进行性加重的过程，其症状包括反复发作的疲乏、胸痛、心悸、气促、阵发性夜间呼吸困难、肺水肿、咯血以及左心房扩大和肺动脉扩张压迫左侧喉返神经导致的声嘶。这些症状在房颤出现后更加明显。房颤患者左心房血栓形成，以及栓子脱落引起体循环栓塞和脑栓塞的风险增加。二尖瓣狭窄患者中10%～20%存在胸痛，然而这种胸痛与冠心病的相关性差，但可能与冠状动脉血栓或肺动脉高压有关。

（三）严重程度的评估

二尖瓣狭窄的严重性主要通过心脏超声测算的瓣膜面积和舒张期跨二尖瓣的压差来评估，少数情况下这些参数可由心导管检查获得。而采用测算的瓣口面积比用跨瓣压差来评估二尖瓣狭窄更为准确，因为跨瓣压差会受跨瓣血流的影响。

压力半降时间（PHT）也可用来评估二尖瓣狭窄的程度。二尖瓣瓣口越狭窄，其压力半降时间越长。正常的PHT是采用连续多普勒进行测量，相对较短，因为正常情况下，左心室舒张早期将迅速充盈。在早期心室充盈期，左心房到左心室的压差会迅速下降。而二尖瓣狭窄时，左心房到左心室压差下降缓慢，PHT也将延长，狭窄越重，其PHT延长越多。

（四）手术干预的时机和类型

患者出现严重症状之前就应该考虑手术，如果手术时机延迟太久，心室功能将出现不可逆的损伤。然而如果患者没有症状，则不推荐手术。当患者出现轻度症状，是否行手术需综合多种因素，如预期生活方式、二尖瓣口面积大小、体循环栓塞的证据、手术的风险，进行个体化评估。肺动脉高压的出现和严重程度对手术决策也起着重要作用。一旦肺动脉收缩压超过50mmHg，就要考虑行手术。对于风湿性二尖瓣狭窄，有四种术式可供选择：①二尖瓣置换；②二尖瓣开放分离术；③二尖瓣闭合分离术；④二尖瓣球囊扩张成形术。患者在没有左心房血栓、无明显瓣膜钙化或无腱索融合时可在非体外循环下行闭合二尖瓣分离术。这类手术在美国已经很少做，已经被二尖瓣球囊扩张成形术取代。在心导管室，二尖瓣球囊扩张成形术由心内科介入医生完成。这种术式是采用一根带套囊的导管通过房间隔进入二尖瓣瓣口并扩张，其并发症主要是严重的二尖瓣关闭不全、体循环血栓，以及残余的房间隔缺损。分离术和球囊扩张术并不能完全解除二尖瓣的狭窄，但是可以减轻其狭窄程度。另外，这些术式术后二尖瓣再狭窄的风险增高，然而它们仍将会延迟最终瓣膜置换术。在此期间患者无需抗凝治疗，其总体发病危险会低于瓣膜置换术。若这两种术式治疗效果不满意，则需要行瓣膜置换术。如果出现慢性房颤，在心脏手术中，可以通过手术造成左心房产生瘢痕组织，从而破坏房颤的折返回路，该术式称为迷宫手术。

（五）围术期管理目标

1. 左心室前负荷

前向血流要通过狭窄的二尖瓣有赖于足够的前负荷。而另一方面，二尖瓣狭窄的患者左心房压升高，肺血管处于充盈状态，如果此时使用过多液体，则极易使本身就处于临界充血性心力衰竭的患者产生肺水肿。围术期的食管超声监测是监测容量状态的最佳手段，当然，其他有创监测手段（如肺动脉导管）也是有用的。

2. 心率

在心室舒张时血流通过二尖瓣，因此心率偏慢有利于维持血流动力学稳定，然而由于其每搏输出量相对固定，心率过慢也是危险的。

当患者需房室起搏时，将 PR 间期设置为较长的 0.15～0.2 毫秒更为理想，因为此时可使血流在心房收缩后有足够的时间通过狭窄的二尖瓣。PR 间期缩短，将使舒张期心室充盈血流下降，从而降低心排血量。

3. 收缩力

足够的前向血流依赖于足够的右心室和左心室的收缩力。由于二尖瓣狭窄导致左心室长期充盈不足，导致左心室收缩力下降，即使此时左心室恢复充盈，其收缩力仍受损。在二尖瓣狭窄的终末期，左心室收缩力降低可导致严重的充血性心力衰竭。而右心室收缩力的下降，限制了左心房充盈，并最终导致心排血量下降。很多患者在体外循环前后，尤其是体外循环后，需要正性肌力药物支持。

4. 体循环阻力

二尖瓣狭窄患者心排血量有限，往往需要增加体循环阻力以维持血压。降低后负荷并不会改善前向血流，因为这类患者的心排血量降低是由于二尖瓣狭窄所致，因此应维持正常的后负荷。

5. 肺血管阻力

这类患者的肺血管阻力通常是升高的，并且在缺氧时极易诱发肺血管收缩。应尽量避免任何增加肺动脉压的因素，如麻醉过浅、酸中毒、高碳酸血症或低氧血症。

（六）麻醉技术

（1）术前药物使用应是小剂量，以避免前负荷急剧下降或镇静过度导致低氧血症和高碳酸血症，并使已经存在的肺动脉高压恶化。推荐使用电复律治疗新发的房颤。

（2）肺动脉导管在临床被广泛用于危重和创伤病人的围术期管理。然而，由于肺动脉已经存在扩张，在置入肺动脉导管时应考虑到这可能导致肺动脉破裂的风险增加。对于二尖瓣狭窄的患者，肺动脉楔压仪能估测左心房压，但由于跨瓣压差的存在，并不能准确反映左心室充盈压，而测量肺动脉楔压又存在肺动脉破裂的风险，故通常无需将肺动脉导管放置到测量楔压的位置。

（3）TEE 检查在二尖瓣修复术中尤为重要。二尖瓣交界区瓣膜分离术可能导致严重的二尖瓣关闭不全，而 TEE 可在体外循环转机结束后迅速发现这种并发症，并指导外科进行及时的手术方案调整。而二尖瓣置换术的并发症如瓣周漏、二尖瓣前叶前向运动 SAM 征等也能通过 TEE 及时发现，并直接在手术室进行处理。TEE 也能有效评估右心室和左心室的负荷情况和心肌收缩力。

（4）术前左心室功能看似正常的患者，在体外循环结束时，其心肌收缩力可能明显降低，因为心脏停搏导致的缺血加重了心肌功能的异常。体外循环结束后的容量治疗也需谨慎，以避免左心室和右心室衰竭。为避免容量超负荷，心输出量可依靠正性肌力药物和血管收缩药来维持。慢性房颤患者，尤其是迷宫手术后，可预防性使用胺碘酮。

五、二尖瓣关闭不全

二尖瓣关闭不全的临床表现多样，有急性起病的情况，心肌功能在短时间内迅速恶化，也可有慢性隐匿的病程。二尖瓣瓣叶病变、二尖瓣环扩张、腱索断裂、乳头肌病变、左心室功能障碍，或者左心室不成比例增大均可致二尖瓣关闭不全。

（一）概述

1. 急性二尖瓣关闭不全

心肌缺血使乳头肌功能失调或心梗以及钝性胸壁损伤导致的乳头肌断裂可引起急性二尖瓣关闭不全。而二尖瓣黏液瘤样退行性变或者风湿热也可导致腱索断裂。感染性心内膜炎、球囊瓣膜成形术或胸部贯穿伤可导致二尖瓣瓣叶的急性损伤。

2. 慢性二尖瓣关闭不全

（1）缺血性或扩张性心肌病以及主动脉瓣关闭不全可引起左心室增大，导致二尖瓣瓣环扩张。一些舒张功能障碍（如主动脉狭窄、原发性高血压等）都可引起左心房扩大，进而引起二尖瓣瓣环扩张。最终，二尖瓣瓣环扩张将进一步加重继发于左心房、左心室扩大或瓣环牵拉等因素的二尖瓣关闭不全。

（2）二尖瓣瓣叶病变包括二尖瓣脱垂（可能由特发性、风湿性或黏液瘤样退行性变引起）、感染性心内膜炎导致瓣叶损害、炎症或退行性变引起瓣叶增厚或钙化等限制性病变。限制性改变也可因为左心室相对腱索和乳头肌不成比例的增大导致二尖瓣瓣叶关闭不全。大多数缺血性二尖瓣关闭不全患者均有此病变。

（3）瓣下结构异常　黏液瘤样退行性变往往引起腱索的断裂或冗长。风湿性心脏病则可引起腱索断裂、增厚、瓣下结构钙化。根据腱索断裂的数量和类型，二尖瓣关闭不全可表现为急性或慢性、轻度到重度。

（4）功能性二尖瓣关闭不全　当二尖瓣的瓣叶和腱索结构都正常时，出现的二尖瓣关闭不全往往是功能性的。这种现象目前尚未有明确的解释，最可能的原因可能是左心室整体功能受损引起二尖瓣瓣叶、乳头肌、左心室的空间关系发生改变。左心室功能障碍引起左心室扩大以及左心室形状改变（变成更像球形），最终将损害二尖瓣正常的结构和功能。而缺血性心脏病引起的缺血性二尖瓣关闭不全即一种功能性二尖瓣关闭不全。

（二）严重程度的评估

和主动脉瓣关闭不全一样，用心导管造影剂清除来评估二尖瓣关闭不全几乎完全被超声心动图所取代。

（三）手术治疗

二尖瓣的手术包括瓣膜成形术和瓣膜置换术，现在的趋势是只要有瓣膜修复的可能性，就尽量行瓣膜成形术，而这又要求手术医生有足够的瓣膜成形经验和知识，才可能真正完成二尖瓣成形术。二尖瓣成形术相对二尖瓣置换术的优势包括：避免了长期抗凝治疗（对于机械瓣而言），避免了需再次置换劳损的人工瓣膜（对于生物瓣膜而言）。更重要的可能是，瓣膜成形术能更好地保留左心室的功能。二尖瓣环的支撑结构是左心室的结构和功能极其重要组成部分，一旦在瓣膜置换术中损伤了二尖瓣环的支撑结构，将可导致左心室功能损伤；而瓣膜成形术可以保持其结构完整，从而避免损伤左心室功能。

对于二尖瓣关闭不全患者中已经有症状的纽约心脏协会（NYHA）Ⅱ级的心力衰竭患者和（或）二尖瓣关闭不全引起的慢性或再次发作房颤患者，强烈建议手术治疗。对于无症状的患者，应仔细权衡手术和等待的风险和效益，这类患者是否手术主要取决于是否存在左心室扩大、功能障碍、肺动脉高压，而其中左心室是否出现功能障碍是最重要的因素。

一旦怀疑该患者左心室功能可能有潜在的障碍，可采用运动负荷超声进一步评估。一旦瓣膜成形的手术机会适宜，宜尽早手术，因为成形术无需长期抗凝而且远期预后良好。拟行冠脉搭桥的患者，出现中度以上缺血性二尖瓣关闭不全，同时行二尖瓣成形/置换术是有益的，这种情况下二尖瓣的成形往往只需要置入成形环即可获得满意的疗效。

二尖瓣成形术的可行性：一般情况下，相对较容易成形的二尖瓣病变包括瓣叶穿孔、瓣环扩张、瓣叶活动过度；而修复困难的情况包括瓣叶活动受限、严重钙化、活动性感染。二尖瓣后叶的单个病变成功修复的可能性最大。而二尖瓣前叶存在病变或前后叶都有病变，对手术医生来说是极大的挑战，并且其最终成功修复的可能性很低。

（四）围术期管理目标

1. 左心室前负荷

维持和增加前负荷有利于维持前向每搏输出量。然而并不推荐常规增加前负荷，因为一些患者的左心房、左心室扩大引起了二尖瓣环的扩张，此时增加前负荷也增加了反流分数。因此必须根据每一个患者的血流动力学及其对液体负荷的反应来个体化维持患者的前负荷水平。

2. 心率

心动过缓增加了左心室容量，减少了其前向心输出量并增加了反流分数，故不利于二尖瓣关闭不全患者，这类患者的心率宜维持在正常或偏快的水平。二尖瓣反流患者中，心房收缩对于前负荷的维持作用虽然不如在二尖瓣狭窄患者中大，但依然重要。很多二尖瓣关闭不全的患者，尤其是慢性关闭不全患者，在入手术室时常常伴有房颤。

3. 心肌收缩力

前向每搏输出量取决于偏心性肥厚的左心室收缩功能。心肌收缩力的下降将导致左心室功能进一步下降，并使临床症状恶化。而正性肌力药物能增加心肌收缩力并增加前向血流量，并使二尖瓣环收缩而减少反流量。

4. 体循环阻力

后负荷增加可使反流分数增加，并降低体循环的心输出量，故可以适当降低后负荷。

5. 肺血管阻力

重度二尖瓣关闭不全的患者，其肺血管阻力和左心房压增加，肺动脉压也继发性升高。如果出现肺血管阻力增加，则应避免高碳酸血症、缺氧、笑气和浅麻醉等可能引起肺血管收缩的因素。

（五）麻醉技术

（1）术前药　可应用小剂量术前药。

（2）全麻的诱导和维持　与主动脉瓣关闭不全类似，麻醉诱导和维持的血流动力学目标是维持外周动脉扩张、保证心肌收缩力，并将心率维持在 90 次/min 左右。患者可以很好地耐受滴定法少量多次地给予镇痛药、镇静药及吸入麻醉药。若在浅麻醉下行气管插管可使动脉压突然上升、反流分数急剧增加并继发肺水肿。

（3）肺动脉导管对于指导围术期液体管理以及实时监测和治疗肺动脉高压相关的血流动力学改变是有益的。这些血流动力学改变包括反流分数的突然增加（如左心室缺血或浅麻醉下血管收缩）和肺动脉收缩。一氧化氮作为一种选择性肺动脉扩张剂，在治疗可逆性肺动脉高压时可能有重要作用。在尽量不引起胸内压增加的情况下进行过度通气是一种不影响体循环血压而可选择性扩张肺血管床的次选治疗模式。前列腺素 E_1 也可应用，但是其可降低体循环血压。而应用吸入性米力农避免了其静脉应用时常见的低血压，是具有前景的另一种治疗方法。

（4）TEE　体外循环后 TEE 检查对于评估瓣膜修复术的效果至关重要；而实施瓣膜置换术后，体外循环结束时的 TEE 检查对于监测可能出现的瓣周漏或高跨瓣压差也同样重要。如果此时 TEE 检查发现较大的瓣周漏、明显的残余反流或者有血流动力学意义的跨瓣压差，要及时与手术团队沟通，并讨论是否需要重新转机来解决这些发现的问题。

（5）体外循环的停机　二尖瓣修复或置换术后首先要考虑的是维持左心室功能。术后一旦瓣膜功能恢复正常，左心室将每搏输出量全部射入主动脉，而不会再进入左心房，也就失去了左心房低压系统的保护，这将最终导致左心室室壁张力增大，而降低射血分数。二尖瓣置换术的患者比二尖瓣成形术患者更需要正性肌力药物的支持。因为二尖瓣置换术致左心室结构明显改变，尤其当切除了较多的瓣下组织时。体外循环停机后是否需要正性肌力药物支持还应考虑以下因素：关闭不全的严重程度、左心室射血分数、是否存在肺高压以及主动脉阻断时间。在某些患者，可能需要置入主动脉内球囊反搏来预防左心室扩大和衰竭。在停机时，应尽量维持患者的窦性心律，因此常常会使用胺碘酮。在行二尖瓣手术联合迷宫手术时，应常规使用胺碘酮治疗。

六、三尖瓣狭窄

（一）病因

获得性三尖瓣狭窄最常见的病因是风湿性瓣膜炎。风湿性三尖瓣狭窄很少见，且几乎不独立存在，经常合并三尖瓣反流，其中大部分患者也伴有二尖瓣病变。其他引起三尖瓣狭窄的原因包括系统性红斑狼疮、心内膜弹力纤维增生症、右心房肿瘤和类癌综合征。

（二）症状

三尖瓣狭窄患者主要表现为右心衰竭的症状和体征，包括肝大、肝功能障碍、腹水、外周水肿、颈静脉怒张。

（三）手术治疗

重度三尖瓣狭窄的患者通过低盐饮食、使用洋地黄和利尿剂能减轻肝脏淤血、改善肝功能、延迟手术并降低严重三尖瓣狭窄患者的手术风险。大多数三尖瓣狭窄患者均合并其他瓣膜病变而需要手术治疗。三尖瓣的跨瓣压差超过5mmHg或瓣口面积小于1cm^{2}是三尖瓣的手术指征，而三尖瓣连接部切开（三尖瓣狭窄分离术）是常见的术式。但三尖瓣瓣膜钙化严重时，可能需要行低轮廓的人工瓣膜置换术。

（四）围术期管理目标

1. 右心室前负荷

维持通过狭窄三尖瓣的前向血流，就必须要维持足够的前负荷。

2. 心率

三尖瓣狭窄的患者需要维持窦性心律。室上性心动过速将使患者临床状况迅速恶化，应通过电复律或药物治疗进行控制。同时，心动过缓因降低了前向血流也同样有害。

3. 心肌收缩力

三尖瓣狭窄的患者右心室充盈受损，只有通过增加右心室的心肌收缩力才能维持心输出量。心室收缩力的突然下降会使心输出量明显下降并使右心房压升高。

4. 体循环血管阻力

三尖瓣狭窄的患者，通过三尖瓣的血流受限，外周血管扩张药可引起低血压。

5. 肺血管阻力

三尖瓣狭窄患者前向血流受限主要是由狭窄的三尖瓣所致，故降低肺血管阻力对于改善前向血流并无作用。只需将肺血管阻力维持在正常范围即可。

（五）麻醉技术

（1）可使用小剂量术前药物。

（2）患者同时合并二尖瓣疾病时，需根据二尖瓣的病变来制定麻醉方案。如果患者只有单纯的三尖瓣狭窄，麻醉的首要任务是维持高前负荷、高后负荷以及足够的心肌收缩力。

(3) 在三尖瓣狭窄的患者置入肺动脉导管不一定合理且很困难。多数情况下，可将肺动脉导管留置在上腔静脉，可由手术医生在完成成形或置换的三尖瓣后将其再置入肺动脉，或等完全脱机后再漂浮到位。在手术开始前，需要与手术医生进行详细讨论。

(4) 体外循环期间，右心房内没有血液，上腔静脉压力完全取决于上腔静脉插管的引流，因此要特别注意上腔静脉的引流以避免上腔静脉压力过高、脑灌注压下降以及不可逆的脑损害。故有必要监测上腔静脉阻断上方的中心静脉压以及间断评估患者头部是否出现水肿。肺动脉导管的侧孔不能给药，因为体外循环期间此处无血流经过。

(5) 体外循环结束后，仍要继续增加前负荷并且在右心室衰竭时及时辅用正性肌力药物。

七、三尖瓣反流

(一) 概述

单纯的三尖瓣关闭不全常见于药物滥用相关的心内膜炎、类癌综合征、Ebstein 畸形、结缔组织病引起的瓣膜脱垂或者胸部创伤。然而，更为常见是继发于右心室衰竭、肺高压、左心异常（如主动脉瓣或二尖瓣狭窄的终末期）的功能性三尖瓣关闭不全。严重的主动脉瓣或二尖瓣病变及肺动脉高压，导致右心室张力增加，最终导致合并三尖瓣关闭不全的右心衰竭。这种功能性三尖瓣关闭不全的主要机制是三尖瓣瓣环扩大，但也可由右心室扩大后牵拉三尖瓣瓣叶并限制其活动引起。

(二) 围术期管理目标

1. 右心室前负荷

为保证足够的前向血流，必须要保证足够的前负荷，中心静脉压的下降将严重影响右心室的每搏输出量。

2. 心率

正常或偏快的心率对这类患者有利，因为这样既能维持前向血流又能预防周围血管床淤血。

3. 心肌收缩力

三尖瓣关闭不全患者临床情况恶化的首要原因是右心室衰竭。因为右心室在空间结构上更适应容量负荷而不是压力负荷，因此正压通气或肺血管阻力升高均可导致右心衰竭。心肌抑制药物引起心肌收缩力减弱也可诱发右心室衰竭。

4. 体循环阻力

除非三尖瓣关闭不全患者合并有主动脉瓣或二尖瓣的病变，否则体循环后负荷改变对三尖瓣关闭不全患者并无影响。

5. 肺循环阻力

降低肺循环阻力有助于改善右心室功能和前向血流。过度通气可产生低碳酸血症，降低肺血管阻力，对患者有益，但是要注意避免正压通气时产生的高气道压以及一些可能升高肺动脉压的药物。如果需要正性肌力药物支持，应选用多巴酚丁胺、异丙肾上腺素或米力农这些可以扩张肺血管床的药物。给这些患者吸入一氧化氮，能选择性地降低肺血管阻力。

（三）麻醉技术

（1）应用少量术前药物。

（2）与三尖瓣狭窄患者类似，如果患者合并有二尖瓣疾病，则应根据二尖瓣病变的情况制订麻醉方案。

（3）肺动脉导管通过关闭不全的三尖瓣可能会遇到困难，因为关闭不全时血液会对导管有反向作用力。而且三尖瓣关闭不全时，使用肺动脉导管测量心输出量并不准确，因为测量时使用的冷盐水将部分反流回右心房而不是进入肺动脉。

（4）与三尖瓣狭窄类似，三尖瓣关闭不全患者在体外循环期间要注意上腔静脉的引流。

（5）人工瓣膜一般比患者自身瓣膜小，因此一旦人工瓣膜置换上去，就可能发生残余性三尖瓣狭窄，故体外转机结束后应特别注意增加前负荷。另外，在刚停机时，每搏输出量都将全部通过阻力增加的肺血管，不能进入低压的右心房，右心室室壁张力可能增加，因此可能出现右心室衰竭并需要正性肌力药物支持。

第三节　冠心病手术的麻醉

冠状动脉旁路移植术（coronary artery bypass grafting，CABG）是目前治疗冠心病的主要外科手段。冠心病患者以中老年人居多，常合并高血压、高脂血、糖尿病和脑血管意外等，心功能较差，心脏储备功能低下，不易耐受缺血、缺氧和血流动力学波动。非体外循环下冠状动脉旁路移植术是在跳动的心脏上进行桥血管吻合术，这对麻醉管理提出了更高的要求。

一、病理生理

冠状动脉粥样硬化为脂质在冠状动脉内膜局部沉着、纤维化、钙化，加上平滑肌细胞增生，累及血管中层，使血管壁增厚，形成粥样斑块，引起局部性或弥漫性狭窄，导致心肌供血不足和心绞痛的发生。

冠状动脉粥样硬化斑块分为偏心性和向心性，可引起管腔部分狭窄或完全闭塞，如斑块表面形成溃疡、内膜破损、血小板聚集，并释放血管收缩物质血栓素 A_2，使血管收缩、血栓形成。在其他血管活性物质作用和神经体液因素影响下，硬化斑块下方可撕裂、出血，形成血肿使狭窄加重。以上原因可导致患者出现不稳定型心绞痛，甚至急性心肌梗死。心肌坏死可发生于心内膜下，从而影响心室壁，这多见于1～2支的血管病变。3支血管病变一般不引起广泛的心内膜下心肌梗死。如缺血区心肌耗氧骤增或冠状动脉痉挛加重可引起透壁性心肌梗死。急性心肌梗死可致心室间隔穿孔、游离壁心肌破裂、心包填塞或乳头及肌断裂，引起急性二尖瓣关闭不全，患者可死于心源性休克或心力衰竭。

二、术前评估与准备

（一）术前评估

冠心病患者术前通过了解病史、生理生化检查、物理检查（特别是超声心动图）、冠状动脉造影和左心室造影对冠心病、心功能不全和伴发疾病的严重程度进行综合评估。

1. 心功能

了解患者入院时的表现，有无肢体水肿或是否需服用洋地黄制剂，如有则表示心功能不全。病史中有心肌梗死的患者，常有慢性心力衰竭。心脏扩大的冠心病患者，其左心室射血分数多小于 50%。这些患者病情严重，手术麻醉的风险增加，麻醉中须使用正性肌力药物支持。

2. 心电图

文献报道冠心病患者中 25%～50%的心电图是正常的。Q 波的出现表明有陈旧性心肌梗死，应注意有无心律失常、传导异常和心肌缺血。原来 ST 段压低的患者，近期 ST 段恢复正常或轻度抬高不一定是病情改善的征象，应注意动态观察以区分。

3. 心导管检查

左心室造影可了解左心室射血分数。正常左心室每次收缩射出容量应大于其舒张末容量的 55%。发生过心肌梗死而无心衰的患者射血分数一般为 40%～50%，当射血分数为 25%～40%时，多数患者有活动后心慌、气急（心功能Ⅱ级）；当射血分数 25%时，静息状态也出现症状（心功能Ⅳ级）。

4. 冠状动脉造影

可显示冠状动脉具体解剖关系，确定病变具体部位及其严重程度，以及病变远端的血管情况。病变引起血管腔狭窄的程度以血管截面积作为指标，血管直径减小 50%相当于截面积减小 75%，而直径减小 75%相当于截面积减小 94%。血管截面积与血流量的关系更为密切。约 55%人群窦房结血供来源于右冠状动脉，其余 45%由回旋支供血。窦房结动脉还供给大部分心房和房间隔。该动脉堵塞可引起窦房结梗死和房性心律失常。90%人群的房室结血供源自右冠状动脉，另外 10%由左回旋支供血。因此后壁心肌梗死常并发Ⅲ°房室传导阻滞。左心室前乳头肌主要由左冠状动脉供血，而后乳头肌由左右冠状动脉共同供血。其间侧支循环丰富，只有两支动脉同时发生严重堵塞，才引起乳头肌功能不全，造成二尖瓣关闭不全。临床上多支病变风险最大，如右冠状动脉近端完全堵塞合并左冠状动脉主干严重狭窄，左冠状动脉两个主要分支（前降支和回旋支）近端严重堵塞。这类患者的麻醉风险极大。

5. 周围血管病变

动脉粥样硬化为全身血管性疾病，冠心病患者常伴有周围血管病变，如颈动脉狭窄（粥样斑块所致），术前应明确颈动脉狭窄程度。对明显狭窄患者，应行颈动脉内膜剥脱术，可与CABG术同期施行，先解决颈动脉狭窄，再行心脏手术，以防体外循环转流等导致斑块脱落，造成中枢神经系统损害。近年来，非体外循环下冠状动脉旁路移植术的开展显著降低了这一并发症。如患者合并腹主动脉或髋动脉病变，围手术期放置主动脉内球囊反搏时不宜经上述血管。

6. 合并疾病

冠心病患者多伴有糖尿病，国外数据显示，22%的CABG患者伴有糖尿病，其中40%需用胰岛素控制。此类患者冠状动脉病变常呈弥漫性，由于自主神经张力发生改变，手术应激、低温和儿茶酚胺药物的应用均使胰岛素药效降低，血糖难以控制，术后切口感染率上升。高血压患者术前因对手术恐惧血压往往显著升高，并伴有心室肥厚和充血性心力衰竭。长期使用利尿剂，可能存在隐性低钾血症，增加心脏发生意外事件的风险。冠心病患者常合并脑血管栓塞史或腔隙性脑梗史，应尽量避免对主动脉壁操作，如主动脉阻断、主动脉插管、非体外循环下上主动脉侧壁钳等。可以使用主动脉近端吻合器或实施全动脉桥的非体外循环下冠状动脉旁路移植术。

（二）术前治疗药物

积极的术前治疗是降低冠心病患者术前死亡率的重要措施之一，治疗的目的在于降低心肌氧耗、改善心肌氧供。

1. 硝酸甘油类药物

硝酸甘油使静脉扩张、心室充盈压下降、前负荷降低、室壁张力降低，同时可扩张冠状动脉，增加侧支血运而改善心内膜与心外膜血流比。硝酸甘油作用短暂，反复使用可出现快速耐受和反射性心动过速。长效药物有硝酸异山梨酯、硝酸戊四醇酯和四硝酸赤藓醇酯等。近年来，临床广泛应用单硝酸异山梨酯治疗心绞痛和充血性心力衰竭，其功能为扩张外周血管、增加静脉容量、减少回心血量、降低前负荷，从而减少心肌氧耗、促进心肌血流再分布、改善缺血区血流供应。

2. β-肾上腺素能受体阻滞剂

β-受体阻滞剂对围手术期患者以及心肌梗死患者均具有心肌保护作用。其保护机制与降低心率、减少心肌收缩力有关。心率降低延长了心室舒张时间，增加了舒张期冠脉灌注时间，增加了心内膜下血流，在增加心肌氧供的同时降低了心肌氧耗。由于降低了正常心肌组织的做功，从而增加了正常心肌组织的冠脉血管张力，逆转冠脉窃血现象。冠心病患者术前预防性使用β-受体阻滞剂可以降低病死率，超短效β-受体阻滞剂艾司洛尔可以明显降低术后心肌缺血的发生率。冠心病患者应在手术前1～2周就开始服用β-受体阻滞剂，并在围手术期持续使用，目标为在手术前使心率控制在70次/分内，术后心率控制在80次/分内，可降低围手术期心血管事件的发生率。术前使用β-受体阻滞剂应用至手术当日早晨，有利于围手术期血流动力学稳定，且不增加术中低血压的发生率。

3. 钙通道阻滞剂

用于治疗心绞痛和预防心肌梗死。这类药物能抑制窦房结起搏点和房室交界处细胞的动作电位，降低心率和房室传导，还可使血管平滑肌松弛、血管扩张，并抑制心肌收缩力。其治疗心绞痛的机制为一方面降低氧耗，另一方面扩张冠状动脉增加氧供。常用药物有维拉帕米、硝苯地平和地尔硫。其中硝苯地平的血管扩张作用最强，维拉帕米抑制房室传导的作用最强，常用于治疗室上性心动过速。钙通道阻滞剂应在手术当日继续服用。

4. 洋地黄

制剂对于术前心功能差，使用洋地黄制剂的患者，最好于术前 36 小时停用。同时麻醉期间密切注意钾、钙、镁离子等的平衡，注意组织氧供、酸碱平衡、尿量等因素，防止洋地黄中毒。必要时术前可改用小剂量肾上腺素或多巴胺替代，但应注意控制心率。

5. 利尿剂

伴有高血压和充血性心力衰竭的冠心病患者术前常使用利尿剂。由于血浆容量的减少，麻醉诱导前应先补充容量，并注意电解质紊乱。

6. 抗凝药和溶栓药

冠心病患者术前常使用抗血小板药物和抗凝药物预防血栓形成，其对冠心病患者的长期预后有益。常用抗血小板药物和抗凝药物有阿司匹林、华法林、肝素、低分子肝素、血小板 ADP 受体阻滞剂氯匹定、氯吡格雷以及血小板糖蛋白Ⅱb/Ⅲa 受体阻滞剂替罗非班等。这些抗血小板药物和抗凝药物均应在术前停用，以免增加术中及术后出血。长期口服阿司匹林的患者术前是否停药，应在综合围手术期出血风险和术前梗死风险的基础上做出决定，一般可不停药；一些术前准备时间充足的患者，若需术前停药，则应在术前停用 5～7 天。不稳定型心绞痛患者可皮下注射肝素防止心肌缺血发生，并用激活全血凝固时间（activated clotting time，ACT）监测，避免体外循环后失血过多。长期使用肝素的患者有可能引起抗凝血酶Ⅲ减少、降低肝素的作用，必要时应输注新鲜冰冻血浆补充。华法林抗凝患者应在术前数天停用，代之以低分子肝素或普通肝素抗凝。低分子肝素应在术前 18～24 小时停用。血小板 ADP 受体阻滞剂应在术前 5～7 天停用，而血小板糖蛋白Ⅱb/Ⅲa 受体阻滞剂对短效者在术前 4～6 小时停用，长效者如阿昔单抗应在术前 12～24 小时停用。溶栓疗法常用来治疗急性心肌梗死，促使阻塞的冠脉血管再通，常用药物有链激酶和组织纤溶酶原激活剂（tissue type plasminogen activator，tPA）。其作用在于激活血浆中的纤溶酶原转化为纤溶酶，后者消融纤维蛋白，使栓塞的血管再通。作用时间约为 4～90 分钟。由于纤维蛋白原明显下降，故这类患者必须在手术时补充纤维蛋白原，避免凝血机制发生障碍。

（三）麻醉前准备

1. 思想准备

包括麻醉医师和患者两方面。麻醉医师术前应全面了解患者病情，并作出病情判断。向外科医师了解搭桥的血管数目和具体血管。做好患者的思想工作，向患者介绍麻醉方法、手术过程，取得患者信任，消除患者对手术的恐惧和对麻醉及术后疼痛的顾虑。此举是避免患者体内儿茶酚胺大量分泌、减少心肌氧耗、维持心肌氧供的关键。

2. 器械与用具准备

多功能麻醉机和监护仪，各类监测模块，包括心电图（5 导联）有创血压、中心静脉压和肺动脉导管监测装置及耗材，TEE、体温、麻醉深度监测仪，除颤仪等。充分考虑建立气道的难度，准备好困难气道的各种仪器设备，如口咽通气道、喉罩、纤维支气管镜、光棒、可视喉镜等，防止出现困难气道时不能及时采取措施的窘迫状况、缺血缺氧的发生。无论是在体外循环还是非体外循环下进行搭桥手术，都应在患者入室前使体外循环机处于备用状态，以便在紧急情况下实施抢救。

3. 药物准备

准备好麻醉诱导药和各种急救药品，如多巴胺、阿托品、利多卡因等。去氧肾上腺素和硝酸甘油应常规稀释备用。

（四）麻醉前用药

1. 镇静药

手术前晚口服地西泮 10mg，保证睡眠，术日晨肌注吗啡 0.1～0.2mg/kg，使患者入室时安静欲睡，避免儿茶酚胺分泌。对于心肺功能较好的高动力状态患者，可适当增加镇静镇痛药剂量，盐酸右美托咪定可安全用于冠心病患者术前镇静镇痛，且不抑制呼吸循环，患者可保持清醒状态，并可实施部分有创操作，如动脉置管测压等。由于负荷量容易导致血压一过性升高，建议可缓慢泵注直至起效，常用剂量 0.3～0.7μg/(kg·h)。

2. 抗胆碱药

主要用于减少呼吸道分泌物和预防喉痉挛，阿托品可显著增加心率，此类患者若需用药可考虑选用东莨菪碱或长托宁。为避免术前用药使患者的病情复杂化，目前多数推荐术前不再常规使用此类药物，待患者入室后可根据患者的具体情况考虑酌情用药。

3. 抗心肌缺血药

可在胸部心前区贴敷硝酸甘油贴片，对心绞痛频繁发作患者，应备用硝酸甘油口含片。对左冠状动脉主干严重狭窄或冠脉多支严重病变患者，术前一天持续滴注硝酸甘油或钙通道阻滞剂，以减轻左心室充盈并使冠状血管扩张以改善血运，避免发生大面积心肌缺血。

三、麻醉管理

（一）麻醉原则

在麻醉过程中保持并改善心肌的氧供需平衡，维持循环功能稳定，从而减少心肌缺血发生是麻醉管理的基本原则。决定心肌氧耗的因素包括室壁张力、心肌收缩力和心率，而心肌氧供依赖于冠脉血流量和血液的携氧能力，冠脉血流量取决于冠脉灌注压和冠脉阻力。麻醉药和血管活性药均会改变心肌氧耗。麻醉药对冠脉循环的作用至今仍存在争议，麻醉性镇痛药、苯二氮䓬类药物和其他辅助用药可扩张冠脉。吸入麻醉药对冠脉具有直接扩张作用，其全身血管扩张作用可通过降低室壁张力减少氧耗，其中以异氟烷的扩血管作用最强，但吸入麻醉药存在剂量依赖性的心肌抑制作用，恩氟烷和异氟烷的心肌抑制作用大于地氟烷和七氟烷，在降低心肌收缩力的同时减少心肌氧耗，对于心功能严重受损的患者，可致心室扩张增加心肌氧耗，使心功能恶化。因此，理想的麻醉效果来源于合理辩证地运用麻醉和血管活性药物。

对于心肌缺血的密切监测和及时处理是冠心病手术麻醉管理的关键。由于术前精神紧张和对麻醉手术的应激反应，围手术期心肌缺血往往加重，所不同的是，在麻醉状态下，患者对心绞痛等不适没有主诉，只能靠麻醉医师通过心电图、TEE 和血流动力学的变化进行判断。如心电图的变化可帮助麻醉医师明确是否发生心肌缺血（如远端血管栓塞、吻合口狭窄等），这种心电图的改变是局部性的还是全心性的，前者可能与桥血管吻合有关，后者可能意味着心肌保护不当。还要注意心电图的变化是否伴有心功能恶化和心律失常。

（二）体外循环下冠状动脉旁路移植术

患者入室后，面罩吸氧，开放静脉，安置心电图、脉搏氧饱和度、桡动脉测压、体温、中心静脉压等监测设备。估计心功能较差患者可放置肺动脉导管监测。麻醉诱导药可选用咪达唑仑、依托咪酯、丙泊酚、芬太尼、舒芬太尼等。单纯芬太尼、舒芬太尼等静脉麻醉药往往不能减轻高动力患者的血流动力学反应，应加用吸入麻醉药以加深麻醉，必要时给予血管活性药，避免深麻醉带来的不良反应。常用肌松药有罗库溴铵、维库溴铵、顺式阿曲库铵等。麻醉维持以静吸复合为主，避免使用大剂量芬太尼类药物，以减少术后呼吸支持和 ICU 滞留时间。诱导后可放入 TEE 进行监测，对诊断心肌缺血，尤其是节段性室壁异常运动有重大意义，也便于监测心脏功能和指导液体治疗等。体外循环转流前和复温开始后应加深麻醉，避免体外循环管道分布容积增大和体温上升、代谢加快，麻醉药血药浓度下降导致的术中知晓和自主呼吸恢复。随着手术的完成逐渐调整好循环、呼吸、体温、内环境、麻醉深度等各项指标，为脱离体外循环做好准备。经肉眼观察、肺动脉导管测定和 TEE 评估后，估计脱机后心功能维持可能有困难的患者，除积极调整血管活性药用药外，必要时应在体外循环停机前放置好左心室辅助装置，如主动脉内球囊反搏器（IABP），对患者顺利脱机和心功能良好转归非常有帮助。停体外循环后及时恢复血红蛋白浓度和血细胞比容、保持血容量稳定、维持中心静脉压平稳，可小剂量应用硝酸甘油，既维护心脏功能，也可防止动脉桥血管的痉挛。在充分镇静、镇痛的情况下送 ICU 监护，术后可以丙泊酚镇静为主，辅以血管活性药维持血流动力学稳定，待循环状态稳定后，逐渐使患者清醒，直至拔除气管导管。

（三）非体外循环下冠状动脉旁路移植术（OP-CABG）

OP-CABG 的应用可避免体外循环带来的许多并发症，如凝血机制紊乱、全身炎性反应、肺损伤、肾功能损害和中枢神经系统并发症等。由于该方法对机体损伤小、术后恢复快、住院时间短，节省了医疗费用。随着外科吻合器械和技术的不断改进和提高，其适应证有逐步放宽的趋势，如对于术前心功能严重低下、合并肾功能不全、呼吸功能障碍和脑血管意外的患者外科医师倾向于选择 OP-CABG。但该技术的应用对麻醉医师提出了更高的要求。麻醉医师面临的挑战是如何维持术中心肌氧供需平衡，维持血流动力学稳定，保护心脑肺肾等重要脏器功能，预防、早期诊断和治疗在跳动心脏上手术操作带来的心律失常、低血压和心肌缺血。

按体外循环下手术标准实施监测、诱导和维持麻醉。但如患者须术后早期拔管，芬太尼与舒芬太尼的用量要控制（总用量芬太尼 15μg/kg、舒芬太尼＜2.5μg/kg）。近年来超短效瑞芬太尼为施行快通道麻醉提供了便利条件，且无术后呼吸抑制的顾虑。手术开始前应充分补充血容量，血红蛋白浓度较低患者可适当输血，调整内环境稳定，使血钾水平保持在正常高限以降低心肌的应激性。移植远端血管搬动心脏时，血压可发生剧烈波动，可临时采取头低脚高体位，并在固定器安放好后观察半分钟，待血压、心率和节律稳定后施行血管吻合术。如果经正性肌力药物调整后仍不能维持正常血压，应松开固定器将心脏恢复原位。如此反复搬动心脏几次，可起到缺血预处理的心脏保护作用，心脏将会对搬动到异常体位产生适应，可减少对血流动力学的影响。吻合远端吻合口时须提升血压，而吻合近端吻合口时须控制性降压，以防止主动脉侧壁钳夹后导致严重高血压，增加心肌氧耗。在吻合远端吻合口临时阻断血管时，要密切观察心肌缺血和心律失常的发生，一旦出现严重心律失常和 ST 段急剧抬高，应通知外科医师尽快放置血管内分流器或松开阻断的血管，无法改善的只能重新全身肝素化后在体外循环下实施手术。由于不用体外循环，多数患者失血不多，可以不输异体血。对出血多的患者，可采用血液回收机将失血回收处理后回输给患者。

（四）辅助循环

冠心病患者心脏功能严重受损时，需依靠辅助循环措施，以减少心脏做功，提高全身和心肌供血，改善心脏功能。辅助循环的成功主要取决于其应用时机，越早应用效果越好。其适应证为：术前心功能不全，严重心肌肥厚或扩张；术中心肌缺血时间＞120 分钟；术毕心脏指数＜2.0L/(m^2·min)，左心房压＞20mmHg，右心房压＞25mmHg；恶性室性心律失常；不能脱离体外循环。

常用辅助循环措施有如下一些。①主动脉内球囊反搏（IABP）为搭桥手术前最常用的辅助循环措施，适用于术前并存严重心功能不全、心力衰竭、心源性休克的冠心病患者，可为患者手术治疗创造条件。将带气囊心导管经外周动脉置入降主动脉左锁骨下动脉开口的远端，导管与反搏机连接后调控气囊充气与排气，其原理是：心脏舒张期气囊迅速充气以阻断主动脉血流，促使主动脉舒张压升高，以增加冠脉血流，改善心肌供氧；心脏收缩前气囊迅速排气，促使主动脉压力、心脏后负荷及心排血阻力均下降，由此减少心肌耗氧。②人工泵辅助有滚压泵、离心泵两种。滚压泵结构简单，易于操作，比较经济，缺点是血细胞破坏较严重，不适宜长时间使用。离心泵结构较复杂，但血细胞破坏少，在后负荷增大时可自动降低排出量，更符合生理，适合较长时间使用，但也只能维持数天。③心室辅助泵有气驱动泵和电动泵两型。气驱动型泵流量大，适于左、右心室或双心室辅助，但泵的体积大，限制患者活动。近年逐渐采用埋藏式电动型心室辅助泵，连接心尖部以辅助左心功能。④常温非体外循环搭桥手术中，有时出现心率过慢和血压过低而经药物治疗无效者，可继发循环衰竭，此时可采用“微型轴流泵”，采用离心泵驱动血液以辅助循环。在轴流泵支持下施行常温冠脉搭桥手术，比体外循环下手术出血少、心肌损伤轻。轴流泵的优点是：用患者自体肺进行血液氧合；不需要阻断主动脉；不存在缺血再灌注损伤；降低心脏负荷，减少心肌耗氧，增加心肌血流，增强心肌保护；减少肝素用量，减少手术出血。

四、术后管理

（一）保持氧供

（1）维持血压和心脏收缩功能，必要时辅用小剂量儿茶酚胺类药。同时保证足够的血容量，使中心静脉压维持满意水平。应用小剂量硝酸甘油，防止冠脉痉挛和扩张外周血管。

（2）维持血红蛋白浓度，尤其是心功能不全、高龄、术后出现并发症而增加机体氧耗和需机械通气辅助的重症患者，血红蛋白浓度应维持在 10g/dL 和 Hct30%左右，不宜太高。

（3）维持血气及酸碱平衡，充分供氧，调整呼吸机参数使血气达到正常水平。积极治疗酸中毒、糖尿病及呼吸功能不全。

（二）降低氧耗

（1）保持麻醉苏醒期平稳，避免手术后期过早减浅麻醉，应用镇静、镇痛药以平稳度过苏醒期。

（2）预防高血压和心动过速，针对性使用 α-受体阻滞剂（乌拉地尔）、β-受体阻滞剂（美托洛尔）和钙通道阻滞剂。心率控制在小于 80 次/分，其心肌缺血发生率约为 28%，而心率高于 110 次/分者则可增至 62%。

（三）预防桥血管痉挛和栓塞

术后桥血管痉挛和栓塞是心肌梗死的主要病因。小剂量硝酸甘油可有效防止静脉桥和内乳动脉桥血管痉挛的发生。对于采用桡动脉为桥血管的患者，应尽早使用钙通道阻滞剂（如地尔硫卓等）防止血管痉挛的发生，并持续口服至术后 6 个月。在严密监测凝血功能的情况下，如无明显出血倾向，应在 48 小时内恢复使用抗血小板药物阿司匹林，监测使用后的凝血状况和出血倾向，如胃肠道和泌尿道出血等。

（四）早期发现心肌梗死

冠脉搭桥患者围手术期心肌缺血发生率为 36.9%～55%，其中 6.3%～6.9%发生心肌梗死。临床上不易发现小范围局灶性心肌梗死。大范围者则引起低心排综合征或严重心律失常，其中并发心源性休克者占 15%～20%，死亡率高达 80%～90%。并发心力衰竭者为 20%～40%。早期发现心肌梗死具有重要意义，其诊断依据有：①主诉心绞痛；无原因的心率增快和血压下降；②心电图出现 ST 段及 T 波改变，或心肌梗死图像；③心肌肌钙蛋白（cTn）、CK-MB、肌红蛋白（Myo）、核素扫描 ^{99m} 锝-焦磷酸盐心肌“热区”心肌显像可支持早期心肌梗死的诊断，有重要价值。

（五）术后镇静镇痛

术后疼痛可导致机体一系列病理生理改变，如肺活量降低、肺顺应性下降、通气不足、缺氧和二氧化碳蓄积；患者不能有效咳嗽排痰，易诱发肺不张和肺炎；患者焦虑不安、精神烦躁、睡眠不佳，可使体内儿茶酚胺、醛固酮、皮质醇、肾素-血管紧张素分泌增多，引起血管收缩、血压升高、心率加快、心肌氧耗增加；还可引起内分泌变化，使血糖上升、水钠潴留、排钾增多；引起交感神经兴奋，使胃肠功能受到抑制，出现胃肠绞痛、腹胀、恶心、尿潴留等症状。

考虑到肝素化后硬膜外镇痛有引起硬膜外血肿的可能性，建议采用静脉镇痛。常用药物有吗啡、芬太尼、舒芬太尼、盐酸氟比洛芬、曲马多和盐酸右美托咪啶等。

第四节　大血管手术的麻醉

大血管疾病主要包括胸部的主动脉瘤、主动脉夹层、主动脉缩窄或主动脉中断、腹主动脉缩窄或动脉瘤、颈动脉内膜增厚及腔静脉阻塞等。通常病情严重，手术复杂，术中常需阻断血流造成远端组织和脏器短时间缺血，术后并发症较多，手术死亡率高，麻醉管理相当复杂而困难。麻醉者必须熟悉各种疾病的病理生理改变，才能选择合适的麻醉方法和辅助措施，保证患者安全。

一、大血管病分类及病理生理

（一）大血管病分类

大血管一般指躯干部位的主血管。大血管病从发生原因可分为先天性和后天获得性两种。

先天性大血管畸形包括静脉系统和动脉系统畸形。静脉系统畸形有双上腔静脉、双下腔静脉、上腔静脉或下腔静脉缺如，肺静脉异位引流等。动脉系统畸形有肺动脉畸形，包括肺动脉干发育异常和肺动脉瓣狭窄、关闭不全或完全闭锁。主动脉畸形，包括主动脉瓣异常、主动脉窦瘤、主动脉缩窄、主动脉弓中断、主动脉肺动脉间隔缺损；其他复杂畸形如法洛四联症、大动脉转位等。

后天获得性大血管病主要为主动脉瘤，由动脉粥样硬化、高血压、主动脉壁退行病变、外伤、梅毒或细菌感染等原因造成，可发生在主动脉各段，按部位分类有升主动脉瘤、主动脉弓部瘤、胸降主动脉瘤、腹主动脉瘤，严重者累及主动脉全长（如Ⅰ型夹层动脉瘤）。按病理分类为：①真性动脉瘤，瘤壁由三层动脉壁构成。②假性动脉瘤，血液通过血管破口进入周围组织形成血肿，机化后其内面覆盖内皮，假性动脉瘤实际是由内皮覆盖的血肿。③夹层动脉瘤，从血管血流剪切应力最强处及血压变化最明显处，血流从内膜破裂口钻入病理性疏松的中膜，顺血流方向将中膜纵行劈开，形成一个假血管腔，也可再次破入真血管腔内，形成血流旁道。

先天性大血管畸形由于病情严重，出生后即发病，如主动脉弓中断80%在生后一个月内死亡，活到1岁者不足10%。完全性肺静脉异位引流患儿多数在1岁内死亡，大动脉转位必须在新生儿期内进行手术，因此先天性大血管病临床上主要归属于小儿外科范畴。本章涉及的大血管病主要包括先天性主动脉缩窄，后天性主动脉瘤。

（二）主动脉缩窄

1. 分型

主动脉缩窄绝大多数（95%）缩窄部位在动脉韧带附近，主动脉管壁呈局限而均匀狭窄，动脉壁中层变形，内膜增厚并向腔内凸出。临床根据缩窄部位分幼年型及成人型。

幼年型约占10%，为动脉导管近心端的主动脉峡部狭窄，程度比较严重，主动脉血液通过量很少，侧支循环不充分，合并动脉导管开放者，肺动脉内静脉血部分进入降主动脉，因此下身动脉血氧明显低于上身，出生后如动脉导管闭锁则婴儿不能存活。

成人型约占90%，多见于成人，为动脉导管远心端的主动脉峡部狭窄，程度一般较幼年型轻，动脉导管已闭锁，狭窄前后的主动脉间有巨大压力差，使狭窄以上的动脉如胸廓动脉、乳房内动脉、肋间动脉代偿性扩张，并与狭窄以下的降主动脉分支如肋间动脉、腹壁深动脉等血管之间有丰富而广泛的侧支循环。

2. 病理生理

主动脉缩窄的主要病理生理变化为缩窄近心端的高血压和远心端的低血压。高血压的形成一方面来自机械性梗阻，另一方面不能排除肾血流减少。主要病理生理变化有以下几个方面。

(1) 对心脏的影响　为克服狭窄带来的外周阻力增加，心脏呈代偿性高功能状态，心肌收缩力加强，心室壁张力增加。心肌细胞蛋白合成加速，心肌肥大。由于心肌肥大，使毛细血管与肥大心肌纤维的距离加大，氧和营养物质弥散困难。另外，肥大细胞中线粒体减少，使心肌缺氧，长期高血压机械刺激使冠状动脉发生粥样动脉硬化与纤维增生，也使心肌供血不足，心肌肥厚引起冠状动脉阻力增加，血流量减少，耗氧量增加，心肌和心室舒张顺应性降低，僵硬度增加，影响心脏舒张期充盈率，心脏逐渐发生代偿性失调，最终发展为心力衰竭。

(2) 对大脑的影响　正常人脑血管有自身调节功能并有一定范围，高血压者调节范围上升，在长期高血压冲击下脑微动脉可发生纤维性坏死和管腔狭窄，脑组织因血流减少发生梗死，高血压严重者可发生小动脉破裂出血。在较大脑血管可促进动脉粥样硬化、管腔狭窄、脑组织缺血，形成脑血栓。

(3) 对视力的影响　血压升高可引起视网膜血管痉挛，小血管壁通透性增高和血管内压增高可导致发生渗出，如果血管壁损伤可发生出血，脑水肿也可引起视神经乳头水肿，严重影响视力。

(4) 下身缺血缺氧　在成人型主动脉缩窄，动脉导管已闭锁，狭窄以下身体由于动脉压降低，血流量减少，使组织供氧量减少，为低动力性或循环性缺氧。虽然动脉血氧分压、氧饱和度和氧含量正常，但静脉血氧含量低，动-静脉氧差大于正常，脱氧血红蛋白如果超过50g/L，则发生紫绀。在幼儿型动脉导管开放者，由于肺动脉内静脉血部分进入降主动脉，使下身动脉血氧含量下降，亦表现为紫绀，但紫绀较为明显而且发生机制与上述不同。如果侧支循环不发达，肝肾组织缺氧可引起功能障碍。

(5) 侧支循环丰富　缩窄程度愈严重者侧支循环愈丰富，上身血管明显扩张，粗大的侧支血管可压迫周围组织和器官，如臂丛神经受压或脊髓受压。

（三）主动脉瘤

1. 病理特点

正常血管结构有内膜、中膜和外膜。人体动脉分为弹性动脉和肌性动脉，前者为大动脉，具有很大的牵引弹性，使冲击性血流转变为均匀血流，后者为身体周围动脉，它可在极大范围内自动变更血管口径的大小。主动脉属弹性动脉，在中膜内有高度发达的弹力结构和呈向心性排列的厚层，相互由纤维连接，弹力膜纤维相互交叉而呈螺旋。这种结构适合接受纵向及环向的张力，肌肉是弹性结构张力调节器，平滑肌细胞呈毛笔状分支附着在弹力膜上，调节管壁的紧张度。如果中膜弹力层失去正常结构，失去弹性，血流冲击或血压增高必然导致形成动脉瘤，而且逐渐发展和扩大。

2. 形成原因

（1）动脉粥样硬化　动脉粥样硬化为多发病、常见病，病变多发生在主动脉后壁及分支开口处。血管内见灰黄色纤维斑块，表层胶原纤维逐渐增加及玻璃样变；粥样斑块，中层为粥糜样物，为无定形坏死物质，斑块处可出血、破裂、溃疡、血栓形成、钙化；中膜萎缩、弹力板断裂。

（2）高血压　高血压是促进动脉粥样硬化病变的重要因素，高血压、血清胆固醇水平升高、吸烟是冠心病和缺血性脑病的主要危险因素。高血压血液流变性改变导致对血管的损害。

（3）退行性变　随着年龄增长出现衰老的退行性变化，动脉内膜因胶原和弹力纤维增多而增厚，管壁的弹力组织失去弹性。主动脉扩张屈曲，弹性下降，动脉中膜变质，发生营养不良性钙化，玻璃样变，有坏死灶，钙化灶周围有纤维组织增生，动脉僵硬。

（4）炎症　包括梅毒性或细菌、霉菌性炎症。升主动脉瘤梅毒性炎症多见，多在感染后 10 余年发病。中膜有粟粒状树胶样肿形成、灶状坏死、弹力板破坏、肉芽及结缔组织增生、血管内膜增厚、内弹力膜断裂或消失并纤维化。

（5）外伤　根据当时具体情况和作用力而异，易出现在主动脉峡部。

（6）先天性形成　多发生在主动脉弓部和弓降部。

3. 病理生理改变

主动脉瘤可发生在主动脉不同部位，有不同病理变化，在病情发展中，不同病理生理过程对身体产生不同影响，但一旦急性大量出血，则后果相同，都危及生命。

（1）升主动脉瘤　升主动脉根部扩张并可累及无名动脉，可伴有主动脉瓣关闭不全及冠状动脉开口上移，主动脉瓣反流使左心室排血量增加，舒张期容量增加，左心室腔增大，室壁增厚，心肌肥大，由于主动脉舒张压下降或冠状动脉开口移位影响心肌供血。一旦左心失代偿，舒张末压上升，左心室收缩及射血分数下降，左心房及右心压随之上升，相继发生左心衰、肺水肿及右心衰。瘤体也可压迫胸壁、肋骨、气管等组织。

（2）主动脉弓部瘤　主动脉弓起自升主动脉末端至左锁骨下动脉起始部。弓部瘤因膨大压迫周围组织如气管、食管、喉返神经、上腔静脉，如果涉及头臂动脉则影响头部、上肢供血或静脉血回流，产生脑功能障碍及上身、面部缺血或循环淤滞。

（3）降主动脉及胸腹主动脉瘤　降主动脉自左锁骨下动脉至膈肌主动脉裂孔。胸腹主动脉是穿过膈肌裂孔并一直向下的部分。瘤体可压迫食管、肋骨和前、后胸壁。如果影响椎动脉及左锁骨下动脉供血则会影响近心端脊髓血运，如果胸降主动脉的肋间动脉受压则影响脊髓远端的血运，发生神经分布区感觉或运动障碍。胸腹主动脉供应腹腔脏器和下肢血流，瘤体压迫或血栓形成减少供血时，发生各器官功能紊乱，肾脏缺血时诱发高血压等并发症，使病情复杂和加重。

（4）夹层动脉瘤　主动脉中层弹力纤维平滑肌断裂、纤维化和玻璃样变性或囊性坏死，出现薄弱部分，内膜与中膜附着力降低，内膜的破口使血液进入中层并使之剥离形成假腔和夹层动脉瘤，近心处可阻塞冠状动脉供血，影响主动脉瓣功能，向远侧发展可使头臂动脉、肋间动脉、腹腔动脉、肠系膜动脉、肾动脉供血障碍或中断，引起相应器官功能紊乱。如果假腔压力过高向外膜穿破则发生内出血。1955 年，DeBakey 将其分为 3 型。Ⅰ型：内膜破口多位于主动脉瓣上 5cm 内，夹层病变向上、下两端扩张，向下影响主动脉瓣及冠状动脉，向上可达主动脉脉弓、胸降主动脉、腹主动脉甚至髂动脉。Ⅱ型：内膜破口与Ⅰ型相同，夹层变化仅限于升主动脉，多见于马方综合征。Ⅲ型：内膜破口位于主动脉峡部，即左锁骨下动脉开口 2～5cm 内，夹层向两端扩展，向上波及主动脉弓，向下波及腹主动脉。

二、术前病情估计和准备

（一）危重病情的估计

1. 患者症状

精神烦躁不安或淡漠，昏迷，苍白或紫绀，大汗，呼吸困难，主诉背、腹部剧烈疼痛，行走困难或瘫痪。

2. 检查

可发现血压低或休克状态，胸部或腹部闻及血管杂音，主动脉瓣有舒张期杂音，腹部有波动性包块。X 线及超声检查有大动脉病变，CT（电子计算机断层扫描）、UFCT、MRI（磁共振成像）或血管造影有助于诊断及明确病变部位或有无动脉瘤出血。实验室检查有贫血或肾脏损害。

（二）影响病情的因素

1. 主动脉缩窄程度

狭窄严重时引起明显头部、上肢高血压，有左心负荷增加和心功能不全。侧支循环丰富，粗大的侧支血管压迫周围器官和组织，产生神经受压发生感觉和运动障碍。如果侧支循环缺乏，术后发生脊髓缺血甚至截瘫危险性增加。

2. 主动脉瘤大小

瘤体愈大出血可能性愈大，手术愈困难。

3. 主动脉瘤部位

弓部主动脉瘤影响头臂血管，手术时脑保护重要而困难；降主动脉或腹主动脉供应脊髓及腹腔脏器血运；包括肾脏，手术中如何保证其不受损伤、术后恢复正常功能，任务也十分艰巨。

4. 夹层动脉瘤

90％患者有急性发作史，病情发展迅速，如果累及主动脉，属于Ⅰ型夹层动脉瘤时，则手术复杂、危险性大，而且很难根治。

5. 并发高血压

动脉瘤和大动脉炎患者高血压发生率高达 70%～87%，长期血压升高，如果控制不力，使血流动力学恶化，心脏、血管、中枢神经、肾脏功能改变，存在心功能不全，如有脑出血、脑血栓形成，更增加手术的危险性和术后并发症的发生率。

6. 并发冠心病

动脉粥样硬化性动脉瘤往往并发冠心病，手术前要切实了解冠心病程度、症状及药物治疗效果，能否控制心绞痛及心脏功能如何，必要时进行冠状动脉造影，如果病变严重应先行冠状动脉手术，避免动脉瘤手术中或手术后发生急性心肌梗死，导致死亡。

（三）术前准备

（1）稳定情绪　使患者安静，卧床休息，预防瘤破裂出血。

（2）治疗高血压　应用降压药，如果用药时间已长或高血压较明显，则手术前不必停药。如果有心功能不全，应强心利尿，调整电解质，改善心脏功能，如果病情允许，手术前停用洋地黄、利尿药或影响心率的β-阻滞药。

（3）预防心绞痛　药物控制发作，必要时应用硝酸酯类药、β-受体阻滞药或钙通道阻滞药。

（4）保护肾功能　胸腹部动脉瘤的患者，术前肾功能不全的发生率可高达 14%，手术前应适当补充液体，维持心排血量和排尿量，不用或少用对肾脏有毒性的药物。

（5）麻醉前用药　手术前晚应用镇静催眠药，减轻精神紧张，保证睡眠和休息。手术当日用较重的术前药，尤其对合并有高血压和冠心病的患者，除常规用吗啡和东莨菪碱类药物外，可加用速可眠、安定类药，使患者处于嗜睡状态，对周围环境减少应激反应。如有严重主动脉瓣关闭不全和心功能受损者，心率不能太低，心动过缓和血管扩张可引起血流动力学波动，影响血压的维持。

（6）气管插管　除常规准备单腔管外，在胸降主动脉手术时需准备双腔支气管插管以及特制接头。

（7）建立足够静脉通路　必须保证有 3～4 条静脉通路，穿刺针口径 14～16 号，中心静脉用双腔、三腔管，在升主动脉和弓部主动脉瘤时，要准备特制长导管以便从外周静脉送入中心静脉，股静脉置管长度需 30cm 以上，肘部静脉置管长度需在 60cm 以上。

（8）降主动脉及胸腹主动脉瘤手术　在应用上、下身分别灌注方法时，需在上肢及下肢同时监测动脉压力，术前应准备两套测压装置，包括穿刺针、三通、换能器等物品。

（9）需用体表低温的手术　应准备变温毯、冰帽、冰袋、热水袋、体温计及测温探头，一般在鼻咽部及直肠处测温。

（10）准备血液回收装置　根据各医院条件，如全自动或半自动洗血细胞机，使手术中出血经回收清洗后红细胞再利用，或用血浆分离装置在手术前进行血浆分离。

（11）准备低温麻醉用品、透析装置　大部分大血管手术需要在低温麻醉下进行，因此应准备低温麻醉机和氧合器等配套物品以及灌注人员。即使手术不需低温麻醉，万一大出血往往也需用低温麻醉转流进行抢救，维持生命，争取时间止血。胸腹主动脉瘤手术后肾脏受损并不少见，一旦出现肾衰尽早考虑透析治疗，因此也应当准备透析用设备。方法有多种，常用血液透析、腹膜透析。

三、手术中监测

（一）无创监测

1. 动脉血压

在有创性动脉压测得前可先用无创方法监测动脉血压，但要注意患者上肢有无大血管狭窄或受压情况，如左锁骨下动脉或无名动脉正常血流因受阻而缺血，一方面得不到准确的血压，另一方面可能由于血压带压迫引起肢体更加缺血或神经损伤。

2. 心电图

术中多用肢体导联，即在左、右上肢及左下肢安放电极，观察心率、心律及 ST-T 段，早期发现心律失常和心肌缺血改变。

3. 体温

测体温常用部位有鼻咽、食管、直肠。虽然鼓膜温度比较接近脑部温度但易引起外伤，应用较少。一般低温麻醉时监测鼻咽温度，还要监测血液及变温水箱温度，如果应用深低温麻醉或上、下身分别灌注时，要同时监测鼻咽部和直肠部温度。鼻咽温探头的放入深度为同侧鼻翼到耳垂的长度，如气管插管有漏气则温度偏低且不准。鼻咽温接近头部温度，食管温接近心脏温度，直肠温接近腹腔内脏温度。变温速度以食管最快，鼻咽次之，直肠部最慢。

4. 经皮脉搏血氧饱和度

根据血红蛋白光吸收原理，通过皮肤电极可监测机体氧合情况，其反应的灵敏度高于血压测定。在心律不齐时测出的脉搏不能代表心率数。血氧饱和度 50％时精确度下降，低于 50％则不准确，它还受电力、灯光、电极接触程度以及皮肤血管紧张程度等因素影响。电极可放在手指、足趾、鼻部等处。大血管病如果上、下身供血有差别，则监测结果只能反映身体局部氧合情况而不能代表整个机体。

5. 经皮脑氧饱和度

通过额部皮肤电极测定局部脑组织氧饱和度，反映脑组织动脉及静脉氧饱和度混合值和氧供需情况。仪器原理是利用血红蛋白对可见近红外光有特殊的吸收光谱特性。在低血压、低流量灌注、深低温停循环时，此项监测很有价值，可指导麻醉和低温麻醉的管理。

6. 呼气末 CO_2

监测仪连接气管插管，了解呼出气中 CO_2 含量，判断呼吸循环功能及呼吸道通畅情况。

7. 脑电图

脑电主要来自大脑皮层表层细胞活动，不同麻醉药物、不同体温有不同脑电图特征。

手术中血流动力学变化如头部血淤滞、低血流量供血不足，甚至无血供应时，脑电图有不同反映，尤其可用于循环恢复以及脑功能恢复的评估和预测参考。

8. 食管听诊

利用空气传导原理，食管听诊管将呼吸音传至医生耳中。气管插管后将食管听诊管送入食管，可清晰听出肺内情况，如痰鸣音、水泡音、气管痉挛声等。

9. 经食管超声心动图（TEE）

可监测术中心功能，了解心肌收缩力，对合并高血压、冠心病或左心室扩大、主动脉瓣关闭不全患者有重要作用。在大血管手术中了解血容量状况。对夹层瘤的定位、范围有极大帮助。

10. 经颅多普勒（TCD）

经颅多普勒利用超声波多普勒效应，对颅内、外血管血流速度进行监测。探头有脉冲多普勒，主要用于监测颅内血管。连续波多普勒，主要用于监测颈部和外周血管。对了解脑部血流及血流中栓子的判断很有价值。

11. 吸入麻醉气体浓度

浓度监测仪连于呼吸管路，了解吸入气或呼出气中麻醉气体浓度，了解患者对麻醉药的摄取和分布、对麻醉药的耐受力，便于麻醉管理。

（二）有创监测

1. 动脉血压

一般心血管手术常规经左桡动脉穿刺测动脉血压，但在大血管手术时，需根据手术部位决定，如胸主动脉手术时，术中可能要阻断左锁骨下动脉，此时不能从左桡动脉测压而必须经右桡动脉穿刺测压。当手术需从右锁骨下动脉灌注时则不能用右桡动脉穿刺测压。手术复杂，需采用上、下身分别低温麻醉灌注时，上、下肢都需有动脉压监测，一般上肢采用桡动脉、下肢采用股动脉或足背动脉，测压管路和抗凝装置分别管理。

2. 中心静脉压

一般心血管手术常规经右颈内静脉或右锁骨下静脉穿刺置管监测中心静脉压，但在大血管病如升主动脉瘤或主动脉弓部瘤时，扩张的动脉或瘤体改变颈部解剖关系，从颈部穿刺十分危险，一旦穿刺出血，后果不堪设想。因此，中心静脉测压可通过以下两个途径：①肘部静脉穿刺，用特制 60cm 长导管和配套导丝，经肘静脉穿刺，沿导丝将导管放入中心静脉。②股静脉穿刺，置入长 30cm 以上导管，前端达脐水平，监测中心静脉压。

3. 漂浮导管

在特殊病情，如降主动脉瘤、胸腹主动脉瘤手术时，放置漂浮导管监测心脏功能的变化。

（三）化验监测

1. 红细胞比积

红细胞比积（Hct）代表血液带氧能力。麻醉下，尤其低温麻醉中，随着体温变化对Hct要求不同，深低温时Hct可低达15％，但当体温回升时，Hct相应提高。手术中根据出血和Hct浓度决定输血量。

2. 血气

手术中应用机械通气或人工肺，血二氧化碳分压（PCO_2）可较正常低，吹入纯氧，血氧分压（PO_2）可较正常高，易出现呼吸性碱血症，不利于保护脑，要求血气接近正常以保持内环境的稳定。

3. 电解质

常规查血钾、钠、氯、钙。低温下血钾易降低，低温麻醉中更易发生波动，维持血钾正常浓度可预防心律失常。大血管手术出血多及输入血量大时应注意钙的监测和补充，钙不足除可影响心缩力外还影响凝血功能。

4. 激活全血凝固时间

血标本接触硅藻土后出现凝血块的时间为激活全血凝固时间（ACT），生理值为60～130s。为保证低温麻醉中充分抗凝，预防微栓发生，要求ACT维持在480～600s，如果应用抑肽酶则要求ACT维持在750s以上。低温麻醉结束，硫酸鱼精蛋白拮抗后，ACT应恢复到生理值±30s范围。

5. 血糖

麻醉、手术刺激和低温麻醉的影响。即使不输入葡萄糖液，随着手术进程患者血糖也会逐渐升高，监测成人、儿童均如此，因此术中不应输入葡萄糖液。糖尿病患者应定时测血糖，根据结果必要时输注胰岛素。如果术中发生脑缺血、缺氧，高血糖会加重脑损伤，带来严重后果。

6. 尿

尿量是血容量和肾脏功能指标之一，麻醉下和低温麻醉中受许多因素影响，只要保证肾脏供血，肾组织并未受到损伤，暂时的尿少并不代表功能障碍。但大血管手术时，如在肾动脉远端阻断主动脉，增加肾血管阻力，肾血流量下降。如果在肾动脉近端阻断主动脉，肾血流严重减少，超过一定时限肾组织受损，严密观察尿量和尿中成分则非常重要。

四、麻醉方法

（一）硬膜外阻滞

多采用连续硬膜外阻滞方法。适用于腹部及腹部以下大血管手术。主动脉手术部位在肾动脉以上，阻断腹主动脉时间应限制在30～45分钟较安全，如果超过此时限应考虑采用其他麻醉方法。硬膜外阻滞可降低外周血管阻力，减轻阻断主动脉对后负荷的影响，因阻断肾交感神经、减弱反射性血管收缩、增加下肢和移植血管血流量，术后还可进行镇痛治疗，预防由于疼痛导致的高血压。虽然可缓解阻断后的高血压但仍应作好降压准备，降压药从上肢输入，血压维持在接近阻断前水平。开放主动脉前首先停用降压药，加快输血输液，准备好多巴胺或苯肾上腺素，开放后即时用抗酸药、甘露醇或速尿维护肾功能。如果手术范围较大，出血较多，此麻醉方法存在明显不足。

（二）常规全麻

本法适用于主动脉间搭桥或其他较简单的胸、腹部大血管手术。优点是全麻下，患者没有精神紧张，较舒适，易于接受，麻醉操作较简单，循环功能易维持稳定。麻醉诱导采用静脉注射，可用咪达唑仑、依托咪酯、硫喷妥钠、异丙酚、芬太尼、羟丁酸钠等。单腔气管插管机械通气。麻醉维持根据手术大小、时间长短、患者状况，选用单纯吸入（如恩氟烷或异氟烷）或静吸复合方法。如合并冠心病则不宜使用硫喷妥钠、异丙酚、异氟烷等药物。麻醉中应根据失血及时补充血容量。如果手术面积大、手术时间长，大量输入冷血或液体时可引起体温下降，年老或体弱者易发生心律失常和血压波动，应注意保持患者体温。如果发生大出血，由于常温条件下缺血可能对生命器官造成损害，是本法的不足。

（三）低温全麻

体表降温方法有使用变温毯，在颈部、腋下、腹股沟部或部分血管处放置冰袋，使体温降至 32～34℃。注意勿降至 32℃以下，以免引起心律失常。此法主要用于胸主动脉瘤、主动脉缩窄等手术。降温目的为减少全身耗氧量，如果手术中发生脊髓或肾脏血流减少导致可能缺血、缺氧时，低温可增强这些脏器对缺氧的耐力，减少术后并发症。麻醉用药种类与常温全麻相同，不同之处有以下几点：①由于要进行体表降温，麻醉和肌肉松弛剂用量比常温全麻时要大，这样才能抑制由于低温刺激引起的御寒反应；②在胸主动脉瘤时，为便于手术操作，经常需要双腔支气管插管，手术时对侧肺呼吸，手术侧肺萎陷，有利于手术野清晰，也有利于保护肺脏；③注意调节和控制体温，在达到需要的温度前停止降温，避免由于体温续降导致体温过低。手术主要步骤完成即开始复温。送回 ICU 时鼻咽温应在 34℃以上。

（四）大血管手术麻醉特点

1. 有创监测困难

颈部、胸部大血管病变，由于形成瘤状扩张或压迫周围组织或器官使之移位，因此动脉及中心静脉穿刺不能按常规进行，还需要特殊导管装置才能获得监测指标。胸、腹主动脉手术时，为监测上、下肢动脉压需准备两套监测装置。

2. 麻醉方法多样化

大血管病变部位从颈部直到下腹部距离很大，所选择麻醉方法应既能适应手术要求，又保证安全，还要预防术后并发症。因此从局部硬膜外麻醉到低温或深低温麻醉，十分多样化。气管插管可选择常规单腔插管或支气管双腔插管。胸主动脉瘤手术使用双腔支气管插管，手术侧肺萎陷不通气，使手术野扩大，易于切除瘤体，避免术中对肺组织的挤压、摩擦和损伤，如果手术侧肺有破损或出血也不致流到对侧肺引起窒息和术后感染，曾有病例术中发生急性呼吸功能障碍，一侧肺严重渗液，术后用两台呼吸机分别维持两侧肺通气，最后成功脱机，患者顺利恢复。

五、手术中重要脏器的保护

1. 低温

不同温度下，需氧和氧耗不同，温度每下降1℃，代谢率约下降7%，随着体温下降，停循环安全时间可相应延长，如16℃时可停循环30分钟，12℃时则可延长至42分钟。国内外均有研究，在脊髓缺血发生前行硬膜外冷却使脑脊液温度降至30℃左右，有保护作用。

2. 应用药物

深低温停循环手术麻醉可选用吸入异氟烷，应用大剂量激素，如甲泼尼龙（30mg/kg）。停循环前可用硫喷妥钠、利多卡因等保护脑和脊髓。及时用甘露醇、冬眠药、辅酶等保护脑及肾脏。大动脉手术常伴有血凝问题，应准备和应用新鲜血浆、血小板。手术中勿用葡萄糖注射液，预防高血糖。部分老年患者术前合并有糖尿病，据欧美国家统计，糖尿病并发动脉血栓性疾病是非糖尿病患者的4～6倍，合并脑梗死是非糖尿病患者的2倍，即使手术患者未合并糖尿病，手术中持续高血糖也十分有害，实验及临床均证实高血糖可加重脑组织损伤的程度。血糖水平与梗死面积呈正相关，其原因认为是脑血流阻断后，脑细胞迅速发生能量代谢障碍，葡萄糖无氧酵解增加，二氧化碳蓄积，细胞间乳酸浓度增高，高血糖使上述变化加剧，加重酸中毒和脑组织损伤。大动脉手术时，脑血流减少或停止时有发生，为保护脑，不要应用葡萄糖，合并糖尿病者根据测得血糖结果应用胰岛素，使血糖控制在接近正常水平。

3. 避免血流动力学急剧变化

手术中阻断及开放大动脉可引起严重而急剧的血流动力学变化，前者易发生严重高血压，后者易发生严重低血压，处理不当可发生急性心功能不全、脑出血、脑缺氧、脑水肿、心律失常、肾缺血及脊髓缺血等。因此，在阻断大动脉前要进行控制性人工降压，开放前要先输血输液，用抗酸药物，必要时应用苯肾上腺素减轻血压严重下降。

4. 有计划地应用心脏停搏液及心肌保护液

大血管手术虽然不涉及心脏，但常使心脏处于无血液供应状态，切勿疏忽灌注停跳液或心肌保护液，避免心肌缺血缺氧。

5. 预防气栓

手术中常切开动脉，与大气相通，在无血流时大气压力使空气进入动脉系统造成空气栓塞，使各脏器血流受阻，这种并发症死亡率极高。预防措施有：头低位；手术野吹入CO_2气体使开放的血管与大气隔绝；在血管破口处持续不断有血液流出或充满，避免空气进入。

6. 脑灌注

大动脉手术必须采用停循环方法时，为了保护脑组织可应用停循环期间脑灌注。有脑正灌及逆灌两种，正灌是从动脉系统灌注，如无名动脉、左颈总动脉或右锁骨下动脉；逆灌是从上腔静脉灌注。脑灌注延长了停循环时间，有利于手术进行并提高手术安全性。

六、低温麻醉在大血管手术的应用

大血管手术涉及部位和范围差异很大，有的手术在常温和普通麻醉下即可完成，较复杂的如主动脉全弓及半弓移植术，20 世纪 50 年代也曾在体表低温下完成，但自从 1958 年国内开展低温麻醉后，许多复杂或从前不能开展的大血管手术，都能在低温麻醉下取得成功，因此低温麻醉对血管外科的发展有极大的促进作用。大血管手术时应用的低温麻醉方法有以下几种。

（一）中度低温麻醉

此法用于单纯升主动脉病变，不涉及主动脉弓。低温麻醉时鼻咽温度维持在 28℃左右，动脉灌注流量 50～80mL/(kg・min)，由于低温，血红蛋白浓度可在 6～8g/L，红细胞比积维持 28%～32%，手术中注意左心血液的引流以保护肺脏。动脉灌注管插管部位有升主动脉、股动脉、右锁骨下动脉等处，静脉引流管部位有右心房或股静脉。

（二）深低温停循环

主动脉弓、降主动脉、胸腹主动脉等手术有时需在停循环下完成。用此法时麻醉医生有许多重要工作，首先麻醉后尽早头部降温，加深麻醉，用变温毯进行体表降温，使体温达 32℃左右，静脉注射大剂量激素（甲泼尼龙 15mg/kg），输液禁用葡萄糖，并控制血糖水平，为减少手术出血静脉注射抑肽酶，注意低温麻醉中 ACT 应维持在 750s 以上，低温麻醉继续将体温降至 12℃左右，体温下降的同时，血红蛋白浓度可相应降至 50～60g/L，停循环前为保护脑组织可从静脉或低温麻醉机内注射硫喷妥钠等药物。停循环时间 45 分钟以内，时间过长将增加脑的损伤，停循环时间愈短愈安全。复温过程中要非常注意低温麻醉中水温与身体温差控制在 10℃以内，以免发生气栓危险。复温时灌注流量及血红蛋白浓度相应提高，预防缺氧。机器内加入甲泼尼龙（15mg/kg）及甘露醇（0.5g/kg）。在降温和复温过程加深麻醉和肌肉松弛，避免机体应激反应带来的损伤。术后机械呼吸 $PaCO_2$ 维持在 4kPa 左右。术后继续脱水治疗，直到精神状态恢复正常。

（三）深低温停循环合并脑灌注

早在 1957 年 Debakey 报道，在主动脉弓手术的同时对脑部的分支血管插管灌注，但操作复杂，后来被停循环方法所代替，但停循环后脑并发症的威胁使脑灌注方法再次受到重视，并取得良好效果。现有脑正灌注及逆灌注两种途径。有人推荐正灌注流量 50～100mL/min 或 10mL/(kg・min)，压力为 5.3～8kPa；逆灌注流量 20～50mL/min，压力 2～2.7kPa。应当根据当时体温、血红蛋白浓度、灌注范围确定流量，并控制压力在安全范围。

（四）低温低流量麻醉

降主动脉或胸腹主动脉手术有时范围很广，涉及许多脏器的血管分支，如肋间动脉、腰动脉、腹腔动脉、肠系膜动脉、肾动脉等，所以手术时间长、出血多，适合采用低流量方法。为避免低灌注量造成的缺血缺氧，必须降低体温，减少脏器的氧耗量。因此，本法关键是掌握与体温相匹配的血流量。以脑氧消耗为例，37℃时，脑氧消耗率为每100g为1.4mL/min，最小泵流率为100mL/(kg・min)，30℃时降为每100g为0.65mL/min，泵流率只需44mL/(kg・min)；如15℃，则降为每100g为0.11mL/min，泵流率仅需8mL/(kg・min)。安全程度决定于低流量持续时间的长短。应严密监测血内乳酸含量、pH、混合静脉氧分压与氧饱和度，以判断灌注流量是否适当和有无缺血缺氧发生。

（五）上、下身分别低温麻醉

本法应用于胸降主动脉和腹主动脉手术，或合并有肾功能不全者。上、下身同时而分别低温麻醉灌注，以保证脑、上身、腹腔脏器以及下身的血液供应。体温可选择中度低温或深低温。灌注流量的分配，下半身占2/3，上半身占1/3。根据不同体温和流量，血红蛋白维持在50～100g/L不等。监测上肢及下肢动脉血压，上、下身血液的血气，尤其静脉血氧饱和度以判断灌注流量是否合适。上、下身分别用2个人工泵灌注，以保证确切和足够的血流量。如果选用膜肺则限于泵前型。

（六）左心转流

其适用于胸降主动脉及腹主动脉手术。本法保持患者心跳及良好的心脏排血功能，上半身血液由患者自身供应，下半身血液由低温麻醉人工泵供应。因是动脉血，不需用人工肺装置，但为预防体温过低需安装变温器维持体温在32℃以上，也应安装动脉过滤器及回流室，以便及时回输手术出血。血液可通过左心房、左心室心尖、左下肺静脉或病变未累及的主动脉插管引流，引流血量以能维持满意的桡动脉及足背动脉压为准，引流出的血经过人工泵灌注入下半身动脉，包括股动脉、髂外动脉或病变未累及的主动脉，一般流量可达2.0～2.2L/(m^2・min)，血红蛋白维持在10g/d。

（七）股-股转流

其主要用于腹主动脉瘤手术。由股静脉插管送至右心房引流体静脉血液，经过人工肺氧合后灌注入动脉，动脉插管可选择股动脉、髂外动脉或主动脉。体温应维持在32℃以上。流量可达1.5L/(m^2・min）以上，血红蛋白浓度维持10g/L左右。本法的关键是维持好患者心功能和血容量，不论是患者桡动脉压还是下身动脉灌注压都应维持在满意水平。

七、减少手术出血措施和血液再利用

（一）减少手术出血措施

1. 手术前放出部分自体血

输自体血除可术后补充血容量外，更重要的是由于富含凝血因子可促进术后凝血，以及减少用库血和血液传染病。手术前放出自体血方法很多，简述如下。

(1）手术前住院期间放出适量血贮存于血库，放血采用小量多次或蛙跳式。蛙跳式是

一次采血不超过血容量的10%，将前次采血量的1/2回输给患者后再采血，每次如此，间隔7天重复一次，但手术前3天停止采血。应加强营养，服用铁剂或促红细胞生成素等药物。往往术前采出的血足够手术时用，很少再需用库血。

（2）手术中血液稀释　此法在麻醉后进行，放出部分自体血，同时用液体补充血容量进行血液稀释。

（3）低温麻醉运转前，自静脉血引流管放出部分自体血，同时从动脉灌注管泵入机器预充液维持血压。本法优点简便易行，比较快捷，缺点是需在低温麻醉中调整血容量、胶渗压和血红蛋白浓度。由于机器转流前放血，因此放出的为肝素化血，再输入时需鱼精蛋白拮抗肝素，并用ACT监测拮抗效果。

2. 应用止血药物

抑肽酶是近年应用较多的有效止血药物，其减少出血的原因归纳有以下几方面：①保护血小板膜糖蛋白和黏附功能，防止低温麻醉中血小板活化，减少血栓素B2、β血小板球蛋白、血小板因子4等物质的增加；②抑制纤溶系统激活，抑肽酶与纤溶酶上的丝氨酸活性部分形成抑肽酶-蛋白酶复合物，达到抑制纤溶酶活性的作用，抑肽酶还阻止纤溶酶原活化，防止大量纤溶酶生成；③抑肽酶抑制补体系统，抑制激肽释放酶从而抑制组胺释放和炎症反应。

3. 平稳的麻醉和适当的血压

手术中麻醉要既满足外科要求又用药恰当，麻醉平稳，避免过浅引起血压升高，手术野出血增多。只要能保证机体氧供氧耗平衡，静脉血氧饱和度正常，适当的血压，甚至较低的血压，可达到既不损害身体又能减少手术出血的目的。

（二）血液回收再利用

血液回收再利用有以下方法。

1. 抗凝血装置

利用抗凝血装置及时回收手术中的出血。抗凝血装置基本结构是血液吸引管路与肝素液连接，吸引管内血液迅速与肝素液混合（肝素液配制为生理盐液400mL中加肝素1万单位），混合后抗凝血液回到贮血器，经去泡、过滤后及时输回体内。术终用鱼精蛋白拮抗肝素。

2. 全身肝素化

手术中患者全身肝素化，手术中出血立即吸入贮血器内，经去泡、过滤后及时输回体内，术终用硫酸鱼精蛋白拮抗肝素。

3. 洗血细胞机清洗

手术中出血吸入洗血细胞机（cellsaver），用生理盐液洗涤，将血液中组织碎片、杂质、血浆蛋白、血小板、游离血红蛋白、抗凝剂等成分洗涤后抛弃，仅保留红细胞。洗涤后红细胞压积可高达70%。阜外医院麻醉科曾观察57例手术，平均每例洗出红细胞为（836.3±360.3）mL，占手术总用血量的31.5%。在大血管手术，同时采用麻醉后放血及cellsaver技术，围术期减少库血用量达49.2%，临床效果非常显著。

4. 血浆分离技术

血浆分离技术在手术前数天或在麻醉后进行。将患者静脉血液引入仪器内，从血液中分离出血小板，而将分离出的红细胞立即输回患者。血小板在低温麻醉后回输给患者，由于保存了血小板功能和凝血因子，可减少术后出血。

5. 低温麻醉装置内血液再利用

低温麻醉结束后，机器内尚余相当数量的血液，有时多达数千毫升，如果回收，合理利用可明显减少库血的用量。机器余血的利用有以下几种方法。

（1）直接回输　低温麻醉结束，根据患者动脉血压及中心静脉压，将机器内余血经主动脉插管或患者周围静脉直接输入。此法简便易行，效果显著。存在的问题是此血血红蛋白含量偏低，影响携氧功能，血内含有游离血红蛋白、组织及细胞碎片、激活的凝血因子、炎性介质等，在心、肾功能差时应慎重，预防带来术后并发症。

（2）离心后回输　将机器余血经过离心后再输入，比直接回输法的优势是去除部分水分及血浆中杂质，使血液浓缩。

（3）洗血细胞机清洗　经清洗后，保留浓缩红细胞，去除血浆及其中成分，对提高机体携氧能力有明显效果。

（4）超滤技术　用超滤器连接在低温麻醉动、静脉管道之间，滤过机器余血，可减少机器内血液的水分，减少机体水负荷，血红蛋白及血浆蛋白浓度明显上升，提高患者术后抵抗力。

八、术后并发症早期发现和治疗

（一）意识障碍

手术后排除麻醉药物因素，患者意识恢复缓慢、清醒延迟，或清醒后发生再昏迷、谵妄、躁动、癫痫、偏瘫、单瘫、失语、视力障碍、幻觉、认知障碍、不能定向及记忆力下降等都应怀疑有中枢神经并发症，尽早确诊、积极治疗，如病情需要，可考虑高压氧治疗。

（二）术后出血

低温麻醉后有10％～20％病例出血较多，需输入液体及血液，其中3％～5％出血严重者需再次手术。大血管手术后出血除外科原因外，还有血管本身病变及组织结构异常等因素。术后对出血的观察和早期发现最为重要，以下几点可供决定再手术时参考。

① 引流液量：术后1h超过10mL/kg、任何1h内超过500mL、2h内达1000mL，都是出血的指征。

② X线纵隔影增宽：有心包填塞或循环衰竭症状。

③ 如果出血凶猛应当机立断，紧急止血或进行抢救手术。

（三）脊髓及周围神经损伤

脊髓供血如受到手术影响，将因不同供血区出现不同临床表现，如下肢瘫痪、无力、急性尿潴留、痛觉减退、体温下降、病理反射等。周围神经受损伤，临床症状更为多样化，如臂丛神经损伤使手运动无力、感觉异常和三头肌反射减弱。尺神经受损可有手无力，腓神经受损有足下垂等。术后应根据大血管病变部位采用不同的手术方法，仔细观察及时检查，早期发现异常，尽快治疗。

（四）肺、消化道、肾等脏器损伤

大血管手术后可发生脏器损伤。

1. 肺脏

手术中对肺脏的牵拉、挤压，胸腹部动脉瘤手术要做胸腹联合切口，大切口对术后呼吸的影响，应妥善处理。支气管插管对侧肺萎陷、不张及缺氧，术后表现为血痰，呼吸功能下降，机械通气时应考虑这些因素。

2. 消化系统

腹主动脉或夹层动脉瘤手术可累及腹腔动脉、肠系膜动脉，引起消化道出血、坏死，临床表现便血、肠梗阻、腹痛等症状。如果发生肝脏缺血缺氧，可有发热、恶心、食欲下降、黄疸等症状。

3. 肾脏

肾功能不全在胸腹主动脉瘤及低温麻醉阻断主动脉中并不少见，如同脊髓损伤，迄今还不能完全避免。这类并发症除术中、术后原因外，还与术前患者状态有关，如有低心排血量、肾供血不足、肾血管硬化、慢性肾小球肾炎等。预防应从整个围术期着手。术后注意通过药物及辅助循环等方法提高心排血量、血压，防止血管收缩或感染。如出现尿少、尿闭、血尿，应立即进行尿及血液实验室检查。急性肾衰死亡率为10%～20%，严重者高达27%～53%。立即用呋塞米、甘露醇等利尿，调整循环功能，提高心排血量和血压，禁用对肾脏有毒性的药物。如控制无效并出现以下症状应考虑用血液透析：①尿毒症状；②严重代谢性酸中毒；③高血钾；④血小板功能不全导致出血；⑤血浆BUN>100mg/L，血浆肌氨酸酐>10mg/L。透析方法有多种，除常用血透析和腹膜透析外，还有静脉血液透析等。

第三章

胸部手术麻醉

第一节　肺部手术的麻醉

肺切除术是治疗肺内或支气管疾病的重要外科手段，常应用于肺部肿瘤、药物难以治愈的感染性疾病（肺结核、肺脓肿）、支气管扩张、肺大疱等的治疗。根据不同病情可分为全肺切除术和部分肺切除（包括肺叶切除、肺段切除或楔形切除）。此外，因病变累及范围增大，可能采取支气管或肺动脉袖形切除术、胸膜肺切除等特殊手术方式。肺切除术对肺隔离技术要求较高，熟练掌握各种肺隔离技术和正确应对各种通气和换气功能异常、减少肺损伤、强调肺保护是肺切除术麻醉管理的关键。

一、麻醉前用药

麻醉前用药一般无特殊要求。哮喘及喘息性支气管炎患者避免使用吗啡；抗胆碱能药物可能引起患者的不适，不宜在麻醉前给药，术中需要时应用即可。

二、麻醉方式的选择

全麻方式可选择全凭静脉麻醉、静吸复合麻醉、静脉或静吸全麻联合硬膜外阻滞或椎旁阻滞麻醉等。

三、选择适当的肺隔离技术

双腔支气管导管仍是最常用的选择，在确定不涉及左总支气管的手术，可常规使用左侧双腔支气管导管，因为右总支气管的解剖特点，决定了右侧双腔支气管定位准确率低、术中移位率高。Univent 管和支气管阻塞导管，也可以灵活地运用于肺叶手术，但吸引管细，不适用于湿肺患者，现在支气管阻塞导管基本取代了 Univent 管。在特殊情况下，单腔管也可以灵活地延长成为支气管导管，实施单肺通气。

四、麻醉中处理的要点

（一）呼吸功能的维护

1. 保持对气道的控制

改变体位、手术牵拉等可使双腔支气管导管位置改变而影响通气，随时进行纤维支气管镜检查是最有效的调整方法，此外也可请手术医师探查气管隆突处导管位置。

2. 采用个体化的通气模式

依据患者情况，选择容量控制通气，潮气量6～8mL/kg，呼吸频率12～14次/分，术中必要时通气侧肺用呼气末正压通气（PEEP 5cmH_2O），非通气侧肺用持续气道正压（CPAP 2～5cmH_2O），可减少单肺通气时肺内分流，从而减少低氧血症的发生。单肺通气中高流量纯氧维持氧合并非必需。高流量麻醉或手术时间长时，应加用人工鼻保持气道的湿化。

3. 适时气道内吸引

在改变体位、处理气管后及患肺复张前，应常规进行气道内吸引，注意无菌要求，且吸引健侧肺与患侧肺时应常规更换吸引管。

4. 及时纠正低氧血症

基于缺氧的危害及患者对缺氧的耐受能力较差，一旦出现低氧血症应积极采取应对措施。术中低氧血症最常见的原因是双腔支气管导管位置不当，一般调整位置、适当提高吸入氧浓度均可避免低氧血症，但要注意避免过高气道压或过大潮气量等肺损伤因素。对于原有肺疾患者可采用允许性高碳酸血症策略，但长时间的高碳酸血症终究为非生理状态，条件允许的情况下可做适当调整，采用个体化通气模式，既满足机体代谢之需求，又避免造成肺损伤。

（二）维护循环功能的稳定

1. 保证机体有效循环

术前的禁饮禁食、开胸手术的体液蒸发及创面的失血等均可导致患者有效循环血量不足。因此，在诱导前应适当补液，避免麻醉中因低容量导致低血压而匆忙以缩血管药来维持血压。

2. 避免输液过多引起肺水过多甚至肺水肿

在心、肾功能健全的患者单纯输液引起肺水肿罕见。输液量以满足机体最低有效灌注的容量为目标实施体液平衡管理，避免肺水过多。严密监测中心静脉压，尤其是要注意中心静脉压与动脉压和末梢组织灌注的关系，对指导输液有益。

3. 心律失常的处理

肺切除手术术中及术后房颤的发生率较高，多见于高龄、男性患者，尤其是在清扫淋巴结时。术中使用钙通道阻滞药或β-受体阻滞药是否可以减少其发生，还有待观察；但术中心率增快、血压增高，或房性早搏增多的患者，提示心脏在手术操作过程中易受激惹，推荐在维持适宜麻醉深度的基础上，用瑞芬太尼降低心脏的应激性。一旦术中发生房颤，在不伴有过快心室率和不影响血流动力学稳定性的情况下，暂不做处理，但必须检查血钾等电解质水平；对伴有快心室率、循环受干扰明显者，则可用β-受体阻断药或胺碘酮来控制心室率，同时检查通气效果、氧合状况和麻醉深度并予以调整。如体位方便也可考虑术中电复律。如进入PACU仅处于房颤状态后，待调整患者内环境及体温正常后，在麻醉状态下行同步电复律，以减少持续房颤所致不良后果；但对于有严重心脏疾病患者，则需慎重考虑，可与心内科共同会诊后处理。在处理肺门，尤其是左侧开胸或心包内肺切除患者时，还需注意手术操作可能诱发的心搏骤停。严密观察有创动脉压波形，可以及时发现心电图受干扰时的心搏骤停。一旦出现，即嘱外科医师暂停操作，鉴别心搏骤停的类型。对于心脏停搏或无脉电活动，外科医师行心脏按压的同时，立刻经中心静脉给予阿托品或后续使用肾上腺素；对于室颤的患者，在外科医师行心脏按压的同时准备除颤器，依据心电图室颤波形，必要时加用肾上腺素后电击除颤。有创动脉压波形是心脏按压是否有效的良好提示。只要处理得当，均可在短时间（3 分钟）内复苏，对麻醉恢复期无明显影响。

（三）术中维持适宜的麻醉深度，术后早期避免呛咳

术中适当的麻醉深度十分重要。肺门周围神经丰富，探查操作时心血管反应较大，麻醉过浅时，刺激气管易引起强烈的膈肌抽动，应当避免在处理肺血管时吸痰，必须吸痰时在吸前亦应适当加深麻醉并告知外科医师。目前 BIS 脑电波监测和肌松监测是较为有效的监测方法。有效的镇静、镇痛显得格外重要。

第二节　气管手术的麻醉

气管（隆突）切除和重建手术始于 20 世纪 50 年代，但由于需要手术治疗的气管疾病发病率较低，而且限于各医疗机构的条件，此项手术数量较少，所以至今尚无大样本的前瞻性对照研究，多数文献均为个案报道。气管切除和重建手术对于麻醉医师和外科医师而言风险很高。随着麻醉与气管外科技术的发展，手术的安全性提高，由最初仅可切除 2cm 气管的极限，扩展至现在最长可切除 50％的气管，手术数量也有所增加。因此，有必要对前人的经验和教训进行综述，以便在气管切除和重建手术中提供更安全合理的麻醉方案。

一、手术前访视

重点应了解气道狭窄的程度、病变的位置和活动度、患者是否存在呼吸困难症状和拟行的手术方案。

1. 病史和体格检查

需要手术治疗的气管病变包括气管肿瘤和气管狭窄。值得一提的是，我国实施的气管切除术与重建手术的多为气管肿瘤。而在国外的文献中，气管狭窄性病变在气管切除术和重建手术中占很大比重，而且许多文献均认为尽管使用了高容量低压套囊，气管插管后气管狭窄的发生率仍较高，尤其是需要长期保留气管导管实施机械通气的患者。一般来说，气管腔狭窄至直径 1cm 时，可出现特殊的喘鸣音，当直径小于 1cm 时则呈明显的呼吸困难，直径为 0.5cm 时活动即受限制，并出现典型的三凹征。应询问患者吸烟情况、排痰的困难度、运动的耐受性、仰卧位呼吸的能力和用力吸气、呼气的程度（因为气管塌陷或

可活动的肿瘤在用力呼吸时可加重气道梗阻）。记录患者先前的气管插管情况（经口、鼻或气管造口）。确认患者的心肺功能情况，以及是否合并其他系统疾病。体格检查时应注意触诊气管，检查颈部在极度屈位、伸位的活动度，听诊肺和气管，并在静息和张口用力呼气时寻找是否有喘鸣音，必须在气管插管前预测面罩通气和气管插管的困难度。

2. 术前检查

除常规检查外，气管切除术与重建手术患者还需进行完整的肺功能测定、动脉血气分析。需要指出的是，胸部 CT，特别是气道的三维 CT 重建图像（或仿真内窥镜）可准确评价气道、纵隔、肺内存在的病变情况，为了解气管阻塞程度和病变位置提供了有用信息。纤维支气管镜检查通过肉眼直视可明确气管狭窄的长度和直径，以及肿物与气管壁的特点，是诊断气道病变的“金标准”，但可因出血、分泌物、水肿或其自身原因引起危及生命的急性气道梗阻，必须在良好的表面麻醉下选择性地实施。如果出现中度、重度气道梗阻，则可推迟支气管镜检查，直到明确准备手术治疗时，在手术室实施支气管镜检查，因为当气道完全丧失时，外科医师和麻醉医师随时可以紧急手术。

二、了解手术方案

由于手术时需要麻醉医师和外科医师共同管理气道，手术的成功是他们密切合作的结果，所以麻醉医师必须在手术前了解外科医师的基本手术方案，并与其在紧急需要、未来计划和应急计划方面达到良好沟通。

三、术前准备

1. 患者的准备

术前尽可能纠正患者并存的其他系统严重疾病，停止机械通气和皮质类固醇药物（2～4 周）。对于气道狭窄患者，手术前应谨慎给予镇静药物，以防不慎导致气道完全梗阻。麻醉医师应避免任何加重患者焦虑的不必要行为，并采用心理安慰的方式缓解患者的焦虑症状。在急性气道梗阻时，避免使用任何镇静药物，直至患者进入手术室，而且必须准备好麻醉诱导所需的所有设备。对于能够顺畅地仰卧位呼吸的焦虑患者，可给予小量苯二氮䓬类药物使患者相对放松。对于胃食管反流患者，可在手术当日术前给予非特异性抗酸药，术前一天晚上给予甲氧氯普胺和组胺 H2 受体阻断剂。

2. 仪器设备的准备

长的可弯曲气管导管、纤维支气管镜、气管造口装置、无菌呼吸回路、无菌 Y 形接头、无菌螺旋气管导管；手术中如果需要采用高频或低频喷射通气，高频振荡通气需准备喷射式通气专用 O_2 源、喷射式通气导管和喷射式通气机；对于急性严重气道梗阻患、拟在体外循环下实施气管切除与重建手术者，还应准备紧急体外循环所需设备。必须准备的监测包括（但不限于）常规监测（ECG、脉搏氧饱和度、二氧化碳曲线、血压、体温、高吸入压力报警等）和放置动脉导管（建议采用左侧桡动脉穿刺实施测压）监测。

四、麻醉诱导期气道管理

由于患者存在气道完全梗阻的危险，麻醉诱导是保证患者安全的关键。各医疗机构根据自身特点和患者实际情况，采取了各种不同的麻醉诱导方法，但所有方法的宗旨均是保证气道通畅和患者安全。遗憾的是，这些麻醉诱导方法的选择，多取决于麻醉师的经验，目前尚无客观统一的标准。

1. 局部麻醉

为了保证患者在麻醉诱导时气道通畅，许多报道是选择保留患者自主呼吸，在良好的呼吸道表面麻醉下实施气管插管或在局部麻醉下行气管切开后，再从气管造口处插入气管导管。但由于惧怕呼吸道梗阻而过度保守地应用镇静、镇痛药物，使患者经历了一定程度的痛苦。

2. 吸入诱导

许多学者推崇在保留自主呼吸的条件下，实施轻柔而缓慢地吸入含 O_2 的麻醉气体（氟烷、七氟烷），待达到足够的麻醉深度后，结合呼吸道表面麻醉再实施支气管镜检查和气管插管。

3. 静脉诱导

如果患者在仰卧位可保持呼吸通畅（如日常睡眠不受限），而且气道病变固定，估计气管插管无困难时，则可采用含肌松药的静脉诱导。

4. 肌肉松弛剂

通常在建立更安全的气道前，应慎用肌松剂，特别是长效药物。

5. 人工心肺支持下麻醉诱导

呼吸严重困难，甚至无法平卧的气道梗阻患者，因为随时有窒息的危险，又无法立即建立更为通畅的气道，麻醉诱导存在很大危险。此时可借助体外循环或体外膜肺氧合的方法来保证患者的正常氧供。有报道说，17 例气管、纵隔肿瘤导致上气道严重阻塞患者，采用胫-股转流、颈-股转流 3 分钟后，患者术前的极度缺氧、不能平卧状态得到缓解，全部顺利度过麻醉诱导期和气管病变显露期。为了避免体外循环所带来的并发症，他们提出：①半量肝素化，ACT 值维持在（300±50）s；②尽可能缩短 CPB 时间；③术后及时发现和处理肝素反跳，及时追加鱼精蛋白；④术毕仔细止血，待 ACT 值恢复正常，观察 10 分钟无渗血后关胸；⑤加大维生素 K 用量。

五、麻醉维持和手术中气道管理

1. 麻醉维持

麻醉诱导后，可采用吸入麻醉剂维持麻醉，辅以小剂量阿片类药物。为了手术后尽早拔管，阿片类药物的应用宜保守，而且如果实施了连续性胸部硬膜外阻滞或颈丛阻滞，则可完善地提供术中和术后镇痛，减少阿片类药物应用。另外，亦可采用全静脉麻醉，其优点是在气道开放时，不会有麻醉气体污染手术室的情况。瑞芬太尼的镇痛作用强大，适度输注丙泊酚可提供可靠的镇静，停止输注后苏醒迅速且完全。无论麻醉维持采用何种药物，在支气管镜检查或相当精细的手术操作中，均应采用中效非去极化肌松药维持肌肉松弛状态，以减少操作中患者的不随意运动。

2. 手术中气道管理

手术中气道管理的重点是在气道开放时确保气道通畅和患者正常氧合。迄今为止，已有多种通气方法用于气管切除和重建手术中，为成功实施手术做出重要贡献，但遗憾的是仍无对照性研究对这些方法的优缺点进行比较。应该再次强调的是，成功的术中气道管理是麻醉医师和外科医师默契配合的结果。

3. 远端气管插管和间歇正压通气

这是目前临床上应用最多的通气方法。对于高位和中位气管病变，最简单的方法是将气管导管（ETT）置于病变部位上方进行通气。气管切开 ETT 即向前推进跨过气管裂口处，并由外科医师将导管放置在远端气管内。此技术的缺点是气管裂开、组织脱落、出血、干扰手术视野和未消毒的 ETT 污染手术野。1969 年，Geffin 等描述的改良方法更为合理，目前已广为使用：ETT 置于病变上方或通过病变，采用间歇正压通气（IPPV）进行肺通气；一旦气管被横断，则向外稍退出 ETT，由外科医师将一根新的无菌 ETT 在手术野插入远端气管或左主支气管。然后将连接远端 ETT 的无菌回路递给麻醉医师，继续 IPPV；病变气管切除后，实施对端吻合时，外科医师需要间断地将远端 ETT 从气管内拔出以缝合气管，所以允许短期间断地停止呼吸；整个过程中，需维持纯氧通气（停止使用氧化亚氮），并密切观察患者的生命体征。即使是血氧饱和度仍在 98%以上，所允许的呼吸暂停时间最长为 3 分钟。如果血氧饱和度在 3 分钟内降低，则立即重新通气。两次呼吸暂停之间，可采用纯氧手动过度通气，直到呼气末 CO_2（$PETCO_2$）降低至 30～35mmHg。在这种过度通气-呼吸暂停期间，外科医师将两气管断端缝合（但先不打结），此过程中患者的颈部保持屈曲位。缝合完毕并加强气管后壁黏膜，拔出远端 ETT，将近端 ETT 插入越过吻合口，到达远端气管或者主支气管，然后外科医师再将剩余的缝线打结。对于低位气管病变和隆突手术，可使用加长的 ETT，其套囊和套囊远端导管的总长度可超过隆突残端而使 ETT 进入支气管。如果患者能够耐受，手术可以在单肺通气下实施。如果患者不能耐受，可短暂地夹闭非通气侧的肺动脉，以减少分流。另外，也可采用两根 ETT 分别插入两侧主支气管，上肺 IPPV，下肺持续正压气道通气（CPAP），或者采用两台麻醉机给两肺通气，或者采用 Y 形接头连接两侧 ETT，用一台麻醉机给两肺通气。再者，还可向非通气侧肺实施低频喷射通气或高频通气（HFV）。

4. 低频喷射通气（LFJV）

通过手动触发高压 O_2 经通气道（小导管、ETT 和支气管镜等），输入大于潮气量的气体。将一根细长的导管经 ETT 插入至远端气管，然后将该导管接 O_2 并手动辅助通气，输入高压纯氧，输入压力为 0～8atm。采用此技术到达肺部的 O_2 浓度不是 100%，因为在手术切口空气可被带入远端气管。其缺点为低通气所致的高碳酸血症、导管尖端过度移动、血液和其他碎片可随气体带入远端气管、高流量 O_2 可将血液吹入手术野、肺和纵隔摆动、高潮气量伴有的血流动力学反应、血液或其他碎片阻塞导管等。在使用喷射通气前，必须确定气体流出的通路是开放的，以免造成气压性创伤。在气道狭窄严重时使用此通气方法，应降低呼吸频率来延长呼气时间。另外，通气前必须确认导管的位置，因为导管尖端插入过深可引起气压伤。近十年来未见此通气方法用于气管手术的报道。

5. 高频通气法（HFV）

HFV 的优点为促进气体的混合和弥散，提高气体交换效率。由于持续气道内正压所引起的自身呼气末正压通气（PEEP）可增加功能残气量、降低通气/血流值、降低肺不张的发生率、减轻血流动力学反应、提供清晰的手术野、减小肺膨胀和纵隔摆动幅度，为外科医师提供安静的操作视野，降低血液和其他碎片误吸入远端气道和减少导管移位的概率。但是，在使用中必须保证气体逸出肺泡，以免造成气压伤。

（1）高频正压通气（HFPPV） 采用内在顺应性可忽略不计的呼吸机（VT 输送＝VT 设定），输送等于解剖死腔量的 VT，输送频率为 1～2Hz（1Hz＝60 次/分）。由于没有掺入空气，肺内接受的是纯新鲜气体，可采用内径为 2～5mm、长 45cm 或 50cm 的导管。所报道的 32 例患者中，有 30 例为经口气管插管，采用 IPPV 进行通气直到气管横断，然后开始经插入 ETT 内、置于远端气管或左主支气管内的细导管实施 HFPPV；1 例患者经口气管插管后，从开始到手术结束均通过 ETT 内的细导管 HFPPV。其他患者则采用细导管（而非 ETT）气管插管，然后采用 HFPPV 进行肺通气。

（2）高频喷射通气（HFJV） 是以脉冲的方式输送高压气源（大约 50psi）产生的低流量喷射式气体，频率为 1.7～6.7Hz。因为有空气掺入，所以到达肺内的 O_2 浓度低于设定值。HFJV 没有最佳设置，必须根据患者的情况进行调整。在报道的所有采用 HFJV 的患者中，血气分析显示气体交换充分，生命体征稳定，手术条件优良。当在隆突部位实施手术时，可采用两种 HFJV 系统分别对两肺通气。两个导管分别由 ETT 插入，并放置在每侧主支气管内。这种方法有利于根据每侧肺的具体情况（不同的顺应性）调整驱动气压。

（3）高频振荡通气（HFOV） 20 世纪 80 年代，高频振荡通气被尝试性地应用于胸外科手术，但主要为肺实质切除术（如肺叶切除术、肺切除术和肺楔形切除术）。有学者认为，由于高频振荡通气可引起气道直径的改变和每次吹气时纵隔摆动，所以不适用于大气道手术。但这一结论尚有待于在气道开放的气管手术中验证。

6. 自主通气

此方法除易发生高碳酸血症和呼吸性酸中毒外，亦有在实施吻合时血液和其他碎片误吸入气道和患者咳嗽的危险，因此并不可取。

7. 体外循环

体外循环在气道管理方面是十分安全的，但由于全身应用抗凝剂增加了出血概率，而且需要特殊设备和技术，并未得到广泛应用。但在气道接近完全梗阻时，或小儿患者气道本身狭小，对缺氧的代偿能力差时应作为首选。

六、麻醉恢复期气道管理

麻醉恢复期可能是潜在的最危险时期。由于手术后机械通气可影响吻合口的愈合，因此提倡在手术后尽早拔除气管导管，但重建的气道是脆弱的，随时有可能出现危险，而且重新建立安全的气道也是困难的。应注意以下几个问题。

（1）完全逆转肌松药的作用 必须有足够的时间使肌松药的作用完全逆转，保证在患者有足够的自主呼吸通气量的前提下，拔除气管导管。

（2）苏醒时状态应平稳，尽量避免患者因咳嗽而致吻合口裂开 如果采用全静脉麻醉，邻近手术结束时可逐渐减小瑞芬太尼的输注速度至患者可耐受水平（不咳嗽、不躁动、血流动力学稳定），并采用氧化亚氮代替丙泊酚，在准备拔管前停止输注。由于瑞芬太尼超短效，停药后血药浓度迅速下降，因此在苏醒前大约 15 分钟给予小剂量长效阿片类药物（颈部切口给予 2.5～5mg 吗啡，胸骨正中切口最多给予 10mg 吗啡），以减少麻醉恢复期患者躁动。

（3）尽量保持患者颈部前屈，减小吻合口张力。

第三节　食管手术的麻醉

食管手术的麻醉管理应考虑患者的病理生理、并存疾患和手术性质，以降低影响食管手术患者预后的两大主要并发症——呼吸系统并发症和吻合口瘘的发生率。食管疾病本身影响进食，可造成患者营养不良，大部分食管手术操作复杂，对机体的创伤大。食管疾病常伴吞咽困难与胃食管反流，手术操作过程中有可能引起肺部的机械性损伤，因此容易造成术后肺部并发症，故气道保护和肺保护是食管手术麻醉应考虑的重点。

预防误吸的措施包括避免气管插管时的咽喉部损伤和半卧位插管。食管手术的病死率已降至 5%以下，但高龄、肿瘤分期不良、肺功能、糖尿病、心血管功能不全、全身情况差及肝功能减退与术后发病率及病死率增加相关。微创食管手术后患者早期获益明显，康复快，但远期效果还有待观察。食管手术吻合口瘘的原因多与手术相关，少数为胃肠缺血，因此对麻醉医师而言，重要的是维持术中良好的循环功能，保证有效的胃肠血液灌注。

一、麻醉前评估

食管手术术前访视中应注意的问题主要有营养状况、食管反流误吸和肺功能。食管疾病患者常伴有吞咽困难、摄入减少，加上恶性疾病的消耗，可造成长期的营养不良。营养不良对术后恢复不利，因此术前应改善患者的营养状况。长期摄入减少的患者可能有低血容量。食管癌和食管远端损伤甚至酗酒的患者可有肝功能异常、门静脉高压、贫血、心肌病和出血倾向，术前已行化疗的患者一般情况可能更差。食管功能障碍易引起反流，长期反流易导致慢性误吸。由于大多数食管手术患者都有误吸的危险，对这类患者的麻醉前评估要注意是否存在反流的症状。反流的主要症状有胃灼热、胸骨后疼痛或不适，对有误吸可能的患者还应进行肺功能评估并进行合理治疗。食管疾病引起反流误吸的患者多存在肺功能障碍，恶性食管疾病的患者可能还有长期吸烟史。对这些患者应行胸部 X 线检查、肺功能检查与血气分析了解肺功能状况。进行术前胸部理疗、抗生素治疗、支气管扩张药治疗，必要时可使用激素改善肺功能。

二、术前用药

食管手术患者反流误吸的发生率增加，针对这类患者的术前镇静药应酌情减量。气管插管（特别是双腔支气管插管）和手术刺激会造成分泌物的增加，可考虑使用抗胆碱能药

（阿托品 0.4mg 或胃肠宁 0.2mg，肌内注射）；对误吸高危患者还应使用抗酸药（西咪替丁或雷尼替丁）与胃动力药。

三、食管手术的麻醉方法

食管手术的麻醉方法选择与手术因素、患者因素、麻醉医师对各种麻醉方法的熟练程度及所处医院的环境等因素有关。食管手术采用的手术路径较多，腹段食管手术仅通过腹部正中切口，麻醉原则与腹部手术麻醉相同。大部分食管手术为胸段食管手术，需要开胸，部分手术还需要颈、胸、腹部联合切口（如 Ivor-Lewis 手术）。常用的麻醉方法为全身麻醉或全身麻醉联合硬膜外阻滞。麻醉诱导应充分考虑误吸的可能，做好预防措施。对反流的患者麻醉时应进行气道保护，快速诱导时应采用环状软骨压迫的手法或采用清醒插管，对合并严重心血管疾病的患者可在有创动脉压监测下行麻醉诱导。由于该类患者术前可能存在长期的摄入减少引起血容量不足，加上手术前的禁食、禁饮可导致血容量的严重不足，麻醉诱导过程中应重视容量补充和监测。为创造理想的术野，减轻手术操作对肺的钝性损伤，宜采用肺隔离和单肺通气技术。常用的肺隔离技术可用双腔支气管导管，也可采用阻塞导管行单肺通气。术中要注意手术操作可使双腔支气管或支气管阻塞导管移位对通气产生不良影响。对纵隔的牵拉与压迫可以引起食管术中剧烈的血流动力学变化，麻醉中应注意防止长时间低血压。由于手术创伤大，术中需要足够的镇痛，以抑制手术创伤所致应激反应。

四、食管手术的监测

监测项目的选择主要根据患者病情、手术范围、手术方式及手术中发生意外可能性的大小来确定。常规监测项目应包括心电图、血压（含有创动脉压）、脉搏血氧饱和度、呼吸末二氧化碳、体温和中心静脉压等。

有创动脉压监测基于以下因素考虑：①开胸手术对后纵隔的刺激与压迫可引起循环功能异常；②通过有创动脉压波形的变化，可在心电图受电刀干扰时迅速发现心搏骤停，以便及时抢救；③便于术中、术后血气分析采样。

中心静脉置管宜采用双腔导管，一腔持续监测中心静脉压，维持液体平衡；另一腔作为输注药物通道，紧急情况时药物能迅速进入心脏。

食管手术创伤大，时间长，术中常常发生低体温，常规监测体温并积极进行保温处理，有利于患者恢复，有条件的应常规采用加热毯覆盖下部躯体。

麻醉医师在手术中应了解外科医师的操作步骤和可能带来的影响，并随时与外科医师保持密切交流，术中遇到手术操作严重干扰呼吸系统、循环系统时应及时提醒外科医师，双方协作尽快解决问题。

手术近结束时应使留置胃管准确到位，胃管通过食管吻合口时应轻柔，位置确定后应妥善固定，避免移动造成吻合口创伤。留置胃管的目的不仅在于胃肠减压、保护吻合口、促进吻合口愈合，同时对预防术后反流、误吸致呼吸系统并发症也甚为重要。

五、麻醉恢复期的处理

由于存在误吸的可能，术后应保留气管导管直至吞咽、咳嗽反射恢复，完全清醒，可配合时为止，拔管时机的选择应考虑患者病情与手术范围。多数患者可在术毕 1 小时内拔管。为促进呼吸功能恢复，拔管前应有良好的术后镇痛。对于不能短时间内拔管的患者，应考虑将双腔管换为单腔管。如长时间手术、术中液体出入量大，咽喉部组织容易发生水肿使得气道变窄，再次插管可能存在困难，故换管前要进行气道评估并要求一定的麻醉深度。采用交换导管的方法较简便，但也存在交换失败的风险，可借助可视喉镜作换管前评估与换管操作。另术中需注意，游离食管还可能造成气管撕裂，拔管后如出现呼吸困难、皮下气肿，应立刻重新插管，并检查确诊，按照气道损伤处理。

六、手术后并发症

食管手术后并发症主要来自三个方面：术前疾病影响导致的并发症、麻醉相关并发症与手术相关并发症。

术前因反流误吸造成肺部感染、继发性哮喘使肺功能降低的患者，术后常拔管困难；营养不良的患者肌力恢复慢，易造成术后脱机困难。

麻醉相关的并发症主要为麻醉诱导与拔管后的误吸，重在预防。可通过严格的拔管指征、拔管时患者充分清醒能排出分泌物、拔管时采用半坐位利于引流，以减少误吸的发生。术后疼痛可使呼吸道分泌物的排出受限造成局部肺不张、肺炎，可能需要再次插管进行呼吸支持。术后应保持患者充分镇痛。术后硬膜外镇痛的优势是镇痛效果确切可靠，弊端是增加硬膜外操作的并发症及术中、术后液体管理的难度。静脉镇痛对患者的静息疼痛具有良好的镇痛效果，但对咳嗽和活动时的疼痛仍存在抑制不够完全的弊端。随着多模式、持续镇痛技术的开展，静脉镇痛联合椎旁阻滞、多种不同作用机制镇痛药不同时段联合用药等逐渐被采用，取得了较好的镇痛效果。由于目前采用单肺通气技术和肺保护性通气策略，术后肺功能不全的发生率已明显降低。

手术相关的并发症与手术方式有关，包括术后吻合口瘘、吻合口瘢痕形成引起的食管狭窄等。吻合口瘘常合并肺部并发症，重在预防。吻合技术是第一位的，麻醉中保持血流动力学稳定，避免胃肠血供灌注不足对术后吻合口愈合也有一定作用。术后吻合口瘢痕形成可导致食管狭窄，可采用扩张治疗。胃镜检查可能导致食管穿孔，继而引起纵隔炎，可危及患者生命，应禁食、禁水并静脉注射抗生素治疗，必要时行食管部分切除。

七、内镜食管手术的麻醉

大部分食管手术术前需要接受胃镜检查明确病变的位置与范围。对于食管狭窄的病例，胃镜检查还能起到扩张性治疗的作用。

电子胃镜诊断性检查的麻醉并不复杂，大多数病例仅在表面麻醉下即可接受胃镜检查，对于需要无痛胃镜检查的患者，可采用监测下的麻醉管理，应用丙泊酚行静脉麻醉。由于患者存在一定程度的吞咽困难，胃镜检查中镇静药的使用应谨慎，一定要保留患者的气道保护性反射。

对胃镜或食管镜下复杂操作的患者，如多次食管异物取出失败再次尝试、严重食管狭窄拟行食管支架植入，建议全身麻醉。选择单腔气管导管固定于一侧，一般不妨碍胃镜检查。根据气管插管的难易程度，可选择清醒插管或静脉快速诱导插管。麻醉维持可采用吸入麻醉、静脉麻醉或静脉吸入复合麻醉。为保证患者停止身体活动，可采用中短效肌松药。手术结束后，可使用拮抗肌松药，待患者完全清醒后再拔管。

第四章

普外科手术麻醉

第一节　胃肠道手术的麻醉

胃肠道手术为常见的手术类型，用于处理消化道病变。其特点为术前往往需要长时间的肠道准备，有些特殊患者（如炎性肠病、肠梗阻患者）禁食禁水的时间更长。因此在麻醉处理上需要充分考虑该特点。对于胃肠道急诊患者，由于往往存在肠梗阻，因此在插管时应该按照饱胃患者处理。

一、术前访视

胃肠道患者的术前访视除了需要了解一般情况外，还需要重点评估患者的循环状态以及代谢紊乱情况。

1. 循环状态

注意患者禁食禁水时间以及肠外营养时间，检查近期的血常规、肝肾功能，根据情况决定是否需要术前输血、输注白蛋白。对于并发肝脏疾病患者，还应该注意患者的凝血情况，必要时进行纠正治疗。对于存在脾亢状态的患者，还应该注意血小板计数，必要时输注血小板，同时术前准备足够的血小板。

2. 代谢紊乱

由于胃肠道引流，往往导致患者代谢紊乱，术前应该进行积极的纠正和优化。

3. 急诊手术患者

目前胃肠道急诊患者数量有增多的趋势，而且往往出现感染性休克症状。除一律按照饱胃患者处理外，还应该按照感染性休克患者对待。

二、术中管理

对于胃肠道患者，采用全身麻醉和气管插管技术。对于某些短小手术（例如疝修补术），可以使用硬膜外技术。

对于择期手术患者，通常采用经口快诱技术。在插管之前，需要评估患者的饱胃状态，必要时放置胃管，在插管前进行吸引，减轻胃潴留程度。对于急诊胃肠道疾病患者，一律按照饱胃患者进行麻醉诱导。放置胃管，使用去极化肌松剂，避免加压通气、环状软骨压迫等，如果此时仍然发生误吸，可在插管后进行气管内吸引，用少量生理盐水进行气管内冲洗，术后返回 ICU 加强治疗，以减少误吸相关的并发症。但是总体来说，如果一旦发生误吸，患者的预后往往不良，因此对急诊胃肠道患者必须提高警惕。

麻醉的维持可以采用吸入和静脉麻醉方式，但是如果患者循环不稳定，首选吸入药。对于存在胃肠道梗阻的患者，不得使用 N_2O。

由于胃肠道手术的术野往往较大，因此造成的液体丢失也多于其他手术。在术中进行液体管理时，除了一般补液量，还应该计算患者胃肠道术野的丢失量，但是都应该以循环状态进行指导，例如中心静脉压、尿量以及乳酸水平，不应该生搬计算公式。除了液体管理外，还应该定期进行血气检测，以评估电解质水平及循环灌注状态，指导下一步治疗。

三、术后管理

危重患者、发生误吸的患者往往需要在 ICU 进行加强治疗，以便改善预后。

胃肠道手术患者的切口往往比较大，术后疼痛发生率高，因此建议对此类患者使用 PCA 镇痛。常用配方为吗啡，还可以选择舒芬太尼，具体剂量需要根据患者的情况来决定。不建议对这些患者使用 NSAIDs 药物，以避免胃肠道溃疡、出血等不良反应的发生。此类患者术后发生恶心、呕吐的概率较高，可嘱外科医师常规使用止吐药物。

四、常见胃肠道手术麻醉

1. 疝修补术

疝常见于老年患者及既往腹部手术患者。常用麻醉方法为硬膜外麻醉，对于存在硬膜外操作禁忌的患者，可以使用全麻，此时首选喉罩通气。如果手术时间过长（病变复杂、外科医师技术不熟练等），气管内插管为安全的气道管理方式。如果选择全麻，在患者苏醒期应该避免呛咳的发生，以防止补片的膨出。

2. 阑尾切除术

阑尾切除术一般采用硬膜外技术，穿刺间隙选择 $T_{11\sim12}$ 或者 $T_{12}\sim L_1$，阻滞平面应该达到 T_5 水平，以减轻探查过程中对内脏牵拉所造成的疼痛。

3. 胆囊切除术

胆囊周围迷走神经分布密集，因此在胆囊周围操作时往往出现胆-心反射，引起心动过缓，严重者会引起血压下降，此时可以使用阿托品进行对抗。

4. 胃切除术

胃切除术应用于胃的良、恶性病变。根治性胃癌切除术时间往往较长，因此液体的管理至关重要。除了一般的麻醉监测外，必要时需要建立有创监测（动脉监测、中心静脉监测）指导治疗。

5. 炎性肠病

炎性肠病多见于年轻患者，这类患者往往长期使用激素或者免疫抑制剂，因此在术前访视时应该重点了解这些药物副作用的程度。炎性肠病患者体重往往低于标准体重，如果使用丙泊酚维持麻醉时，TCI 技术可能无法达到预期的麻醉深度，此时建议使用吸入药物维持麻醉。同时由于此类患者白蛋白水平往往偏低，因此会对相关药物（肌松、镇痛药物）的代谢产生影响，在麻醉过程中应该引起重视。

6. 肠道肿瘤切除术

肠道肿瘤切除术多采用开腹方式，但也有一部分外科医师采用腹腔镜下肿瘤切除术（如 Dixon 或 Miles 术式）。如果采用腹腔镜，需要注意气腹对患者呼吸、循环功能的影响，警惕皮下气肿等并发症的发生。

第二节　肝胆胰手术的麻醉

一、麻醉特点

（1）肝胆胰具有重要的生理功能，参与人体营养物质的消化、吸收、代谢；合成血浆蛋白和凝血因子；清除有毒物质和致病微生物；参与机体免疫；分泌多种激素，调节消化系统和全身生理功能。肝胆胰疾病必然导致相应的生理功能紊乱及全身营养状态恶化。

为保证手术麻醉的安全性，减少术后并发症，麻醉前应根据患者病理生理改变以及伴随疾病的不同，积极调整治疗，以改善全身状况，提高患者对手术和麻醉的耐受性。

（2）肝硬化引起的食管、胃底静脉曲张，可继发大出血。除表现呕血、便血外，胃肠道可潴留大量血液，失血量难以估计。麻醉前应根据血红蛋白浓度、血细胞比容、尿量、尿比重、血压、脉率、脉压、中心静脉压等指标评估体液状态，补充血容量和细胞外液量，并做好大量输血的准备。注意维持有效循环血量、保持血浆蛋白量、维护血液氧输送能力、补充凝血因子。此外，呕血还有被误吸的可能，一旦发生，可导致急性呼吸道梗阻、吸入性肺炎或肺不张等严重后果，麻醉时应采取有效的预防措施。

（3）严重腹胀、大量腹腔积液、肝脏巨大肿瘤患者，当术中排出大量腹腔积液，搬动和摘除巨大肿瘤时，腹内压骤然下降，易发生血流动力学及呼吸的明显变化。麻醉医师应依据病情做好防治，并避免缺氧、二氧化碳蓄积和休克。

胆道疾病多伴有感染、梗阻性黄疸和肝损害。麻醉时应注意肝肾功能的维护、凝血异常及自主神经功能紊乱的防治。

（4）腹腔内脏器官受交感神经和副交感神经双重支配，内脏牵拉反应与此类神经有密切关系。肝胆胰手术的椎管内麻醉要阻滞内脏神经交感神经支时，阻滞平面应达 T4～L1，但迷走神经支不能被阻滞，牵拉内脏容易发生腹肌紧张、鼓肠、恶心、呕吐和膈肌抽动，不仅影响手术操作，且易导致血流动力学剧变。为消除内脏牵拉反应，可辅用内脏神经局部麻醉药封闭或应用镇痛镇静药。良好的肌肉松弛也是腹部手术麻醉不可忽视的问题。

（5）肝胆胰的急诊手术，如急性胆囊炎、化脓性胆管炎、胆汁性腹膜炎及肝破裂等的手术，病情危重，麻醉前往往无充裕时间进行综合性治疗。麻醉医师应尽可能在术前短时间内对病情做出全面评估和准备，选择适合患者的麻醉方法和麻醉前用药，以保证患者生命安全和手术顺利进行。

于术前 24～48 小时内行腹腔穿刺，放出适量腹腔积液，以改善呼吸功能，但量不宜过多，要根据患者具体情况而定。一般以一次量不超过 3000mL 为原则。

（6）根据手术切除范围备好术中用血。一般镇静、镇痛药均经肝脏代谢降解，麻醉前用药量宜小。苯巴比妥钠、地西泮、异丙嗪、氟哌利多等均可使用。对个别情况差或处于肝性脑病前期的患者，术前仅给阿托品或东莨菪碱即可。

二、麻醉实施

除小型的肝脏或胆道手术（HPB）可在硬膜外阻滞麻醉下进行外，几乎所有 HPB 手术都应在全麻下进行，并应使用气管插管和机械通气，3 小时以内的手术也可进行喉罩通气。吸入气体中一般不含有氧化亚氮，因为氧化亚氮具有引起肠胀气的副作用。近年来，七氟烷或地氟烷全凭吸入、丙泊酚全凭静脉或者静吸复合麻醉已广泛应用于长时间的各种手术，使全麻的选择更加灵活，适应范围也显著扩大。吸入麻醉有麻醉深度调节方便、麻醉作用全面、全身血流动力学控制平稳等优点。丙泊酚全凭静脉麻醉最突出的优点在于诱导快、麻醉过程平稳、无手术室空气污染之虑、苏醒也较快，是一种较好的麻醉方法。丙泊酚是新的快速、短效静脉麻醉药，除催眠性能外，适当深度麻醉短时间可以镇痛。丙泊酚非但无明显的肝损害作用，且由于其为外源性抗氧化剂，据报道对肝缺血再灌注损害还有一定的保护作用，故该药作为肝脏手术全凭静脉麻醉的主药尤为合适，术中辅助应用麻醉性镇痛药及肌松药能达到术中满意的止痛、肌松效果。丙泊酚用量为全麻诱导 1～2mg/kg 静脉注射，麻醉维持 50～150μg/(kg・min) 静脉滴注，镇静 25～75μg/(kg・min) 静脉滴注。值得重视的主要问题是对心血管的抑制，尤其是在初次应用时，对年老体弱者更应注意减量和缓慢静注。

对患者的术中监测项目取决于患者术前的一般状态和拟行手术的大小，还包括预计失血量的多少。除常规心电图、无创血压、氧饱和度和呼气末 CO_2 外，有创动脉监测可用于反复采集血液样本或监测可能发生的血流动力学的急剧变动（如阻断腔静脉时）。中心静脉通路可用于输注药物和控制中心静脉压，后者与血液保护相关。发现在使用低中心静脉压技术时，同时使用一些无创监测技术（如食管超声多普勒和通过 FloTrac 导管的 Vigileo 监测）可在防止发生明显低容量的前提下有效帮助补液量最佳化。间断血液生化监测对 HPB 手术尤其有指导意义，可迅速发现贫血、凝血障碍、代谢异常和呼吸功能障碍。凝血弹性描记图（TEG）也有重要作用，可指导对凝血功能异常进行有针对性的纠正。TEG 还可减少 HPB 术中的输血。

三、术中麻醉管理

虽然行肝叶切除的患者大都存在肝硬化的基础，但临床肝功能检验一般均在正常范围，术前凝血状态、肝代谢功能以及麻醉药物与其他药物的药代动力学状态也接近正常。因此，术中管理的焦点主要是维持血流动力学的稳定，尽可能维持有效的肝血流以保持较好的肝氧供耗比，保护、支持肝脏的代谢。

（一）保持肝脏血流量

肝脏血流量可在三种不同水平上发生改变。

1. 全身水平

心排血量的减少、血流再分布至重要器官，以及其他血管床血管阻力的改变可引起肝脏血流量的减少。与术中麻醉管理关系更为密切的情况是，当 CVP 升高超过门静脉的临界闭合压（接近 3～5mmHg）时，肝脏血流量会显著减少。在血液保护策略中避免 CVP 过度升高也具有重要意义，但这也有引起有效循环血容量减少的风险。

2. 局部水平

肝脏血流量局部性改变可由激素、代谢和神经因素等引起。术中操作对局部肝血流量的主要影响在于手术应激和局部麻醉对肝脏区域自主神经的作用。然而，肝脏血流量可通过肝脏“动脉缓冲”反应来进行一定程度的自我调节。当门静脉血流量减少时，肝动脉血流量会增加以维持入肝血流量，即使发生严重硬化的肝脏也可发生这种缓冲反应。目前尚未完全明确这一反应的机制，但已知其与肝脏腺苷清除有关。然而，这一血流量的代偿机制并不是双向的，也就是说在肝动脉血流量减少时，门静脉并不会反过来增加入肝血流量。因此，当肝动脉压下降时，肝脏血流量也会随之下降。吸入麻醉药可不同程度地抑制肝动脉缓冲反应，但一般认为异氟烷和地氟烷的抑制程度小于氟烷。在试验条件下，人工气腹也会影响这一反应。大多数情况下的氧供量是大于需求量的，血流量轻度减少并不会造成很大的影响。然而，在某些情况下（如败血症和肝脏储备功能下降，包括脂肪肝），氧供量与血流量的依赖关系较大，此时摄氧量增加，对氧供的需求量也增加。

3. 微循环水平

微循环血管的改变受多种物质影响，包括一氧化氮、内皮素和代谢产生的一氧化碳，后者主要由肝脏血管内皮细胞产生。有人提出，必须维持血管收缩因子和血管舒张因子间的重要平衡，以维持微循环水平上血流量稳定。在实验研究中，所有吸入麻醉药都会引起微循环血管收缩，因而可能减少血流量。人们使用了多种药物来特异性促进肝脏血管扩张，例如多培沙明、前列环素和 ET-1 受体拮抗剂。然而，所有这些药物对于肝脏保护的临床意义都未得到验证。事实上，仅作用于单一调节通路不太可能具有对微循环血流量的保护作用，有人提出肝保护的目的在于试图重新建立新的血管活性因子间的平衡，而不是影响特定的反应通路。

（二）对现存肝细胞功能的保护

谷胱甘肽是重要的细胞内抗氧化剂，是维持正常肝细胞功能所必需，在肝脏疾病时细胞内谷胱甘肽的储备量通常会减少。*N*-乙酰半胱氨酸（NAC）是一种外源性谷胱甘肽前体物质，可能有助于维持现存肝细胞功能及防止再灌注损伤。发生胆管炎这种局部感染也会导致肝功能障碍，因此术中预防性使用抗生素是非常重要的。过量使用以淀粉为基础的胶体溶液可能具有削弱库普弗细胞活性的有害作用，从而增加患者发生感染的风险。当肝储备功能严重减弱时，可能需要给予外源性凝血因子（例如 FFP）。

在尽可能完整切除病变组织时，应以损失最小体积的肝组织来达到术中肝损伤最小化的目的，与此同时还要减少对残余肝组织的损伤，尤其是残余肝存在肝硬化时则更为重要。减少肝损伤可保证较好的术后肝功能，利于术后肝组织再生。

残余肝组织的损伤主要与缺血再灌注损伤有关。缺血预处理是手术操作的步骤之一，人为造成先短期缺血以增强组织对随后可能发生的长时间缺血的耐受性，防止造成肝细胞损伤。缺血预处理的方法存在很大争议，但术中使用的方法一般是在切肝前夹闭肝动脉和门静脉10分钟，再开放10分钟。某些麻醉药（包括异氟烷和瑞芬太尼等）可能具有药理学上的预处理效果。不同的是，长时间持续性的肝缺血会最终引起肝细胞死亡，而短期缺血则可能具有保护肝脏免受长期缺血引起的肝损伤的作用。正常肝脏可以耐受较长时间的缺血（即60～90分钟）。再灌注损伤具有多种相关联的作用机制，再灌注时释放的短效氧自由基催化后续剧烈的炎性细胞因子反应，后者在加重局部肝损伤的同时也会对远处器官造成影响。有学者提出使用自由基清除剂（如NAC）是可能防止再灌注损伤的一种治疗手段，但尚无临床依据来支持这一说法。

（三）术中的血液保护与管理

围术期大量失血是手术中潜在的即刻并发症，并且大量失血会增加围术期并发症的发病率。因此，改善麻醉和手术技术以减少失血是非常重要的。

1. 手术技术

手术技术的进步有助于控制术中失血。Cavitron超声刀是一种声学振动器，通过产生盐水溶液介导的空化力并与热力作用联合来促进对肝实质的破坏。超声刀减少肝切除术的失血非常有效。也可使用水刀和超声切割刀。使用这些技术分离肝脏时不会损伤大血管，可将大血管分别结扎或夹闭。控制已切开肝表面的残余出血可使用氩离子凝血器或纤维蛋白胶喷射器。

对血液保护意义最大的手术操作在于阻断供应肝脏的血管。暂时性肝门阻断（Pringle法）是在肝门处阻断入肝血流，而全肝血流阻断除了阻断肝门外还阻断膈下腹主动脉、肝上下腔静脉和肝下下腔静脉。如阻断时间过长可能因肝缺血而对正常肝组织造成不良影响。尽管一般认为阻断60分钟内对无肝硬化患者是安全的，但术后短期内仍可出现肝功能不全和肝性脑病。对于肝硬化患者来说，阻断30分钟（可能延长至60分钟）对于处于疾病早期的患者来说也是安全的。间歇性阻断是指单次阻断10～20分钟，每次阻断间隔时间为5分钟，当需要长时间阻断时使用这种方法可能更为安全。因为那些血管阻断时间延长的患者术后并发症发病率增高、住院时间延长。近年来为了尽可能避免缺血损伤，很多医院也采用肝段或半肝血流阻断作为单一或多个肝段切除术的选择。全肝血流阻断虽可减少出血，但会显著增加术后并发症发病率（高达50%）和死亡率（高达10%）。全肝血流阻断这一技术的使用应限于以下病例：肿瘤靠近或累及肝后下腔静脉或肿瘤位于肝静脉和下腔静脉交汇处。大约有10%的患者不能耐受阻断下腔静脉对血流动力学的影响，这类患者可能需要建立静脉旁路。

另外，为了控制出血，还采取了一些新的术式（如原位低温液体灌注及离体肝切除术等），这些可能更适合肝实质分离困难的病例，目标在于提供无血区域并保护低温细胞，进而延长分离时间并使分离操作更为精确。这些技术多来源于肝移植术。原位低温液体灌注技术夹闭门脉三联管结构和下腔静脉（IVC），通过向门静脉或肝动脉灌注保存液以获取低温。同时在肝上和肝下阻断 IVC（必要时也包括右肾上腺静脉），在低位血管钳上方切开肝下 IVC。使用冷的肝脏保存液灌注，应在 IVC 端主动回抽静脉流出的灌注液，以防止机体过度降温。术中持续性慢灌注或每隔 30 分钟重复灌注以维持肝脏降温。离体肝切除术是在整体移除肝脏后离体切除肿瘤组织，再将残余肝脏植入体内。这一技术可用于所有 3 条肝静脉受累和门脉三联管结构也受累的情况。可使用假体移植物替代 IVC。

2. 麻醉技术

麻醉技术的进步是肝脏手术成功的一部分，最初的进步为使用低中心静脉压麻醉下行肝切除术，后又采取了一系列血液保护措施使需要输血患者的比例由 40%降为 20%左右。

（1）降低中心静脉压（CVP）　在肝切除术期间降低 CVP 可通过减轻肝静脉内瘀血而显著减少术中失血。在全麻基础上联合使用硬膜外麻醉或静脉内给予硝酸甘油可扩张血管。据报道这种方法可将 CVP 降至 $5cmH_2O$ 以下。由于这一技术的特征之一是要持续限制液体入量直到手术结束，因而可能造成术中低血容量，继而减少肾脏和肝脏等器官的血流量。许多麻醉医师使用改变心肌收缩力的药物或血管收缩剂来维持低 CVP 下的器官灌注，如小剂量多巴酚丁胺［2～5μg/(kg·min)］、去甲肾上腺素［0.05μg/(kg·min)］。由于多巴酚丁胺在扩张心肌血管的同时具有正性变时作用，在使用时要注意防止心率增加过多。有时使用利尿剂来降低 CVP，但一般并不必要，还可能增加术后器官衰竭的风险。然而，在使用低 CVP 技术的病例报道中，急性肾衰竭或器官衰竭的发病率似乎并没有增加。低 CVP 技术的另一个并发症为空气栓塞。必须密切监测患者呼气末 CO_2 的突然变化，并且在灼烧肝血管时应小心谨慎。低 CVP 时突然出血会迅速引起严重的低血压，因此必须预先准备好快速输液和加温装置。使用快速输液器可防止不慎注入空气。但还应强调不要补液过度，因其可导致 CVP 升高，进而妨碍外科医师在恢复灌注后再控制出血的能力。另外，观察外科医师的操作过程非常重要，因为外科医师和其助手可能会用手、拉钩、纱布等压迫到下腔静脉，这会严重减少静脉回流。

（2）纠正凝血功能障碍　与肝疾病相关的凝血功能障碍会显著增加围术期出血风险。肝脏是产生大部分凝血因子的场所，还产生许多凝血抑制剂、纤溶蛋白及其抑制剂等。凝血和纤溶过程中多种活化因子障碍都与肝功能异常相关。另外，肝疾病患者因肝硬化和脾功能亢进引起的血小板异常和血小板减少也很常见。因而可以理解为何肝疾病患者可发生低凝状态、纤溶亢进、弥散性血管内凝血（DIC）和与蛋白 C 和蛋白 S 缺乏有关的高凝状态等各种凝血功能异常。因此，在术中应监测凝血功能，比较有价值的是 Sonoclot 和 TEG 的监测，因为它们均能及时监测凝血和纤溶的全过程，能明确诊断高凝状态或区分出由于凝血因子、血小板缺乏、纤溶亢进所导致的低凝渗血，从而进行更有针对性的治疗。在急性大量渗血难以控制时，可应用 20～80μg/kg rFⅦa。

（3）防止低体温　肝脏与骨骼肌是机体的主要产热器官。肝脏手术过程中，一方面由于使用大量肌松剂使骨骼肌产热减少，另一方面术前就有肝损害的基础，加上术中肝门阻断引起的肝脏缺血再灌注损伤，肝脏产热也大幅下降。在产热减少的同时，腹部创面及暴露体表散热增加、低温液体静脉输入及腹腔冲洗、肝移植时冷保存器官的植入、麻醉状态下基础代谢下降等诸多因素均可导致术中低体温的发生。术中低体温可导致术中低心排血量、低血压、凝血障碍及术后苏醒延迟等一系列问题。即使是轻度低温也可加重失血。尽管低温状态下血小板计数并未改变，但是低温可损害血小板功能。需注意的是，由于凝血功能的实验室检查是在37℃条件下进行的，所以有时虽已发生了凝血障碍但检验结果仍可正常（除非针对患者体温进行调整）。手术中应进行体温监测（经食管或直肠），并且应着重注意对患者及其所有输入液体的保温，调节适当的手术室温度、覆盖体表暴露部位、使用温气毯机和恒温水毯等保温设备。在快速输血输液时，通过加温液体可有效减少术中低体温发生。术中应备加热器和快速输血装置。

(4) 自体输血　尽管尽最大努力来减少失血，在肝切除术期间仍然经常需要输血。不论是术前预存式自体输血还是术中使用血细胞回输机的方式，自体输血都是补充失血量的一种安全有效的方法，并且在非恶性疾病患者中得到广泛使用。虽然有证据显示，使用血细胞回输机对肝细胞癌患者进行自体输血与术后肿瘤复发无关，但由于恶性疾病患者不论使用哪种自体输血方式都存在恶变细胞污染血制品的风险，临床医师一般不愿对肿瘤患者使用自体输血。有的医院采用的方法是在肿瘤所在区域血供被阻断后再开始用血细胞回输机采集自体血。

（四）术中血流动力学及液体管理

由于肝叶切除术中血流动力学及液体平衡往往波动显著，所以对这些患者应有较充分的术前准备和良好的术中监测。动脉置管可用来监测动脉压和采集动脉血样，中心静脉压、肺动脉压、心排血量、尿量监测对血容量和心功能评估均是有益的，同时体温和神经肌肉阻滞程度也可监测。心前区多普勒超声可监测有无空气栓塞。

使用大号静脉穿刺针是必要的，中心静脉置管以备大量输血、输液及CVP监测。另外，应备好快速输液系统，准备充足的血源包括FFP、血小板和冷沉淀物。Hb＞100g/L不必输血，Hb＜70g/L应考虑输入浓缩红细胞。Hb为70～100g/L时根据患者代偿能力、一般情况和其他脏器器质性病变再决定是否输血。急性大出血如出血量＞30%血容量，可输入全血。一般来说失血≤1000mL可用胶体和晶体液补充血容量，不必输血；失血达到1000～5000mL时可输洗涤红细胞；失血≥5000mL时在输洗涤红细胞的同时还应输入适量的FFP、冷沉淀物；失血≥8000mL时还应加输血小板。

术中血流动力学稳定主要靠血管中有效血容量来维持。血容量受术中失血和大血管阻断与放松的影响。术中失血量是不定的，有时可能达血容量的20%之多，尤其是有高度血管化的肿瘤（如巨大海绵状血管瘤）的患者或以前有腹部手术史的患者。有人研究了快速阻断门静脉和肝动脉的情况，由于全身血管阻力增加，虽然心充盈压和心排血量在一定程度上有所下降，但动脉压仍升高。即使血管阻断持续1小时，但阻断放松后，血流动力学仍迅速恢复正常，并不出现心血管受抑制的表现。

术中液体的管理包括输注晶体液、胶体液（白蛋白或羟乙基淀粉及胶原等）和血制品。当急性失血时，晶体液能快速有效地补充血管内容量和组织间液缺失，且价格较胶体低廉。但晶体液输注过多会导致周围性水肿而致伤口愈合及营养物质运输不良，还可出现肺水肿。胶体液在低蛋白血症时更常用。尽管输注白蛋白可显著增加淋巴回流而很好地防止肺水肿，但当这种机制失代偿或毛细血管膜通透性发生改变时，仍将导致液体渗透至肺间质从而不可避免地发生肺水肿。由于Starling机制中许多其他因素如毛细血管通透性、静水压、肺间质胶体渗透压都不确定或由于大量出血和液体潴留发生显著变化，从而使病情判断进一步复杂。怎样维持足够的胶体渗透压和肺动脉楔压以防止肺水肿尚无定论。在液体潴留的早期，肺和外围毛细血管通透性可能并不发生改变。但当脓毒血症等并发症发生时，会出现弥漫性毛细血管渗漏。因此，在早期可输注白蛋白以降低周围性水肿和肺水肿的程度，同时避免发生术后长期低蛋白血症。

大量输血可导致发生其他病理生理改变。输注大量含枸橼酸盐的库存血后，由于低钙血症可导致心肌抑制。在肝功能正常且维持足够的循环容量时，输血速度不超过 30mL/(kg·h)，钙离子可在正常范围内。即使无肝功能不全的患者，输血速度超过 30 mL/(kg·h) 时，也会发生低钙血症。当输血减慢时，钙离子水平在 10 分钟内即可恢复正常。但当患者清除枸橼酸盐能力不全时（肝功能差、低温、尿量少），与肝功能不全患者一样，易发生枸橼酸盐中毒。由于肝功能在围术期会显著下降，输血速度也会长时间超过 30mL/(kg·h)，术中应经常监测钙离子水平，并适当补充氯化钙或葡萄糖酸钙。

大量输血的另一个严重并发症是凝血功能的改变，大多以稀释性血小板减少为原因。凝血功能改变的程度取决于术前血小板的数量和功能及失血量。临床上，显著的血小板减少症见于输血量达血容量的 1.5 倍以上的患者。常输注血小板以维持血小板数量在 50×10^9 个/L 以上，但实验室测定血小板数量需时较长，限制了它的使用，并且不可能反映血小板的功能。如前述，血栓弹力图（TEG）已应用于肝脏移植手术及其他较大手术（包括肝切除）中，用以快速分析整体凝血功能。这项技术还能可靠地指导是否需要输注血小板、凝血因子（新鲜冰冻血浆和冷沉淀物）或 α-氨基己酸等干预治疗。

肝脏疾病尤其是终末期肝病患者，通常都处在体液异常状态，包括血浆渗透压降低、外周水肿、腹腔积液生成等。许多患者还存在体液相关的电解质紊乱，包括稀释性低钠和低钾血症。手术期间会发生大量体液转移，包括腹腔积液引流、腹腔开放的体液蒸发和大量出血等。尽管许多患者在家通过限制水钠摄入以减轻疾病进展，但在手术室里，应首先保证足够的血容量和尿量以避免术中肾衰竭。对于疾病严重或进行长时间手术的患者，应优先考虑使用胶体。胶体（如白蛋白、羟乙基淀粉）可减少钠的分布、使液体在血管内驻留时间延长（尽管数据显示白蛋白在血管内驻留时间仅比晶体液稍长）。血管外渗透压降低可减少水肿形成和术后腹腔积液。对于严重凝血障碍患者，首选新鲜冰冻血浆作为术中维持性液体。维持血管内容量很重要，使尿量在 0.5mL/(kg·h) 以上，但如果术前已存在肾功能不全，则应谨慎补液，防止容量超负荷。

（五）术中气栓诊断与治疗

气栓即气体进入血管内，多由医源性因素引起，可导致严重的残疾甚至死亡。气栓的发生几乎涉及临床各个专业的操作过程，因此，应引起临床医师的足够重视。大多数气栓是空气栓塞，临床中使用的其他类型气体（如二氧化碳、一氧化氮、氮气等）也可造成气栓。根据气栓进入的机制和最终发生栓塞的部位，气栓通常可分为两大类，即静脉气栓和动脉气栓。

当气体进入体静脉系统，则发生静脉气栓。气体可以通过肺动脉进入肺内，影响气体交换、心率，引起肺动脉高压、右心室劳损，最终导致心力衰竭。气体进入静脉系统的前提是非塌陷的静脉管道被打开，并且这些静脉内的压力低于大气压。肝脏外科手术中常见的是气体通过肝静脉和下腔静脉进入。

大多数的静脉气栓表现为隐匿的静脉气栓症，即一定量的气泡如串珠样进入静脉系统。当气体进入量较大或快速进入静脉时，气栓进入肺循环，引起右心室劳损。肺动脉压力升高，引起右心室流出道阻力增大，从而导致肺静脉血流量减少。后者引起左心室前负荷降低，导致心排血量减少，最终引起心血管系统衰竭。临床多表现为心动过速，有时也可表现为心动过缓。当大量气体（>50mL）快速进入静脉，会引起急性肺心病、心搏骤停。肺动脉阻力的改变和通气血流比失调会造成肺内右向左分流，引起肺泡内通气无效增多，导致低氧血症和高碳酸血症。

临床医师可以通过观察和评估临床表现来诊断静脉气栓。当气体出现在心腔和大血管内，会产生所谓的“水车轮样”声音，可以在心前区或食管旁听诊区听到。呼气末二氧化碳分压（$ETCO_2$）降低，往往提示肺动脉栓塞引起的通气血流的失调。多普勒超声检查对于监测心腔内气体比较敏感，而且比较容易操作，常常被应用在神经外科手术、患者坐位手术以及其他发生气栓可能性较高的操作过程中。而诊断心腔气栓最敏感、最准确的当属经食管超声心动图，但在实施过程中需要专业培训。

当怀疑静脉气栓时，应该首先采取措施避免更多气体再进入循环。部分患者需要儿茶酚胺类药物治疗，必要时需要进行心肺复苏。充分的氧合非常重要，可以通过提高吸入气体的氧浓度（最高可到100%）来改善。充足的氧有利于气泡内的氮气释放出来，从而减小气栓的体积。扩容和快速复苏可以提高静脉压力，阻止气体进一步进入静脉循环。

有学者认为可以通过中心静脉导管（多腔的导管好于单腔）或肺动脉导管尝试从右心房内排出气体。当导管进入合适的右心房位置时可吸出约50%的气体，这往往取决于导管放置的部位和患者体位，多数情况下不能成功。高压氧治疗不是一线治疗方法，对严重患者可能有一定疗效。当出现神经系统症状时，可以考虑采用高压氧治疗。应对气栓的措施包括：①麻醉医师术前充分评估患者病情，做好必要的准备，做好麻醉预案；②根据手术情况及时补充血容量；③气栓发生后应迅速停用氧化亚氮（氧化亚氮可以增加气栓的容积），使用激素；④调整患者体位，采用头低足高左侧卧位；⑤机械通气加用PEEP（呼气末正压通气，可以减小气栓容积促进其弥散）；⑥适当使用血管活性药物，维持血流动力学稳定，防止肾脏等重要脏器的损害；⑦血气分析，根据结果纠正内环境失衡；⑧预防性使用抗生素，防止术后感染；⑨术中应该注意肾功能的保护，预防肾功能衰竭；⑩全科团结协作是胜利完成各项工作的重要保证。

（六）调节水电酸碱平衡，保障机体内环境的稳定

肝功能与电解质代谢具有密切关系。肝功能障碍时常发生以下情况。

1. 低钾血症

低钾又可引起碱中毒，这两者在诱发肝性脑病和肝性肾功能不全中均具有一定作用。这种低钾血症常由以下原因引起：①肝细胞对醛固酮灭活减弱；②腹腔积液形成致有效循环血量减少，反射性醛固酮分泌增加；③术前应用利尿剂；④输注葡萄糖使钾离子转移到细胞内。所以术前应针对低血钾的原因给予纠正，对防止术中肝性脑病的发生很重要。

2. 低钠血症

属于比低钾血症更危重的病情表现。急性肝功能不全患者发生持续性低血钠时，一般并非由于失钠所致，而是机体濒于死亡的表现，常预示患者预后险恶。水潴留是形成稀释

性低钠血症的主要原因。水潴留往往与肝病时有效循环血量减少引起抗利尿激素分泌过多或与抗利尿激素灭活减少有关。

3. 低磷血症和低钙血症

Damis 等在 120 例急性重型肝炎伴昏迷的患者中发现，入院时 77%的患者血游离钙降低，29%有低磷血症。虽然每天补钙和磷，但血钙和磷还是进行性下降，提示 25-羟维生素 D_3 和 1，25-二羟维生素 D_3 缺乏。他们还发现降钙素的升高与肝细胞功能障碍的加重相平行，所以肝功能不全时降钙素灭活减少是钙磷代谢紊乱的主要原因。当磷缺乏过甚时，糖酵解所需的磷也逐渐不足，必然使大脑细胞不能很好地利用葡萄糖。由此提出一个问题，即低磷血症是否可能引起肝性脑病，或是否为肝性脑病患者不能清醒和恢复的原因，这有待阐明。

（七）维持肾功能

接受肝脏手术的患者出现肾功能障碍的原因是多方面的。如前文所述，胆红素过高引起的黄疸可能通过多种形式损伤肾功能，包括改变血管收缩剂和血管舒张剂间的平衡、增加患者对肾毒性药物的易感性等。前列腺素抑制剂可能降低肾脏血流量和肾小球滤过率，并且与接受肝脏手术的患者关系尤为密切，因此有人提出对于此类患者最好不使用对乙酰氨基酚作为辅助镇痛药。但是，实际上还没有明确证据提示治疗剂量的对乙酰氨基酚具有毒性，即使是对存在严重肝硬化的患者也是如此（除乙醇性肝硬化外），并且是肝脏手术后轻度疼痛时的首选镇痛药。术中对肾功能的保护措施还包括使用多巴胺、甘露醇以及袢利尿剂，这些方法均在 HPB 手术中使用以保护肾脏血管，但在前瞻性临床试验中没有证实任何一种方法具有改善术后肾功能的作用。事实上有报道提出，其中一些治疗方法可能反而存在有害作用（例如多巴胺的使用）。

（八）使用不经肝脏代谢的药物

许多麻醉药物的充分代谢并不依赖于肝脏的功能。由于隐性肝疾病的发病率逐渐增加，在肝脏手术期间使用这些不依赖肝功能代谢的麻醉药比较合理。阿曲库铵或顺式阿曲库铵似乎是肝功能障碍患者首选的非去极化肌松药，因为这两种药通过霍夫曼快速清除并经肾脏排泄。瑞芬太尼是术中镇痛的较好选择，因为其代谢不依赖肝功能，并且其剂量容易控制。然而，由于瑞芬太尼作用时间短暂，术中使用瑞芬太尼镇痛时必须考虑进行相关的术后镇痛。

（九）黄疸患者的麻醉管理

梗阻性黄疸不仅表现为胆红素升高引起皮肤巩膜黄染，而且是一组表现极其复杂的特殊临床综合征。由于胆红素对其他脏器的直接毒性作用、淤胆对肝脏的直接损害、低血容量低灌注以及黄疸伴随的内毒素血症等，可导致脑、心、肝、肾等重要器官功能的下降。麻醉过程中突出的问题是患者对麻醉药的敏感性增高和血流动力学的波动，所以研究黄疸对患者麻醉药敏感性和心血管稳定性的影响及机制，对做好这类患者的麻醉有非常重要的意义。

近年来的研究表明，阻塞性黄疸、慢性胆汁淤积以及胆汁性肝硬化等肝胆疾病常见的并发症或精神表现，如瘙痒、疲劳和抑郁症等也与中枢神经系统内一些神经递质的传导异常密切相关。因此，在对胆汁淤积性黄疸患者进行相关的临床治疗时，应充分考虑中枢神经系统部分神经递质传导功能异常所带来的影响。而目前对于吸入麻醉药作用机制的研究显示，吸入麻醉药主要是通过干扰中枢神经系统内突触前神经递质的合成、释放和重摄取，或影响突触后膜上离子通道或膜受体的正常功能，从而改变正常的神经冲动传导，并产生全身麻醉作用。因此，胆汁淤积患者脑内中枢神经递质的改变很可能会影响患者对吸入麻醉药的敏感性。研究发现，阻塞性黄疸患者地氟烷的清醒肺泡浓度（MACawake）显著低于非黄疸患者，而且黄疸患者的MACawake与血浆总胆红素有显著的负相关关系。脑内可见神经细胞的萎缩、坏死和噬神经元现象，并且损害的范围随着黄疸时间的延长而扩大。这一系列改变可能是麻醉敏感性增高的神经病理基础。另外，还发现过深的丙泊酚麻醉对黄疸患者心功能的影响远大于普通患者。因此，麻醉过程中应注意监测麻醉深度，避免长时间过深麻醉。最好采用硬膜外复合全身麻醉，避免单一麻醉药过量造成中枢与循环的抑制。由于该类患者内源性阿片肽水平高导致痛阈升高，术中及术后镇痛时应减少阿片类药物的用量。

阻塞性黄疸对心血管系统功能的影响主要包括降低外周血管阻力、抑制心肌的收缩、利尿以及促尿钠排泄作用导致的容量缺失，对缩血管药物不敏感而对扩血管药物特别敏感，自主神经功能下降。交感功能下降大于迷走功能下降，表现为迷走处于优势的临床表现。导致这些作用的原因既有高胆汁血症对循环系统的直接作用，也有肝功能损害本身对循环系统的影响，另外，阻塞性黄疸引起的一些特殊的病理生理变化也对心血管系统有着重要的影响，如内源性阿片肽和NO过度产生、血浆中ANP和BNP含量的升高等。由于大多数阻塞性黄疸患者的急性肾功能衰竭发生在手术后，特别是在术中经历了低血压、出血、内毒素血症和麻醉等对循环系统有抑制作用的不良事件，围术期严密监控血流动力学改变、维持循环系统的稳定是预防和治疗术后急性肾功能衰竭的关键。

四、术后管理

术后处理应包括以下几方面。①肝脏手术后除按腹部大手术麻醉后处理外，应密切观察患者的心、肺、肾、肝情况以及其他病情变化，注意血压、脉率、呼吸、体温、心电图、血液生化和尿的变化。术后2～3天内禁食，胃肠减压，防止肠胀气，增加肝细胞的供氧量。②使用广谱抗生素以防感染。③术后每日给予200～250g葡萄糖，即静脉输给10%葡萄糖液2000mL和5%葡萄糖盐水500～1000mL，每100g葡萄糖加入维生素C 500mg和胰岛素16～20单位，必要时补充适量氯化钾。根据液体出入量与血液生化的变化，调整水、电解质与酸碱平衡。④每日肌内或静脉注射维生素K_1 20～40mg，以改善凝血机制。每日还应给予维生素B_6 100mg。⑤对切除半肝以上或并发肝硬化者，除术后积极加强保肝治疗外，在术后2周内应给予适量血浆或白蛋白，特别是术后5～7天内，每天除输给大量葡萄糖和维生素外，还应补给200～300mL血浆或5～10g白蛋白，以后根据情况补给。除血浆或白蛋白外，最好还应补给少量新鲜血。术后24小时内给氧气吸入。此外，对这类患者在术后3～5天内，每日给予氢化可的松100～200mg，这样既有利于肝脏修复和再生，也有利于患者恢复。⑥保持腹腔引流通畅。肝切除后，手术创面和肝断面往往有少量渗出，腹腔引流处可能有血性液体（或染有胆汁）积存。因此，应常规采用双套管负压持续吸引或间断冲洗吸引，此法不仅可以将腹腔内积液完全吸出，而且可以观察术后有无出血、胆瘘或感染等，以便及时发现和处理。引流管一般可在术后3～5天内拔除，经胸手术后，胸腔引流管一般可在术后24～48小时拔除，但拔出前应检查胸腔内是否有积液，如果积液量多时，应设法将其完全排净后再拔除引流管。⑦对有出血倾向或渗出多时，应密切观察病情变化，并给予大量维生素K及其他止血药物。对有可能发生肝性脑病的患者还必须给去氨药物。⑧术后鼓励和帮助患者咳嗽，防止肺部并发症。鼓励患者早期活动，促使血液流通，加快康复。⑨为防止应激性胃黏膜损伤，一般常规使用法莫替丁20mg，每日2次。⑩术后8～10天拆除皮肤切口缝线。⑪术后定期复查肝功能，并对出院患者进行定期随访。肝癌患者手术后还要进行抗癌治疗。

肝硬化患者进行较小手术后的管理与其他患者区别不大。相比其他患者，其术后可能有轻微的通气困难和低氧血症。尿量可能轻微减少，因为术后常有一过性肾功能下降（此类患者中约有1/3会发生）。术后镇痛需谨慎，因为阿片类药物（如吗啡）作用时间会延长。

肝功能衰竭患者行大而复杂的手术后，术后首要注意的便是呼吸功能。患者术后延迟拔管并不少见，因为这类患者常有肺水肿形成。术中大量输血的患者，术后1～3天内可能出现输血相关的急性肺损伤，使原本就有肺内分流的患者其通气变得更加困难和复杂。常规的容量控制通气可能不足以维持相对稳定的通气与氧合，并可能会导致肺泡内高压。呼气末正压（PEEP）若大于8cmH_2O会阻碍来自肝脏的静脉血回流，导致肝脏充血、出血甚至肝移植手术失败。这时应该使用压力控制通气并允许一定范围内的高碳酸血症（60～70mmHg）以防止肺泡气压伤或容量伤。此外可以使用NO疗法以扩张血管，使那些有通气的肺泡血流量增加，但此疗法的功效尚存争议。

肝脏大手术后的镇痛治疗很重要，因为腹痛会妨碍患者充分通气和深呼吸，炎症因子也会延缓伤口的愈合和机体恢复。椎管内麻醉已成功应用于肝功能衰竭患者并且效果良好，但是患者的凝血问题可能会影响置管操作和持续给药。此时，患者自控静脉镇痛可以发挥最大效益，即使是对阿片类药物代谢功能下降的患者也不用担心意外用药过量。

接受肝大部分切除患者术后可能立即出现的问题包括第三间隙液体大量转移、持续存在的凝血功能障碍和活动性出血、出现肝功能障碍或加重（伴肝性脑病）、肾功能损伤，以及胆瘘。术后第一个12～24小时应将患者转入重症监护室，继续进行有创血流动力学监测是通过置入血管内导管评估血流动力学的监测技术，并密切监测肾功能。应权衡各种镇痛方式的利与弊，针对不同患者个体化选择最佳的术后镇痛方式。由于此类患者存在肾功能损伤和凝血功能障碍的风险，应尽量避免使用非甾体消炎药。阿片类药物经肝脏代谢和肾脏排泄，对于部分有发生脑病倾向的患者来说，具有潜在蓄积风险，可能引起大脑抑制作用。从有利于大手术术后恢复和利于较大外科切口镇痛的角度来看，硬膜外镇痛可能是术后镇痛的较好选择。各医疗机构或患者本人应决定究竟选择哪种镇痛方式最佳。

对于肝切除术后发生急性肝功能衰竭的患者，应尝试支持治疗，为残余肝再生争取足够的时间。治疗主要在于确保给予患者最佳的重症监护治疗方式，包括气道管理、适度水化、需要时给予强心药和利尿药、纠正凝血功能障碍和急性出血、口服肠道净化剂，以及考虑输注NAC。使用NAC有利于防止对乙酰氨基酚止痛带来的肝损害，对其他原因造成的急性肝功能衰竭也具有保护作用。这种方法可能改善全身和大脑血流动力学从而减少脑并发症的发病率和患者死亡率。其作用与对肝脏再生的刺激或肝保护无关，而是通过改善全身氧供和氧摄取实现的。

另外，人们也尝试研究一些特异性治疗手段。除了肝移植外，现在所使用的治疗体系可分为人工肝法和透析法（包括血浆置换）。人工肝法包括体外肝脏灌流和混合法，后者是将猪肝细胞与人肝细胞相结合的一种方法。可将白蛋白透析结合常规透析或血液滤过技术，现提倡用这种方法去除急性肝功能衰竭和慢性肝功能衰竭急性发作患者体内的水溶性毒素和与白蛋白结合的毒素。尽管使用这些治疗手段后，急性肝功能衰竭患者的生化指标和临床症状会有所改善，但这些方法对降低患者死亡率的效果尚缺乏明确依据。

总之，无论肝病患者的肝脏手术或非肝脏手术，在麻醉与围术期管理中均应遵循如下原则：①做好充分的术前准备，尽一切可能纠正机体的内环境紊乱；②术中减少一切不必要的用药，以减轻肝脏的解毒负担；③选用对肝脏血流代谢等影响最小的麻醉药；④术中力求血流动力学平稳，减轻肝脏的缺血再灌注损伤；⑤围术期除加强生理监测外，更应动态监测生化及凝血功能；⑥保肝治疗应贯穿于术前、术中及术后始终。

第三节　门静脉高压症手术的麻醉

一、病情特点

门静脉位于两个毛细血管网之间，一端是胃、肠、脾、胰的毛细血管网，另一端是肝小叶内的肝血窦，曾被形象地比喻为一棵大树的树干，其根分布在内脏器官，而树冠和树枝则为肝脏和肝内的门静脉分支。门静脉主干是由肠系膜上、下静脉和脾静脉汇合而成，其中20%的血液来自脾，门静脉的左、右两干分别进入左、右半肝后逐渐分支，其小分支和肝动脉小支的血流汇合于肝小叶内的肝血窦（肝的毛细血管网），然后汇入肝小叶的中央静脉，再汇入小叶下静脉、肝静脉，最后汇入下腔静脉。门静脉无瓣膜，其压力通过流入的血量和流出阻力形成并维持。门静脉血流受阻、血液淤滞时，会引起门静脉系统压力的升高。临床表现有脾大和脾功能亢进、食管-胃底静脉曲张和呕血、腹水等，具有这些症状的疾病称为门静脉高压症。门静脉正常压力为1.3～2.4kPa（13～24cmH_2O），平均为1.8kPa（18cmH_2O），比肝静脉压高0.5～0.9kPa（5～9cmH_2O）。门静脉高压症是指门静脉压力超过2.5kPa（25cmH_2O），或门静脉和肝静脉压力梯度差大于1.2kPa（12.5cmH_2O）时所产生的综合征。

按门静脉阻力增加的部位，可将门静脉高压症分为肝内、肝前和肝后三型。肝内型又可分为窦前、窦后和窦型；肝炎后肝硬化或肝寄生虫病是肝内型常见病因；而肝前型常见病因是肝外门静脉血栓形成、先天性畸形（闭锁、狭窄等）和外在压迫（转移癌、胰腺炎等）；肝后型的病因为巴德-吉亚利综合征、缩窄性心包炎、严重右心衰竭等。

正常肝血窦血管床需要一定压力来维持门静脉血流量，当不同原因引起门静脉血流受阻或流量增加，即导致门静脉压力升高（门静脉高压），可以发生下列病理变化。①脾大、脾功能亢进。门静脉血流受阻后，首先出现充血性脾大。门静脉高压症时可见脾窦扩张，脾内纤维组织增生，单核吞噬细胞增生和吞噬红细胞现象。临床上除有脾大症状，还有外周血细胞减少，最常见的是白细胞和血小板减少，称脾功能亢进。②交通支扩张。由于正常的肝内门静脉通路受阻，门静脉又无静脉瓣，门静脉系与腔静脉系之间存在的交通支大量开放，并扩张、扭曲形成静脉曲张。一般认为，门静脉存在四个主要的交通支，即胃食管、痔、脐周和腹膜后交通支。在扩张的交通支中，最有临床意义的是在食管下段、胃底形成的曲张静脉，可引起破裂，导致致命性的大出血。③腹水。门静脉压升高，致使门静脉系统毛细血管床的滤过压增加，同时肝硬化引起的低蛋白血症、血浆胶体渗透压下降及淋巴液生成增加，促使液体从肝表面、肠浆膜面漏入腹腔而形成腹水。门静脉高压症时，虽然静脉内血流量增加，但中心血流量却是降低的，继发刺激醛固酮分泌过多，导致水钠潴留而加剧腹水形成。④门静脉高压症时，由于自身门体血流短路或手术分流，造成大量门静脉血流绕过肝细胞或因肝实质细胞功能严重受损，致使有毒物质不能代谢与解毒而直接进入体循环，从而对脑产生毒性作用，并出现精神/神经异常综合征，称为肝性脑病。门静脉高压症患者自然发展成为肝性脑病的不到10%，常因胃肠道出血、感染、过量摄入蛋白质、镇静药、利尿剂等诱发。

肝脏是合成几乎所有凝血物质的场所，同时也合成抗凝物质、纤溶酶原。肝脏也负责清除激活的凝血因子、纤溶酶原激活物及纤维蛋白降解产物。因此，严重的肝病患者可出现凝血障碍，维生素K吸收减少，凝血因子Ⅱ、Ⅶ、Ⅸ、Ⅹ合成减少，纤维蛋白原缺乏，异常纤维蛋白原血症，纤溶亢进，血液中出现抗凝物质；多数门静脉高压症患者有肝硬化和明显肝功能损害，表现为血浆清蛋白减少、凝血机制障碍和出血倾向、水钠潴留和腹水。持续门静脉高压导致脾脏淤血肿大、脾功能亢进，从而引起全血细胞减少，使贫血和出血倾向进一步加重。此外，重症门静脉高压症患者还常并发肾功能不全，导致氮质血症和少尿。长期门静脉高压必有侧支循环形成，出现食道下段和胃底静脉曲张。部分患者曲张静脉破裂出血，可导致严重休克甚至死亡。

二、麻醉前准备

非手术治疗仅对一部分患者起暂时性止血作用，手术治疗仍是治疗门静脉高压症的主要手段。外科手术的目的是防止食管胃底静脉曲张破裂所致大出血，切除巨脾、消除脾功能亢进及治疗顽固性腹水，并不是从根本上改善肝脏本身的病变。

门静脉高压症患者手术和麻醉的风险取决于术前肝功能受损的程度。目前对肝功能的评估仍多采用肝功能Child-Pugh分级。肝功能Child-Pugh分级与手术的病死率有显著相关性。据统计，门静脉高压症患者行手术治疗，其Child-Pugh分级分别为A级、B级、C级时，相应的病死率分别为0～10%、10%～30%和19%～76%。但Child-Pugh分级的各项指标仅反映了肝功能受损的程度及在静息状态下的代偿能力，不能敏感地预测应激状态下肝脏所必要的储备功能。麻醉前准备应包括以下几个方面。

（一）加强营养，改善肝功能

（1）给予高热量、多种维生素和低脂肪饮食　如有肝性脑病，宜限制蛋白质摄入。高碳水化合物可提供能量，增加肝糖原贮备，维护肝脏功能。对食欲缺乏的患者可给予葡萄糖、胰岛素和钾（每天10%葡萄糖1000mL，普通胰岛素24U和氯化钾1.5g，应用1周左右）。适当的高蛋白饮食和补充氨基酸可促进肝细胞再生，特别是高百分比的支链氨基酸更为需要。B族维生素对糖、蛋白质和脂肪代谢具有重要作用，维生素C和维生素E可增加肝细胞抗氧化功能。大出血后，危重患者视具体情况给予肠外和肠内营养支持。维护肝脏功能可使用各种有效的护肝药物，如肝细胞生长因子、肝细胞再生刺激因子、胰高糖素-胰岛素等。

(2) 适当纠正低蛋白血症，改善全身状况　最好使血浆总蛋白达60g/L，并使清蛋白达35g/L以上，可输注足量血浆或清蛋白。

(3) 贫血原因　是多方面的，包括失血、红细胞破坏、骨髓抑制和营养缺乏，应该权衡术前输血的需求和氮负荷的必然增加。大量输血引起的蛋白分解可促使脑病的发生，必要时可在术前数天输新鲜血液，以少量多次为宜，争取血红蛋白含量大于100g/L。最好输注新鲜的全血，一方面可增加携氧能力；另一方面可补偿不足的血浆蛋白和可能缺乏的凝血因子。此外，新鲜全血含有的氨比库存血少，可减少因血氨浓度过高而引起肝性脑病的危险。

(4) 尽量纠正水、电解质失衡　对于腹水患者，要限制钠的摄入，每天不超过2g，在利尿的同时更需要监测和维持水、电解质的平衡。

（二）预防肝性脑病

口服液状石蜡、乳果糖缓泻，或使用乳果糖灌肠。对近期有出血的患者可用硫酸镁导泻肠内积血，还可使用多巴胺、精氨酸等药物。

（三）控制腹水

择期手术，最好待腹水消退2周后再手术。如果是急诊行食管静脉曲张断流术，术前可适量放腹水，但一次放腹水量不超过3000mL。

（四）纠正出血倾向和凝血障碍

对有出血倾向者，应根据病因处理，但不强求纠正到正常。术前1周可给予维生素K，应使用合适的血液制品补充凝血因子，如新鲜冷冻血浆和冷沉淀物；同时还需注意避免使用抗血小板聚集药物，如阿司匹林和吲哚美辛等。术前血小板计数低时，应考虑输注血小板。

（五）预防感染

门静脉高压症患者的抗感染能力低下，腹水患者又常发生细菌性腹膜炎，所以术前应常规预防性使用抗生素。术前2天开始应用抗生素，口服新霉素1～1.5g或头孢呋辛酯0.5g，每8小时1次，以减少肠道内细菌。还可使用含双歧杆菌制剂，如回春生、双歧杆菌活菌胶囊等，以调节肠道菌群。术前半小时静脉滴注头孢噻肟1.5g、甲硝唑1g或头孢哌酮1g以防止感染。

术前应行常规肾功能检查，有胃黏膜病变的可使用H_2受体阻滞剂（西咪替丁、雷尼替丁或法莫替丁等）或质子泵抑制剂（奥美拉唑、泮托拉唑、兰索拉唑等），术前一晚及术日晨清洁灌肠。术前应用丙酸酮和苯丙酸诺龙等促蛋白合成剂。

门静脉高压症患者术前用药量宜小。短效巴比妥类药物几乎全在肝内代谢，因此肝病患者应禁用。长效巴比妥类药物一部分直接经尿排泄，肝硬化患者苯巴比妥消除半衰期中度延长，消除率降低 30%，因此肝病患者虽然可使用苯巴比妥类药物，但要适当减量，术前可仅给阿托品或东莨菪碱即可。如果患者有发热和心动过速，阿托品就不宜常规使用，但也应做好静脉注射准备，以便必要时应用。如果患者清醒且置有食管气囊或牵引，则有相当的疼痛，可用最小剂量的镇静药或麻醉性镇痛药，分别控制焦虑或疼痛。药物应由静脉少量分次给予，达到适当缓解的程度时为止。吗啡虽然对肝血流量无明显影响，但主要在肝内解毒，临床上常见到肝功能不全患者在给予少量吗啡后即导致长时间昏睡，因此，禁止使用吗啡或哌替啶。

三、麻醉处理

门静脉高压症者肝功能多有不同程度的损害，可使麻醉药的代谢迟缓，以致麻醉后苏醒延迟或呼吸抑制。因此，在选用麻醉药物及麻醉方法时，应首先明确肝脏病变的程度及肝功能的状态和药物对肝脏的影响。

（一）麻醉选择

1. 硬膜外阻滞麻醉

硬膜外阻滞麻醉适合全身情况较好、肝功能受损较轻、凝血机制正常的患者。应用时需注意以下几个方面。

(1) 药物宜小剂量、分次给药，力求最小有效阻滞平面完成手术。

(2) 局麻药物中酯类局麻药在血浆或肝内由胆碱酯酶水解，胺类则在肝内代谢。因此，肝功能受损患者用上述两种药物时应防止过量，用药量需减少 1/3～1/2。

(3) 避免影响肝血流的任何因素出现，保证血流动力学稳定，严防低血压和缺氧、二氧化碳蓄积。硬膜外麻醉或腰麻时，如果平均动脉压显著下降（正常值 2/3 以下），肝血流量亦可减少；如无血压下降，则肝血流量可有所增加。

(4) 有出血倾向者不宜选用，以免发生硬膜外血肿，造成严重后果。

2. 全身麻醉

多数情况下需要选用气管内插管全麻醉。麻醉药物的选用需注意以下几点。

(1) 禁用有肝损害的药物　门静脉高压症患者有肝功能低下和分解代谢延迟的病理生理基础，因此损害肝功能的药物（如乙醚、氟烷等）应避免应用。

(2) 在肝内代谢的药物应减量　临床常用的镇痛、镇静药物多数在肝内代谢，应酌情减量。但瑞芬太尼消除不受肝功能的影响，是门静脉高压症患者较理想的药物。

(3) 吸入麻醉药　氟烷明显降低肝血流，而氧化亚氮、异氟烷和恩氟烷均可选用。

(4) 肌松药　去极化肌松药有赖于血浆胆碱酯酶和假性胆碱酯酶的分解，严重肝功能减退时此两种酶合成减少，琥珀胆碱作用持续时间可延长 2～3 倍。因此，对于严重肝病患者，去极化肌松药更要减量使用。阿曲库铵不依赖肝脏代谢，是此类患者的首选。

（二）术中监测

除监测血压、脉搏、心率、心电图、脉搏氧饱和度和尿量外，最好能监测中心静脉压、连续直接测动脉压，同时还能连续测定动脉血气和电解质。术前大部分患者限制钠的摄入，但术中血容量和尿量的维持更为重要，没有术中精确的监测，很难正确估计血容量状态。静脉液体应以使用胶体液为主，避免钠超负荷和渗透压增加；如果补液量充足，若尿量持续减少时需要应用利尿剂。

（三）术中处理注意事项

肝硬化门静脉高压症患者麻醉管理的关键是避免肝脏缺血、缺氧。肝对缺血、缺氧的耐受能力较差，麻醉过程中任何影响肝血流量的因素都有可能引起肝缺血、缺氧。应该注意以下几个方面。

1. 充分供氧，防止二氧化碳蓄积

肝脏重量为体重的2%，耗氧量占总耗氧的25%，对缺血、缺氧极为敏感。当血压降至8kPa（60mmHg）时，肝细胞正常生物氧化过程就会停止；脉搏氧饱和度降至40%～60%时，肝小叶中心可发生坏死。二氧化碳蓄积可使内脏血管阻力增加，使肝血流量下降，造成肝脏缺氧、缺血；二氧化碳蓄积引起高碳酸血症，由于体内酸碱度改变，影响了肝细胞正常活动所需pH值，造成细胞内酶活动障碍，对肝脏功能产生不良影响。在麻醉过程中保证气道通畅、充分供氧和避免二氧化碳蓄积，是保护肝功能的重要措施之一。

2. 尽量维持血流动力学稳定，避免低血压

长时间低血压甚至休克是引起肝细胞严重受损的重要因素。术中引起低血压的因素如下：①门静脉高压症患者凝血功能差，易引起术野出血；②术中游离胃底血管或游离脾脏、分离脾门血管破裂时，常发生急剧出血或广泛渗血，使血压骤降；③硬膜外麻醉阻滞范围过广，血容量相对不足；④放腹水过快，使腹腔压力突然下降，引起内脏血管扩张，也可导致低血压。

在麻醉过程中，保证通畅的静脉通路是维持血流动力学稳定的基本保障。输血应以新鲜全血为佳。对有休克的肝功能障碍患者，大量输血易发生枸橼酸中毒，应适当补充钙离子和碳酸氢钠。

3. 防止术中低血糖和纠正电解质平衡紊乱

麻醉药会使肝糖原严重损耗和得不到正常利用，加强血糖和电解质的监测，及时纠正低血糖和电解质平衡紊乱有助于稳定血压。

4. 术中避免强烈牵拉内脏

腹腔脏器强烈牵拉能引起内脏反射性毛细血管扩张致回心血量减少，心排血量降低，导致肝血流灌注不足。术中操作轻柔是保护肝脏的一项重要内容。

5. 术中保持正常的体温

术中由于麻醉药或区域阻滞所引起的血管扩张、散热增加，麻醉状态下中枢神经抑制、肌肉松弛抑制了代偿性反应，可造成术中体温降低。低温可加重凝血功能障碍，使手术失血增加。

6. 苏醒延迟时，及时采取针对性治疗处理

术后若出现苏醒延迟，应警惕肝性脑病的可能，应及时采取针对性治疗处理。

四、术后处理

门静脉高压症患者全身情况较差，且均有不同程度的肝功能减退，部分患者因大出血行急诊手术，术前难以充分准备，所以要注意密切观察患者病情的变化，加强术后肝功能的维护，预防并发症的发生。

断流术手术范围广、创伤大，且患者已存在明显的肝功能损害，尤其是急症手术患者，术后观察要注意以下几个方面：①密切观察体温、呼吸、心率和血压的变化，多数患者术后需要进入重症监护室进行监护治疗。②麻醉清醒后，密切观察神志及反应能力的变化。③定时记录尿量，观察尿色泽变化，及时行尿液检查。④观察胃肠减压管的引流量及性状，急症患者术后即可放出三腔二囊管内的空气，连接胃管减压，若未再出血，48～72小时后可拔除。⑤保持腹腔引流管通畅，记录引流液的量及性状。⑥及时测定血红蛋白、血细胞比容、血小板、血浆清蛋白。脾切除患者，如果血小板大于 80×10^9 个/L 应采取抗凝治疗，防止血栓形成。⑦每天检查肝肾功能、电解质、血糖和酮体的变化，对怀疑肝性脑病者还应该进行血氨监测，发现异常要及时处理。

第五章

神经外科手术麻醉

第一节　高血压脑出血手术的麻醉

高血压脑出血（hypertensive intracerebral hemorrhage，HICH）是在血压升高情况下发生的脑实质内出血，是神经外科常见疾病，占自发性脑出血的75%左右，其主要病理生理改变表现为颅内的血肿急性占位和血肿对脑的炎性和细胞毒性损害，临床表现为发病急、病情重，致残率和死亡率高。

目前高血压脑出血治疗方法主要有2种：对于轻度脑出血或不适宜手术患者采用药物控制血压和防治并发症，中、重度高血压脑出血患者则主要采用手术治疗。根据出血量不同主要采用3种不同手术方式，即血肿钻孔引流术、微创血肿清除术和大骨瓣开颅血肿清除术。

高血压脑出血患者多高龄，除高血压外常合并有糖尿病、冠心病、慢性支气管炎、肺气肿和肺心病等疾病，心肺血管功能储备较差，由于患者发病急且多表现为昏迷等意识障碍，常合并饱胃和吸入性肺炎，对麻醉和手术耐受性低，麻醉风险大，并发症发生率高。其麻醉处理原则是降低颅内压、保护脑功能和维持呼吸循环功能稳定。选择合适的麻醉方案对改善患者的预后有非常重要的意义。

一、麻醉前访视和病情评估

（一）高血压脑出血患者病情特点

此类患者发病急、病情重并伴随高血压和颅内高压，其主要病情特别表现如下。

（1）以急诊最常见，各种实验室检查不齐全。

（2）术前多因控制颅内压而经过脱水治疗，且伴随不同程度的水、电解质、酸碱失衡和肾功能异常。

（3）患者以肥胖和中老年常见，常合并心、肺及血管功能异常，因肥胖和气道阻塞导致通气功能障碍和缺氧。

（4）常因意识障碍和饱胃导致呕吐、误吸，严重者可致吸入性肺炎或肺水肿。

（二）麻醉前重点访视评估内容

针对脑出血患者的病情特点，麻醉前访视应重点做好下列内容。

1. 全身一般情况

充分了解患者的病史、发育、营养和活动状况，以及吸烟饮酒、过敏和服用药物史等。是否有与麻醉相关疾病，最近的心肺功能情况，判断心肺功能状况。以往做过哪种手术，用过哪种麻醉方法及麻醉药，手术期间是否出现过特殊情况，如意外、并发症、后遗症等。

2. 心脏情况

此类患者大多合并高血压、冠心病和心律失常等，麻醉风险高，应在术前对心脏功能进行充分评估，准确判断患者对麻醉手术的耐受力。

（1）高血压　应了解其患病时间、治疗情况，是否并存继发性重要脏器损害及其损害程度。合并肾功能损害者，应注意选择麻醉药的种类和剂量；合并心肌缺血者，应在术前加强治疗。高血压脑出血患者除原发高血压外，出血导致的颅内高压进一步使血压升高，因此除非合并严重心肾功能障碍，一般不建议推迟手术。血压控制良好的高血压病患者，围术期血流动力学更易稳定，可降低危险性和死亡率。

（2）冠心病　主要了解是否有心绞痛、心肌梗死史或充血性心力衰竭史，是否存在肺动脉高压及当前所用治疗药物。如半年内存在心肌梗死史的非心脏手术患者应推迟手术时间，急症手术应加强术中血流动力学监测，尽量使用对血流动力学影响较小的麻醉方法及麻醉药物。术前使用镇静药物缓解患者焦虑情绪，使患者得到充分休息。

（3）心律失常　了解心律失常的性质及类型，是否安装心脏起搏器及其具体情况，了解心输出量情况。对于心房纤颤和心房扑动的患者，术前应将心率控制在 80/min 左右；有完全房室传导阻滞、慢性双束支阻滞伴心动过缓，对药物无反应者及病态窦房结综合征者，术前应做好心脏起搏的准备，必要时安装临时心脏起搏器；频发多源性或复杂性室性早搏，术前需药物控制。

3. 肺功能情况

近两周若有呼吸道感染史，即使已经临床治愈，由于呼吸道黏膜处于高应激状态，其围术期呼吸道并发症发生率仍高于未患呼吸道感染者，手术需推迟至临床治愈 1～2 周后进行。了解患者日常活动情况，若存在呼吸困难，需与存在同样症状的心脏疾病相鉴别。对于慢性阻塞性肺疾病患者，了解每日痰量及颜色，若并发上呼吸道感染应加以控制。哮喘患者围术期呼吸系统并发症较正常者高 4 倍，一般支气管扩张药和肾上腺皮质激素治疗可缓解。吸烟者尤其是每日吸 20 支以上超过 10 年者，易发生感染、咳嗽、咳痰，麻醉后易并发严重呼吸系统疾病，术前需禁烟 4～6 周。高龄患者易并发慢性肺部疾病，继发肺动脉高压和肺心病，麻醉风险较大。过度肥胖、体重超标 30%以上者，易并存慢性肺功能减退，术后较易发生低氧血症。鼻窦炎或鼻息肉患者经鼻气管内插管时应慎重。

4. 水、电解质和酸碱失衡情况

高血压脑出血患者由于病情紧急，颅内压升高，入手术室前已经使用脱水药，加之呕吐和误吸等原因，极易发生脱水、电解质紊乱和酸碱平衡失调，最常发生酸中毒和低血钾。

5. 呼吸道情况

该类患者肥胖者较多，脑出血后易发生不同程度的呼吸抑制，易并发呕吐误吸，因此困难气道常见，麻醉医师必须充分考虑气管插管的难易情况，及时准备处理困难气道的各种设备。

6. 充分与手术医师沟通

访视过程中应与外科医生充分沟通，重点了解此次手术情况，主要包括手术目的、部位、难易程度、时间长短、危险性及可能的出血量，是否需要特殊麻醉技术（如低温、控制性降压），相关体格检查与实验室检查的完善程度。

7. 急诊相关情况

高血压脑出血者病情紧急，麻醉医师既要充分了解和评估患者的各种情况，还要了解手术的缓急程度，对于择期手术需按要求做好充分的麻醉前准备，必要时可延期手术；急症手术患者病情危急、内环境紊乱、全身情况差，在不延误手术时机的情况下，尽可能调整患者内环境、电解质、酸碱平衡和重要脏器功能，以提高患者对手术麻醉的耐受力，增强围术期患者的安全性。对于病情特别危重，不及时手术将面临死亡，但手术则麻醉风险极高的情况，要综合考虑手术与否对患者的获益程度。若评估及时手术对患者更有意义，则需在充分告知患者家属病情并取得家属同意的情况下及时手术。

二、麻醉前准备

1. 准备目的和任务

主要目的是增强患者对麻醉和手术的耐受能力，提高患者在麻醉中的安全性，避免麻醉中意外或不良事件的发生，减少麻醉并发症。主要任务是做好患者体格和精神方面的准备，给予患者恰当的麻醉前用药，同时做好麻醉用具、设备、监测仪器和药品（包括急救药品）等的准备。

2. 患者一般情况的准备

改善营养，纠正贫血和低蛋白血症等，纠正水、电解质和酸碱平衡的紊乱；治疗并纠正心、肺、肝、肾等重要脏器的生理功能，如调整血压、治疗冠心病、停止吸烟以改善呼吸功能和增强肝功能等；同时要消除患者对麻醉和手术的恐惧、顾虑，增强患者战胜疾病的信心。

3. 麻醉前需要做的有关化验和检查

（1）血、尿、粪常规；

（2）出、凝血时间；

（3）生化（肝、肾功能）；

（4）心电图；

（5）乙肝、丙肝、HIV 抗体；

（6）胸片。

如患者并存心肺疾病，则要进行血气、心脏彩超、CT 和其他相关检查以明确诊断。

4. 麻醉药物和器械的准备

高血压脑出血患者多病情紧急，无论采用何种麻醉方法都应事先做好麻醉药物和器械的准备与检查工作，备好全套全身麻醉用具。麻醉前不仅要备齐各种麻醉药物，还要备好各种抢救药物（如肾上腺素、多巴胺、苯肾上腺素和阿托品等）以应对随时可能出现的危险情况；对麻醉设备、器材的检查宜有序进行，主要包括气源、麻醉机、监护仪、气管插管等的检查。

5. 麻醉前用药

(1) 对于精神紧张或有剧痛者，术前应给予适当的镇痛、镇静药；对兴奋或躁动者，用药量宜酌情增加，以免因兴奋导致 ICP 升高。

(2) 地西泮类和麻醉性镇痛药对 CBF 及 ICP 的影响轻微，可以选用，但应确保呼吸道通畅和通气量足够。

(3) 抗胆碱药可选用东莨菪碱或长托宁，以免心率增快；东莨菪碱与吗啡片类制剂合用，既有明显的镇静作用，又很少引起心动过速；术前长期服用β-受体阻滞药或利血平类药物者，可选用阿托品。

(4) 对于意识消失及难以维持呼吸道通畅者，可免用术前药。

三、麻醉选择

根据手术方式的不同，高血压脑出血手术可在局部麻醉、神经阻滞麻醉或全身麻醉下进行。局部麻醉或神经阻滞可单独应用也可联合使用，而根据使用药物的不同全身麻醉可分为全静脉麻醉、吸入全身麻醉和静吸复合麻醉；根据气道管理方式的不同可分为经喉罩全身麻醉和经气管插管全身麻醉。局部麻醉或神经阻滞主要适用于血肿钻孔碎吸或引流术；而传统大骨瓣开颅血肿清除术和微创血肿清除术最好在全身麻醉下进行。经喉罩全身麻醉适用于全身情况好、无饱胃情况和误吸风险的患者，主要特点是操作简便，对患者血流动力学影响轻微，而气管插管全身麻醉适用于所有高血压脑出血手术，目前最常用气管插管静吸复合全身麻醉。

四、麻醉方法

（一）局麻

主要由手术医师在切口部位注射局部麻醉药物，常用药物为 0.5%～1.0%利多卡因和（或）0.25%～1.0%罗哌卡因。

（二）神经阻滞

主要阻滞患侧枕大神经、枕小神经、眶上神经、滑车上神经和耳颞神经，常用药物为 0.5%～1.0%利多卡因和（或）0.25%～1.0%罗哌卡因，阻滞方法如下。

1. 枕大神经阻滞

穿刺点在乳突与寰枢关节连线或颈 2 棘突与乳突后缘连线中点向上 1cm，可触及枕动脉，垂直进针触及枕骨，充分回吸无血后即可于帽状腱膜上下注射 0.5%罗哌卡因

2～3mL。

2. 枕小神经阻滞

以枕大神经阻滞点与乳突尖连线的中点为穿刺点，垂直皮面进针直达颅骨，注射0.5%罗哌卡因2～3mL。

3. 眶上神经阻滞

在眶上缘内1/3处或在眉中间触及眶上切迹垂直刺入切迹，注射0.5%罗哌卡因1～2mL，由于眶上孔变异较大，仅有20%左右的操作可以刺进眶上孔，如没能进入眶上孔，沿眶上缘向眶内进针0.5～1cm注射药液也可以阻滞该神经。

4. 滑车上神经阻滞

于鼻背根部与眉弓部交汇点进针，深度1～1.5cm，注入0.5%罗哌卡因2～3mL。

5. 耳颞神经阻滞

患者取仰卧位，头转向健侧，以外耳道与下颌关节间为穿刺点，此处可触及颞动脉轻微搏动，用0.5%罗哌卡因2～3mL浸润皮下至颧弓根部，这种阻滞方法同时阻滞耳颞神经的小分支，包括耳前神经颞浅支和颞神经支。

（三）全身麻醉

良好的全身麻醉需要做到麻醉诱导平稳迅速、无呛咳、气管插管反应小、通气良好、颅内压控制满意和苏醒质量好，临床最常用静吸复合麻醉。

1. 麻醉监测

患者入手术室后常规监测心率（HR）、脉搏氧饱和度（SPaO2）、心电图（ECG），行动脉（主要为桡动脉或足背动脉）和中心静脉穿刺监测有创动脉血压（BP）和中心静脉压（CVP）。机械通气后再监测潮气量（VT）、呼吸次数（RR）、呼吸道压力（P_{peak}）、呼气末二氧化碳分压（$PETCO_2$）等并置入导尿管观察尿量。

2. 麻醉用药

（1）根据病情，术前30分钟肌内注射苯巴比妥0.1g和阿托品0.5mg，也可在入室后选用地塞米松、甲泼尼龙、胃酸抑制药和长托宁等药物。

（2）麻醉诱导　首先给予咪达唑仑0.05～0.1mg/kg缓慢静脉注射，待患者安静后依顺序给予丙泊酚1～2mg/kg、维库溴铵0.1～0.15mg/kg（或选用其他非去极化肌肉松弛药，如罗库溴铵和顺式阿曲库铵等）、芬太尼4～6μg/kg或舒芬太尼0.5～1.0μg/kg静脉注射3分钟后行气管插管后接麻醉机行机械通气。

（3）麻醉维持可泵注丙泊酚4～10mg/(kg・h)、瑞芬太尼5～20μg/(kg・h）或吸入1%～4%异氟烷和七氟烷，间断静脉推注非去极化肌肉松弛药。

五、麻醉管理要点

高血压脑出血手术麻醉的管理原则是正确处理饱胃、吸入性肺炎等呼吸道特殊情况以保护肺功能；维持血流动力学稳定、预防血压剧烈波动以保证满意的脑血流灌注；术中维持脑松弛、降低颅内压和减轻脑水肿以保护脑功能。

1. 颅内压控制和脑功能保护

高血压脑出血手术麻醉必须采取有效措施预防和控制颅内高压，保护脑功能。

（1）保持呼吸道通畅，避免缺氧和二氧化碳蓄积，必要时控制二氧化碳分压在 4.0～4.67kPa，使脑血管收缩和脑容量降低。

（2）抬高患者头部并避免颈部过度扭曲，确保脑内静脉回流通畅。

（3）增加麻醉深度，不使用氯胺酮等升高颅内压的药物以降低脑容量。

（4）根据中心静脉压监测结果适当限制液体输入，适量应用甘露醇和呋塞米提高血浆胶体渗透压，以减轻脑水肿和降低脑容量。

（5）采用控制血糖水平、浅低温、钙通道阻滞药和神经保护药应用等综合措施保护脑功能。

2. 急性脑膨出预防和处理

（1）高血压脑出血手术脑膨出常见原因有患者出血量大、术中脑压板对脑组织长时间压迫等手术处理不当导致静脉回流受阻、患者体位不当、气道不畅、缺氧及 CO_2 蓄积、血压过高、输液逾量、对病情估计失误、麻醉过浅和麻醉药物的不良反应等，造成手术困难和患者生命危险，此时应针对具体变化查找原因，果断处理。

（2）术中一旦发生急性脑膨出，要迅速查明原因，快速有效解除脑膨出，主要措施包括：①进行过度换气，其机制是过度换气使肺泡和血液中 $PaCO_2$ 下降导致低碳酸血症，引起脑组织阻力血管收缩和脑血流量减少；②使用静脉麻醉药和去极化肌松药加深麻醉；③静脉推注甘露醇和呋塞米脱水；④使用类固醇类药物以缓解脑水肿；⑤扩大骨窗，大骨瓣减压，减少脑组织受压，减轻脑肿胀及坏死，减少脑疝的发生；⑥控制性低血压，最有效的办法是控制动脉收缩压，将收缩压维持在 80～90mmHg，2～4 分钟后再恢复血压至原有水平，并可反复数次。控制收缩压可以缓解血管的急性扩张和创面渗血，以刺激脑血管自动调节功能的恢复。然而血压控制不能太长，否则加重脑缺血缺氧；⑦注意纠正不正确的体位，去除引起颅内静脉压增高的原因；⑧清除血肿周围出血，缓解脑组织压力；⑨若膨出的脑组织肿胀明显，压力高，可视情况切除膨出的严重出血脑组织或将脑池开放，但禁忌盲目切除膨出脑组织，需针对不同病因，采取积极正确的措施缓解术中的脑膨出。

3. 循环系统调控

高血压脑出血患者出血前血压大多较高，出血后颅内血肿的占位效应和血肿周围的脑组织水肿均可导致颅内压增高，增高的颅内压可使原本已经升高的血压进一步升高，从而维持肿胀脑组织的血流量和灌注压。麻醉的目的是维持手术中不同时期脑组织的正常血流灌注，同时保证循环功能稳定，因此根据手术不同时期颅内压的变化调控血压以维持满意的脑灌注压尤为重要。

（1）在术前，颅内高压未控制前不要过于积极地控制血压，以防脑灌注压过低影响脑灌注；若经过积极治疗，颅内压得到有效控制后，血压仍高于 180/120mmHg 者，可应用血管活性药物降低血压，最好使平均动脉压能维持在出血前水平，降压过程应平缓。

（2）在开颅期，手术操作可使血压急剧升高，此时应该用足量的镇痛和肌肉松弛药物来加深麻醉，必要时也可用血管活性药物使血压控制在合理水平。

（3）在颅骨骨瓣去除后或微创手术血肿清除后，由于颅内压降低，血压通过 Cushing 反应反射性升高的因素消除，加上术前血压高和脱水导致患者容量不足，血压在此期常出现明显降低，而高血压脑出血患者常合并冠心病和心、脑、肾等重要脏器损害，对低血压耐受力较差，因此在去骨瓣和清除血肿时必须有效监测，及时通过扩容、减浅麻醉或使用血管加压药物有效提升血压。

（4）由于脑出血患者术中多有血压波动，应及时给予肌肉松弛药物以避免麻醉减浅时发生体动和呛咳导致脑膨出和继发性颅内出血等严重并发症。

4. 术中输血输液和水电酸碱平衡

高血压脑出血手术围术期液体管理的目标是在维持血流动力学稳定和满意的脑灌注压基础上尽量减少脑组织含水量以降低颅内压。此类患者术前常因高血压、昏迷和高颅压而行脱水利尿等处理导致血容量不足、电解质失调和酸碱平衡紊乱，以酸中毒和低钾血症常见，患者入手术室后要根据心率、血压、中心静脉压和血气情况给予适当扩容以维持满意的脑灌注压和血流动力学稳定，同时要限制各类液体的总入量，纠正电解质和酸碱平衡紊乱，控制血糖水平，维持血浆胶体渗透压水平在 305～320mOsm/L 之间以避免脑水肿和颅内压升高。术中除使用血液制品外，常使用人工胶体和等张晶体液，因大剂量右旋糖酐、淀粉类胶体和明胶等胶体均不同程度影响患者凝血功能，使用时应注意限制每日使用量；乳酸林格液大量应用时应注意乳酸和血氯浓度升高对机体的影响，醋酸林格液因不引起患者酸碱平衡紊乱而在脑出血术中的应用越来越受到重视。

5. 饱胃、反流、误吸和吸入性肺炎的预防与处理

高血压脑出血发病急，发病时饱胃患者多见，有些患者在入手术室前因意识障碍导致喉功能不全发生呕吐和误吸，麻醉用药和正压通气等麻醉操作进一步加剧了反流误吸的风险，误吸导致的呼吸道梗阻、肺不张和肺炎是围术期麻醉死亡的主要因素之一，必须高度重视，及时预防和处理。

（1）误吸不同性质胃内容物引起的病理生理改变　①误吸 pH＜2.5 胃液后，即时出现斑状乃至广泛肺不张，肺泡毛细血管破裂，肺泡壁显著充血，还可见到间质水肿和肺泡内积水，但肺组织结构仍比较完整，未见坏死，临床常迅速出现低氧血症。②误吸 pH≥2.5 胃液后肺损伤较轻，偶见广泛斑状炎症灶，除非吸入量较多，此改变一般在 24 小时内可恢复，且对 $PaCO_2$ 和 pH 影响较小。③误吸非酸性食物碎块后主要表现为小气道梗阻，在细支气管和肺泡管的周围，可呈斑状或融合成片，以淋巴细胞和巨噬细胞浸润为主，在食物碎屑周围可呈肉芽肿。④误吸酸性食物碎块后表现为肺组织广泛出血性肺水肿和肺泡隔坏死，肺组织结构完全被破坏，呈严重的低氧血症、高碳酸血症和酸中毒，多伴有低血压和肺动脉高压症。

（2）误吸的临床表现　主要分以下四类。①急性呼吸道梗阻：固体或液体胃内容物均可引起气道机械性梗阻而造成缺氧和高碳酸血症，严重者可因缺氧导致心肌收缩减弱、心室扩张或室颤，部分患者可因吸入物对喉或气管的刺激出现反射性心搏停止。②Mendelson 综合征：误吸发生不久或 2～4 小时后出现哮喘样综合征，患者呈发绀、心动过速、支气管痉挛和呼吸困难。在受累的肺野可听到喘鸣音或啰音。肺组织损害的程度除与胃内容物的 pH 直接相关外，还与消化酶活性有关。胸部 X 射线的特点是受累的肺野呈不规则、边缘模糊的斑状阴影，一般多在误吸发生后24小时才出现。③吸入性肺不张：吸入物若堵塞支气管后合并支气管分泌物增多，可使不完全性梗阻成为完全性梗阻，远侧肺泡气被吸收后发生肺不张。肺受累面积的大小和部位，取决于发生误吸时患者的体位和吸入物容量，平卧位时最易受累的部位是右下叶的尖段。④吸入性肺炎：气道梗阻和肺不张导致肺内感染，若气道梗阻不能尽快解除，致病菌感染可引起肺炎或肺脓肿。

（3）饱胃患者的处理　①正确判断患者是否饱胃，难以判断者均需按饱胃患者处理；②备好有效的吸引装置；③放置粗大的胃管行有效的胃肠减压；④正确做好麻醉准备和诱导，如选择清醒气管插管麻醉，无氧储备低下者可不用面罩正压通气，插管时压迫环状软骨等综合措施以避免饱胃患者误吸；⑤其他，如采用V形体位，应用止吐、抑酸药等。

（4）误吸和吸入性肺炎的处理　关键在于及时发现和采取有效措施，以免发生气道梗阻窒息和减轻急性肺损伤。主要措施包括以下方面。①重建通气道：使患者处于右侧卧位，头低足高，尽量保持肺有效的通气和引流，迅速用喉镜和吸引装置清除胃内容物。②支气管冲洗：气管内有黏稠性分泌物或为特殊物质所堵塞时用温生理盐水反复冲洗，或用双腔导管分别冲洗两侧支气管。③纠正低氧血症：用机械通气如呼气末正压通气或CPAP行呼吸支持治疗以减轻肺损害。④气管镜检查和治疗：待病情许可后行气管镜清除支气管内残留的异物，减少和预防肺不张和感染的发生。⑤及时应用激素和抗生素预防和治疗肺感染。⑥其他：维持水、电解质、酸碱平衡和血流动力学稳定等的综合措施。

六、术后麻醉相关注意事项

1. 术后呼吸道管理

高血压脑出血术后肺部感染为最常见、最严重的并发症，是造成患者死亡的主要原因之一。

（1）术后呼吸道感染的主要原因　①术前有呕吐、误吸；②脑肺综合征，在急性脑血管疾病时伴发肺部的血管运动障碍，表现为肺淤血、肺水肿及点状出血，极易合并肺部感染；③高血压脑出血患者出现昏迷、气管插管滞留时间延长、咳嗽反射减弱、气管内分泌物排出不畅、肺感染概率增加；④术后因高热、负氮平衡导致机体免疫力减弱；⑤高血压脑出血多见于中老年人，常合并慢性支气管炎和糖尿病，表现为肺组织萎缩，肺泡弹力下降，免疫力低下；⑥术后呼吸道感染，更加影响有效的气体交换，血液中氧含量减少，脑水肿加重，又反过来影响呼吸功能，形成恶性循环；⑦后期医院感染成为肺部感染的主要原因。

（2）术后呼吸道管理方法　针对以上高血压脑出血术后合并肺部感染的临床特点，除合理用药抗感染外，早期气管切开，可及时清除呼吸道痰液，防止痰液淤积，排出误吸入气管内的呕吐物，保持呼吸道通畅，减少肺部感染的发生率，可避免缺氧和感染引起的继发性脑损伤，值得临床进一步推广。

（3）经皮气管切开方法（Griggs技术）　是经皮气管切开术中的一种成熟方法，通过导丝和扩张钳完成气管造口，其主要优点为可在床边进行，尤其适合脑出血术后等危重患者的床边操作；手术创伤小、操作迅速，无需逐层切开、止血、确认解剖关系，特别是处理甲状腺峡部，安全简便、感染少、成功率高、并发症少。具体步骤如下。①患者面朝上平卧，颈肩部下方垫物使头后仰成过伸位以寻找解剖标志，确定适合的穿刺部位。②确认解剖标志和穿刺点，吸痰（如果必要的话），当气管内有气管插管时，要调整气囊位置到声带上方，以避免损伤气管插管；可以在穿刺点施行局部麻醉。建议选用第2～3软骨环之间为穿刺点。③备皮、消毒和铺巾。④做1～2cm水平或垂直皮肤切口，钝性分离皮下组织，进一步并明确解剖标志。⑤14G套管针穿刺气管，针稍向头部倾斜，进针直到气泡抽出，拔出穿刺针，留置套管于原位。⑥用导丝引导器将导丝送入套管内，撤出套管，留导丝于原位。⑦通过导丝插入扩张器，先扩开软组织，抵达气管前壁后，旋转推进进入气管，撤出扩张器，留导丝于原位。⑧将内侧开槽的专利扩张钳夹在导丝上，沿导丝将扩张钳滑入气管前壁，张开钳子使气管前壁前方的软组织扩张，在扩张钳打开的状态下移去扩张钳。⑨按上一步的方法重新放入扩张钳，并穿透气管前壁，将扩张钳手柄向患者头部推移，保持扩张钳纵轴与患者身体纵轴平行，使扩张钳尖端进一步进入气管内，打开扩张钳扩张气管，在扩张钳打开的情况下移去扩张钳。⑩沿导丝放入带内芯的气管切套管，拔出内芯和导丝，固定套管。

2. 术后镇痛

以往认为神经外科患者术后疼痛轻微，同时外科医师担心应用阿片类药物可引起呼吸抑制和病情观察困难，导致长期以来神经外科患者术后疼痛治疗不满意。现代研究发现，开颅术后疼痛可对机体产生诸多不利影响，只有合理选择镇痛模式，加强监测和护理，才能减少术后疼痛和并发症，促进患者康复。

（1）高血压脑出血患者术后疼痛对机体产生的主要不利影响　①交感神经系统兴奋，心率加快、心脏负荷和耗氧量增加，增加冠心病患者心肌缺血及心肌梗死的危险性。②疼痛导致呼吸浅快、呼吸辅助肌僵硬致通气量减少，无法有力地咳嗽和清除呼吸道分泌物，导致术后肺部并发症增加。③肌肉张力增加，肌肉痉挛，限制机体活动并促进深静脉血栓形成。④其他：如焦虑、恐惧、便秘、尿潴留等。

（2）常用镇痛药物　①局部麻醉药，常用利多卡因和罗哌卡因；②阿片类药物，常用吗啡、芬太尼和舒芬太尼等；③非甾体类抗炎药物，如氯诺昔康、氟比洛芬酯和帕瑞昔布等；④对乙酰氨基酚；⑤其他非阿片类中枢镇痛药物，如曲马多等。

（3）高血压脑出血术后镇痛常用方法　①手术切口局部麻醉药浸润注射或头部神经阻滞，如枕大神经、枕小神经、眶上神经、滑车上神经和耳颞神经阻滞，常用药物为0.5%～1.0%利多卡因和（或）0.25%～1.0%罗哌卡因，此类镇痛方法较少影响患者呼吸，并发症少，但只能一次性给药，作用时间短。②经静脉患者自控镇痛：将止痛药物注入自控镇痛泵中，经静脉恒速或自控输入体内的一种止痛方法。常用药物为阿片类药物、非甾体类药物和对乙酰氨基酚等，可根据病情单独应用或几种药物联合配伍。其主要优点为更容易维持最低有效镇痛药浓度，大大降低镇痛药的副作用，真正做到及时、迅速，基本解决了患者对止痛药需求的个体差异，有利于患者在任何时刻、不同疼痛强度下获得最佳止痛效果，减轻了疼痛所致不良反应，如应激、心肌缺血和肺不张。

（4）术后镇痛常见并发症防治　①恶心、呕吐：发生率高，主要由阿片类药物所致，可静脉注射地塞米松、氟哌利多和5-HT_3受体拮抗药恩丹西酮、托烷司琼和多拉司琼等治疗，也可在止痛泵中加入止吐药物预防。②呼吸抑制：表现为呼吸变深变慢，呼吸频率≤8次/min或SPaO2＜90%应视为呼吸抑制，立即停止给予阿片类药物，强疼痛刺激、吸氧，必要时建立人工气道或机械通气，同时静脉注射纳洛酮（可根据呼吸抑制的程度，每次 0.1～0.2mg，直至呼吸频率＞8 次/min 或 SPaO2＞90％）。③瘙痒：主要由吗啡引起，其他药物较少发生。轻度瘙痒者可给予抗组胺药物治疗，严重患者需减量或停药，也可更换其他种类止痛药物。④缩瞳：μ 受体和 κ 受体激动药兴奋动眼神经副交感核导致瞳孔缩小，长期使用阿片类药物的患者可能发生耐受，但若增加剂量仍可表现为瞳孔缩小，应与其他神经外科疾病导致的瞳孔变化相区别。

第二节　颅内动脉瘤手术的麻醉

颅内动脉瘤指颅内动脉壁上的异常膨出部分，病因多为先天性畸形，其次是感染和动脉硬化。发病的高峰年龄在 50～54 岁，女性发病率比男性略高，是引起自发性蛛网膜下隙出血（subarachnoid hemorrhage，SAH）的最常见原因。脑动脉瘤主要在近心端颅内动脉，其中 35％～40％在前脑动脉、30％在内颈动脉、20％～25％在中脑动脉、10％在后部循环。动脉瘤性蛛网膜下隙出血多见于中年女性，病情的凶险程度取决于出血速度、出血量及患者的心血管系统功能状态。若出血量大，患者除了剧烈头痛，还可因颅内压急剧升高而出现精神障碍、血压升高、心律失常，如果患者有心血管系统疾病，可能失代偿而危及生命。所以，1/3 的患者没来得及手术便很快死亡。患者手术后约 2/3 恢复良好，1/3 死亡或留下严重缺陷。即便是恢复良好者，若进行详细的神经系统功能检查，约有一半患者也留有程度不同的行为、精神或记忆障碍。再出血和脑血管痉挛是 SAH 致残、致死的主要原因。

一、术前评估和处理

（一）神经外科诊断

诊断主要依靠 MRI、CT 和血管造影，以及翻阅病史和体格检查（包括神经外科查体）及神经功能状态的判断。常用的 SAH 患者病情分级方法有 Hunt-Hess 评分法、Botterell 法、合作研究分级和世界神经外科联合会（World Federation of Neurosurgical Societies，WFNS）标准等。以上分级标准的共同特点为级别越高，功能损伤越重。

（二）评估液体及电解质平衡情况

部分数患者（30％～50％）在 SAH 后容易发生低血容量，且程度与临床分级和颅内高压程度相关，原因包括卧床、负氮平衡、高颅压脱水治疗、红细胞生成减少、医源性血液丢失（较多的抽血化验等）、自主神经系统调节不良等。术前等待时间越长，低血容量的可能性及程度越大。另外，SAH 患者可能存在脑性耗盐综合征（Cerebral Salt-Wasting Syndrome，CSWS），肾排钠异常增高，导致低容性低钠血症。低容性低钠血症会增加脑缺血和脑梗死的发病率，术前应尽可能纠正，治疗包括输注等渗或高渗（3％）盐水以改善脑灌注。50％～70％患者发展为低钾血症和低钙血症，需对症处理，高血糖也必须纠正。

（三）进一步检查

根据心脏病史及心电图，决定是否需要进一步行超声心动图、心肌酶和心脏核素扫描检查。50%～100%的患者SAH后出现心电图异常，最常见为T波倒置和ST段压低。其他一些改变包括出现U波、Q-T间期延长、异常Q波。这些改变与心肌缺血或心肌梗死时心电图的改变类似，甚至可以引发致命的心律失常，应引起注意。另外，低钾血症是诱发心律失常的高危因素，应及时纠正。心脏损伤程度与SAH后神经功能损伤程度有关，通过心脏同工酶或超声心动图评价心肌缺血程度，是决定是否行急诊外科手术治疗的重要因素之一。预防性应用肾上腺素能受体阻滞剂可改善一部分患者心肌损伤的预后。

（四）处理方式

SAH患者一定要绝对卧床休息，同时给予镇静、止痛治疗。合理控制血压，既要防止动脉瘤破裂或者再出血，又要维持足够的脑灌注压。SAH后因颅内压升高，为维持脑灌注压，高血压是代偿性反应，处理高血压反而有害。只有在收缩压超过160mmHg时才考虑使用降压药物。降压药可以使用钙离子通道阻滞剂，如尼莫地平或β-受体阻滞剂（如拉贝洛尔）。硝普钠可使血管扩张而增加脑血流，但有危险后果，所以不推荐使用。

二、麻醉管理

（一）麻醉前用药

目的是消除患者的紧张情绪及由其引起的血压升高，防止动脉瘤破裂。给予镇静药、催眠药、抗焦虑药和麻醉药时应注意，不要抑制患者的呼吸及掩盖神经外科症状。对一般情况较好的患者，可在严密监测下静脉给予小剂量镇痛药（吗啡1～4mg，芬太尼25～50μg）或苯二氮䓬类药物（咪达唑仑1～2mg）。情况较差的患者，一般术前不给药，除非带气管导管的患者需要肌松、镇静和控制血压。

（二）麻醉监测

基本监测包括心电图、无创和（或）有创动脉血压、脉搏血氧饱和度、体温、尿量监测等。为了能够在术中动脉瘤破裂后快速输液及监测中心静脉压，应在麻醉后、手术开始前放置中心静脉导管。对于心功能较差者，必要时考虑放置动脉导管。无创性心排出量测定用于指导治疗也很有价值。脑电图（EEG）在动脉瘤手术中的应用价值尚不肯定。体感诱发电位可以判断手术对传导通路的影响，但首先要排除麻醉药物对其造成的影响。

（三）麻醉诱导和气管插管期

关键问题是预防动脉瘤破裂，麻醉诱导过程要保持平稳，抑制气管插管时的呛咳反射及其引起的高血压，保证足够的脑灌注压，降低动脉瘤跨壁压的变化。

除了氯胺酮和琥珀胆碱不宜使用外（因为有可能引起短暂、突然升高的颅内压），其他常用静脉麻醉药都可以应用。常用的药物组合为丙泊酚2mg/kg或依托咪酯0.3～

0.4mg/kg、罗库溴铵 0.6～0.9mg/kg 或维库溴铵 0.1～0.12mg/kg、芬太尼 6～8μg/kg，肌肉完全松弛放置喉镜时静脉注射艾司洛尔 0.5～1mg/kg，显露声门后，咽喉及气管内喷雾 1%丁卡因或 2%～4%利多卡因，然后行气管插管。力争整个插管过程在 20s 内完成，因为持续时间越长，心血管不良反应越严重。如果插管困难，每次操作不要超过 20s。需要时加用艾司洛尔 30～50mg 和尼卡地平 0.5mg，防止血压升高和心率增快。必要时，考虑光导纤维喉镜辅助插管。诱导时，分级较好的患者由于脑组织的弹性较好，不需要过度通气（$PaCO_2$ 在 35～40mmHg），对于分级差的患者建议采用中度过度通气，$PaCO_2$ 维持在 30mmHg。

（四）麻醉维持

麻醉维持包括联合应用丙泊酚、麻醉性镇痛药、非去极化型肌松药和（或）联合 0.5MAC 的吸入麻醉药。

维持一定的麻醉深度，调控血压，降低脑组织张力。所有的吸入麻醉药均扩张脑血管，可能增加颅内压，但复合过度通气后（$PaCO_2$ 在 28～30mmHg）对颅内压影响不大。地氟烷和七氟烷苏醒效果迅速，有利于术后早期神经功能评估。颅骨钻孔前，可静脉注射芬太尼 2μg/kg。

（五）术中脑保护

1. 液体治疗

SAH 患者全身循环血量减少，因此应在诱导前补充等张晶体液以保证脑灌注。动脉瘤夹闭后，应保持适当高血容量。由于高血糖可加重局部或全脑缺血损伤，因此应选用无糖晶体液。对于血脑屏障受损的患者，选用生理盐水和等张溶液优于选择乳酸林格液，因为后者渗透压低于血浆渗透压，可透过受损的血脑屏障造成脑水肿。输血或血制品以维持血细胞比容 30%以上，不宜超过 500mL，以免对凝血功能产生影响。

2. 控制性降压

在显微镜进行动脉瘤操作期间，用硝普钠、艾司洛尔、尼卡地平、异氟烷进行控制性降压，可降低动脉瘤壁张力，有利于手术操作，降低动脉瘤破裂的机会。

3. 临时夹闭期间的麻醉

临时夹闭动脉瘤时间估计少于 120s 时，可以不采取保护措施。如果超过 120s，应采取以下保护措施：①吸入氧浓度增加到 100%；②静脉注射硫喷妥钠，减少脑代谢和氧耗量，EEG 处于爆发抑制状态；③同时给予 25～100μg 去氧肾上腺素，预防低血压；保持血压在基础值 20%以上；④夹闭时间超过 5min 的患者，术后常需要机械通气和镇静；⑤预计夹闭时间超过 10min 的患者，可以考虑使用轻、中度低温；⑥对巨大动脉瘤及复杂椎基底动脉瘤用深低温停循环。

4. 低温

体温每降低 1℃，脑氧代谢率降低 7%。亚低温（32～34℃）明显降低脑氧代谢，减少谷氨酸、甘氨酸和多巴胺的释放，抑制蛋白激酶 C，降低自由基诱发的磷脂过氧化，进而提高动物对半球或局灶性脑缺血的耐受性。一些医院也将其用于术中脑缺血时的脑保护，中度低温（28～32℃）和深低温（20～28℃）因对心脏影响大而在手术中的应用受限。

（六）麻醉苏醒

应特别注意避免呛咳、屏气、二氧化碳潴留和高血压。一般情况较好的患者，手术结束后可在复苏室拔除气管导管。在拔管时要特别预防血压升高，较常用的方法为气管拔管前静脉注射利多卡因 1～2mg/kg 和（或）艾司洛尔 0.5～1mg/kg 加尼卡地平 0.5mg，术后维持适当高容量和相对血液稀释状态。术后患者持续 2 小时意识不恢复或出现新的神经功能损伤症状，在排除麻醉残留作用和其他影响因素（如缺氧或低钠血症）后，应及时行 CT 扫描检查是否存在血肿、脑积水及脑梗死等。

（七）围术期脑血管痉挛的预防

脑血管痉挛的发生机制与血红蛋白、氧自由基、前列腺素、血管紧张素、组胺、儿茶酚胺和血清素有关。

（1）脑血管平滑肌内，钙离子浓度增加是各种原因引起血管痉挛的共同途径。因此，应用钙通道阻滞剂尼莫地平或硝苯地平阻断钙离子通道，可防止细胞外钙离子进入胞质，从而防止血管收缩。据此，术前 2～3 周口服尼莫地平 60mg，每 4 小时 1 次；术中按 0.5μg/(kg·min) 静脉输注，能有效缓解脑血管痉挛。

（2）蛛网膜下隙出血后 30%～40%患者的脑血管内膜有损伤，血小板在损伤处凝集，释放血管收缩物质和血栓烷 A_2（Thromboxane A_2，TXA_2），由此可引起血管痉挛。前列环素（Prostaglandin I_2，PGI_2）的作用与 TXA_2 相反，具有抗血小板凝集和扩张血管的作用。目前，α-受体阻滞剂（酚妥拉明）、5-羟色胺拮抗剂（甲麦角新碱）、磷酸二酯酶抑制剂（氨力农、米力农），以及各种血管平滑肌扩张剂（硝普钠、硝酸甘油、前列地尔等）已广泛应用于临床，而钙通道阻滞剂也正在临床逐渐试用。

（3）高血压　高血容量和血液稀释治疗（3H 治疗）成功的关键是要在轻度脑缺血进展为脑梗死前实施，但再出血率高达 19%。所以，应用升高血压和扩容疗法要慎重。3H 治疗可能引发的其他颅内不利改变有梗死区出血、加重脑水肿、升高颅内压。全身并发症有心肌梗死、肺水肿、凝血性病理改变、稀释性低钠。在手术或介入治疗前，如收缩压高于 160mmHg，则需要降压。SAH 后脑血流自动调节曲线右移，正常灌注压并不能保证足够的脑血流。在 SAH 或有血肿占位效应时，必要时要使用去氧肾上腺素、多巴胺或去甲肾上腺素等药物维持血流动力学的稳定。SAH 确诊后，应立即开始尼莫地平治疗，为预防尼莫地平引起的低血压，必要时可以使用去氧肾上腺素等。术后脑血管痉挛的预防：低风险患者保持收缩压在 110mmHg 以上，中风险患者为 130～140mmHg，高风险患者保持在 140～160mmHg，必要时可以使用去氧肾上腺素、多巴胺、去甲肾上腺素等。

（4）血管成形　如患者病情危重，3H 治疗无效，可以通过动脉导管在动脉痉挛段内置入球囊扩张痉挛血管，但可能并发动脉破裂。

（5）动脉内罂粟碱或尼卡地平灌注　由于大脑前动脉近段、大脑后动脉及大脑中动脉远段等区域扩张球囊不能放入，经动脉内灌注高浓度罂粟碱数小时后可以使某些痉挛血管缓解。但此法复发率高，只有在其他方法失败后才使用。

（6）颈交感神经阻滞或星状神经节阻滞可以减轻脑痉挛，减轻由此引起的神经症状。

第六章

泌尿外科手术的麻醉

第一节　前列腺手术的麻醉

前列腺手术多见于60岁以上老年男性患者。近年来，随着前列腺增生（BPH）的发病率逐渐上升，各种治疗BPH的术式也在不断发展和改良。常见的术式有经腹或会阴前列腺切除术（开放手术）、经尿道前列腺电切术（TURP）、经尿道前列腺气化电切术（TVP）、经尿道前列腺等离子电切术（PKRP）等。目前，较常用的是TURP、TVP、TURP＋TVP和PKRP等术式，但如果腺体过大就需做开腹切除。高龄前列腺增生患者的身体功能呈进行性退化，各器官存在不同程度的病理变化，重要器官的代偿功能下降，对手术、麻醉耐受力差，麻醉风险大。

一、经腹前列腺切除术的麻醉

经腹前列腺手术适用于前列腺巨大肿瘤的切除，可在区域阻滞或全身麻醉下进行。这类手术患者多为老年人，且常合并有心脑血管病、糖尿病或慢性肺功能不全等疾病。部分患者还伴有不同程度的尿路梗阻、肾功能不同程度的损伤，给麻醉和手术带来一定的困难。

对于一般情况较好的患者，可以考虑在蛛网膜下隙阻滞、硬膜外阻滞或腰硬联合阻滞麻醉下完成手术。椎管内阻滞的优点不仅在于术后并发症少，而且骶部副交感神经亦被阻滞，前列腺部血管收缩，失血得以减少。但对此类患者施行椎管内阻滞时，麻醉平面应严格控制在$T_{8\sim10}$以下，否则血流动力学难以稳定。同时，术中要保证静脉输液通路畅通，要密切观察失血量及内环境变化，及时输血、输液补充血容量，以维持血流动力学的稳定。而对于全身情况较差，尤其是合并心血管系统功能不全者，或者合并脊柱畸形及椎管内麻醉失败者，应采用气管内全身麻醉。

经腹前列腺切除手术对患者侵袭性大，手术部位较深，前列腺血运丰富并与周围粘连，术中出血较多。术中失血主要发生于前列腺剥出时，由于失血较为集中可对病情有不同程度的影响。因所采用的手术方式不同，失血量也可有明显的差别。如采用缝合前列腺被膜的术式时，失血量常可较不缝合者显著减少。同时术中还常挤压前列腺，使腺体内含有的胞质素原活化，大量进入血液循环，将血液内的胞质素原转化为胞质素，从而产生血纤维蛋白溶解现象，导致术中、术后渗血增加、血压下降。遇此情况时除彻底电凝或压迫止血，还可输注新鲜血或纤维蛋白原，并给予肾上腺皮质激素处理。术后患者创面均有不同程度的渗血，创面血管即便已有血栓形成，但由于尿激酶有使溶纤维蛋白系统激活的能力，使已形成的凝血块重新溶解以致形成术后的大量渗血。6-氨基己酸具有抗纤溶作用，因此可以避免尿激酶的不利影响，减少失血量。但近年来由于有前列腺手术使用6-氨基己酸后发生脑血管栓塞及心肌梗死的报道，已不再强调6-氨基己酸的应用。实际上，防止术中、术后出血的关键仍在于术中彻底止血。药物止血的理论虽很有吸引力，但实际掌握起来有一定的困难。

二、经尿道前列腺电切术的麻醉

TURP由于具有不开刀、创伤小、恢复快、并发症少和安全性大的优点而易被患者接受，是治疗BPH的有效方法。但由于接受此类手术的多为高龄患者，其机体各重要器官存在不同程度的病理变化，各器官的代偿和贮备功能降低，对手术和麻醉耐受力差，风险较大。临床观察认为，TURP麻醉不同于一般日常麻醉。因此术前应详细询问患者病史，完善各项检查，术前及时处理各种并发症。对于合并心律失常、心力衰竭、高血压、糖尿病及水、电解质、酸碱平衡紊乱的老年患者应先由内科会诊，进行有效治疗后再行手术，可大大提高麻醉和手术的安全性。如对高血压患者先行降压治疗，最好将血压控制在140/80mmHg左右再行手术治疗；对于并发糖尿病患者术前应将血糖控制在8.3mmol/L以下再进行TURP手术；对有肾功能不全者先给予护肾治疗，当血清肌酐水平降至300μmol/L时，再行TURP手术治疗。

经尿道前列腺切除术可根据病情选择蛛网膜下隙阻滞、硬膜外阻滞、腰硬联合阻滞、骶管阻滞或全身麻醉下进行。椎管内阻滞可提供良好的肌肉松弛条件，给术者提供有利的操作条件；全身麻醉可以消除患者紧张情绪，亦可提供肌肉松弛条件，有利于膀胱适当充盈，便于观察视野。以前TURP的麻醉主要是选择硬膜外阻滞，而近年来腰硬联合阻滞可以同时发挥2种麻醉方法的优点，减少或克服各自的缺点，在临床得到广泛的应用。硬膜外阻滞穿刺点可选择在L_1～L_4椎间隙，腰硬联合阻滞通常选择在L_2～L_4椎间隙。局麻药物可选择利多卡因、丁哌卡因、罗哌卡因和左旋丁哌卡因等药物。麻醉平面控制在T_{10}以下，减少因麻醉平面过高所引起的并发症。椎管内阻滞可增加膀胱的容量，便于手术操作，但需要注意：老年患者脊柱僵硬、韧带钙化，增加了操作难度；老年人硬膜外间隙的容积较小、椎间孔狭窄，因而麻醉平面易于扩散，要注意剂量的调整；另外，阻滞平面以下小血管张力下降，可能增加术中出血倾向和灌注液吸收倾向。而全身麻醉易掩盖TURP综合征等手术并发症，术中、术后麻醉并发症也较多，通常只有在椎管内阻滞失败后才考虑应用。

前列腺切除手术患者的麻醉管理需重视老年人病理生理特点及合理选择麻醉方法，要加强术中麻醉管理。老年前列腺切除患者麻醉管理有如下特点：手术的全程要加强呼吸、血压、心率、脉搏、血氧饱和度监测。保证整个手术全程吸氧，维持呼吸系统和循环系统功能的稳定。老年人由于全身脏器功能减退，术前并发症多，心肺功能储备差，动脉硬化是组织变化的常见趋势，临床表现为血压升高、心排血量减少、麻醉危险性增大，尤其是高血压患者要避免血压大幅度波动。前列腺切除术患者易发生深静脉血栓，究其原因可能与高龄、合并恶性肿瘤、心脏疾患、静脉曲张和肥胖等因素有关。椎管内阻滞是比较适合老年前列腺切除患者的麻醉方法，椎管内阻滞后由于阻滞了交感神经，血管扩张作用使血流阻力下降、扩容作用使血液稀释、血液黏滞度下降使血流加速，有防止红细胞聚集、改善循环功能的作用。此外，椎管内麻醉期间患者可保持清醒合作，术中麻醉管理方便，具有术后恢复快、并发症少的优点。

老年人对失血和失水的耐受性差，应根据术前、术中的病情选择液体种类。入手术室后尽早补液，可使有效循环血容量增加，并可纠正由阻滞区域血管扩张引起的血压下降。要结合患者心、肾功能状况补充液体，若有心、肾功能损伤，补液切忌过快、过量，以防心力衰竭、肺水肿的发生。术中要高度重视呼吸功能的监测。老年人功能残气量增加，肺组织弹性减少，肺顺应性下降，呼吸功能减弱，肺活量减少，对缺氧的耐受性较差。术中尽量少用镇痛、镇静类药物，因为此类药物对呼吸功能有明显影响。术中应保证氧供并重视心率、血氧饱和度监测，防止发生缺氧。维持血压平稳是麻醉管理的关键，血压波动剧烈如不及时处理可造成前列腺手术期间出血增多、心肌缺血，甚至心力衰竭。术中发现病情变化时，要及时采取措施，合理使用血管活性药物，尽量保证手术期间的血压平稳。此外，TURP 术后患者常由于伤口疼痛、膀胱痉挛性收缩、强烈的尿急引起患者的疼痛和烦躁、继发性出血和引流管阻塞，通过静脉或硬膜外镇痛处理可有效缓解术后疼痛，且对运动阻滞程度轻，便于术后早期活动，可减少术后压疮和下肢深静脉血栓形成。

三、前列腺癌根治手术的麻醉

前列腺癌在欧美是一种常见恶性肿瘤，在我国较少见。但随着人口老龄化，前列腺癌的发病率有上升趋势，其治疗方法有根治性手术切除及姑息性治疗（放射治疗、内分泌治疗、化疗及物理治疗）。前列腺癌根治手术的范围包括前列腺体和前列腺包膜，以达到清除体内所有肿瘤组织的目的。既往常用经会阴前列腺切除术，近年普遍采用耻骨后前列腺癌根治术，前列腺、射精管、贮精囊和部分膀胱颈随同盆腔淋巴结一起切除。腹腔镜技术用于根治性前列腺癌手术有日渐增多的趋势。前列腺癌根治手术中最常见的问题是术中大量出血，术前自体血采集、使用重组红细胞生成素、术中急性等容性血液稀释都是减少患者对异体血需求的常用方法。早期术后并发症包括深静脉血栓形成、肺栓塞、血肿、浆液瘤和伤口感染，其发生率为 0.5%～2%。根治性前列腺手术时患者处于仰卧位、背部过伸和耻骨高于头部的特伦德伦伯格体位，此体位易发生空气栓塞。

硬膜外阻滞、蛛网膜下隙阻滞、腰硬联合阻滞、全身麻醉都可用这种手术。目前，国内外普遍采用硬膜外阻滞复合全身麻醉这种联合麻醉方式，主要是利用硬膜外阻滞的良好镇痛作用，再加上全身麻醉的辅助或控制呼吸作用，使麻醉更加平稳与安全。既往研究证实，实施硬膜外阻滞或硬膜外阻滞复合全身麻醉保留自主呼吸时，中心静脉压和外周静脉压低于间歇正压通气，这就是间歇正压通气者的出血量多于自主通气者的原因。与全身麻醉相比，椎管内阻滞或复合全身麻醉可降低患者术后血液的高凝状态，可降低术后血栓栓塞的风险。另外，硬膜外阻滞的超前镇痛可降低术后疼痛和对镇痛的要求，也能更好地维持神经内分泌反射的稳态，肠道功能也比全身麻醉恢复快。随着腹腔镜用于根治性耻骨后前列腺切除术的增加，单独椎管内阻滞已无法满足手术和患者的要求，故以选用全身麻醉为宜。术后镇痛对老年患者尤为重要，可使患者早期活动，减少术后并发症，促进伤口愈合，缩短住院日和减少经济负担等。

第二节　尿石症手术的麻醉

尿石症又称为尿路结石，包括肾结石、输尿管结石、膀胱结石和尿道结石，是泌尿外科常见疾病之一。近 20 年来，尿路结石的治疗发生了很大变化，除了开放手术治疗外，90%左右的尿路结石应用微创的碎石取石或无创的碎石技术，使麻醉的实施及管理上有许多特点，熟悉尿路结石的病理生理及微创取石及碎石的方法，选择适宜的麻醉方法，保证患者在治疗中舒适、无痛、安全。

一、尿石症的病理生理

尿石症可分为肾脏和输尿管的上尿路结石，及膀胱和尿道的下尿路结石。尿石症不应仅仅看成是尿盐在尿路沉淀形成结石，而应当作全身疾病的一种局部表现。尿石症在其形成的病因、发生的部位、年龄及性别、结石成分、对泌尿系统及机体的影响、手术方法、治疗及预后都有差别。

随着生物化学、细胞生物学和分子生物学的发展，对尿石症的病因、发病机制有了深入的认识，如遗传因素的影响，预防措施正在加强。对尿石症的治疗，除了传统的手术治疗，目前多采用体外冲击波碎石，而且经皮肾镜及各种内镜取石或碎石的微创手术都已积累了丰富的经验。这些新的治疗手段促进了麻醉学的发展，使尿石症患者在麻醉下的手术更安全、舒适。

（一）尿路结石的病因

目前认为尿石症与人类种族遗传、自然环境、气候、饮食习惯、营养、代谢异常等因素有关，以上因素导致尿液成分变化，形成尿路结石。

1. 遗传因素

Goodman 等认为草酸钙结石是一种多基因遗传性疾病，许多统计表明尿石症患者中13%～46%有家族史，近亲结婚者发生率更高。形成尿酸结石的痛风症和黄嘌呤尿结石也属于遗传疾病。

2. 自然环境的影响

流行病学调查发现，在热带和亚热带、气候湿热和干燥的地方结石发病率较高。中国南部省份结石病发病率高于中部和北部。高温气候使人体水分过多蒸发、尿液浓缩、促进结石盐沉淀，使尿内结石盐析出而形成结石。大量饮水使尿液稀释，尿量增加可防止结石形成。

3. 营养与尿石症的关系

尿石症与食物组成及营养状况有密切关系。在贫困地区膀胱结石多见，在营养水准高的人群上尿路结石发病较高，高动物蛋白摄入可导致尿液中钙、尿酸含量增加，增加机体的酸负荷，使尿液 pH 下降，有利于尿酸沉淀，也使钙排泄增加，导致草酸钙的形成。而枸橼酸盐减少是促进尿石形成的重要原因。尿钙和尿酸是尿结石形成的物质基础。蔗糖摄入过多，导致尿钙排泄增加，可使尿结石高发。谷类、蔬菜、纤维食物摄入可降低肾结石的发病率。

4. 代谢和转输异常

结石与新陈代谢有关，如胱氨酸结石、含钙结石、尿酸结石和黄嘌呤结石等是由机体代谢产物形成。维生素 B_6 和维生素 B_1 在生成草酸上有重要作用，当有足够的维生素 B_6 和维生素 B_1 时，大部分乙醛酸可转化为甘氨酸，大大减少草酸的生成，从而降低草酸钙的生成。机体内钙和磷、尿酸、枸橼酸的代谢和转输等都与尿石症形成有关。甲状旁腺代谢紊乱也与结石形成有关。

5. 泌尿系统自身原因

（1）泌尿系统梗阻　如肾盂积水、肾盂输尿管积水、输尿管畸形、前列腺增生、尿道狭窄梗阻，使尿液潴留诱发结石形成。

（2）感染　泌尿系统感染后细菌及坏死组织可诱发结石形成。

（3）其他原因　如长期卧床、甲状旁腺功能亢进、痛风患者等易发生结石。

（二）尿路结石的病理生理

尿路结石位于肾盂颈部梗阻，引起肾积水，并发感染影响肾功能，并使肾实质萎缩、功能受损。梗阻严重可导致肾衰竭、尿毒症。多数输尿管结石是肾结石排出过程中停留在输尿管导致。在肾盂输尿管连接处、输尿管跨过髂血管处及输尿管膀胱壁处有三个狭窄处，结石沿输尿管下移时，常停留或嵌顿于这三个生理狭窄处，但以输尿管下 1/3 处最常见。尿路结石可引起泌尿系统损伤、梗阻、感染等。尿路梗阻及肾小管阻塞使肾小球囊内压升高，导致肾小球有效滤过压降低，炎症及损伤都可破坏肾小球滤过膜的完整性而导致通透性增加，引起血尿和蛋白尿。肾小管梗阻后缺血，并发感染引起肾小管上皮细胞变性坏死，使肾小管重吸收、分泌和排泄功能障碍，肾浓缩功能降低而多尿。尿中出现蛋白质、红细胞、白细胞、管型等，血浆肌酐与血浆尿素氮也有所改变，使钠、钾、镁、钙、磷排泄异常，临床上有些患者表现为低钠血症、低钾血症、高钾血症、低蛋白血症、肾性贫血、下肢浮肿、代谢性酸中毒。肾实质病变也可引起肾性高血压、肾功能不全、凝血机制障碍导致出血。

二、肾结石手术的麻醉

（一）肾结石的临床表现、诊断及治疗

1. 临床表现

肾结石和输尿管结石又称上尿路结石，主要临床表现为血尿和疼痛，其程度与结石部

位、结石大小、有无感染、尿路梗阻有关。肾结石可引起肾区疼痛和肾区叩击痛，活动后出现腹上区或腰部钝痛。输尿管结石可引起肾绞痛，发作时表现为剧烈疼痛，疼痛可在腹部、腹上区或中耻区，也可以放射至同侧腹股沟，同时伴有恶心、呕吐。肾结石患者大多数有肉眼血尿。如果结石并发肾盂肾炎、肾积脓或肾周脓肿时，患者可有发热、寒战等症状。

2. 肾结石的诊断

结合病史、疼痛部位、疼痛性质、有无血尿进行诊断，实验室检查血尿阳性。B超、泌尿系统X线、CT、放射性核素肾显像及内镜检查有助于明确诊断。发生肾绞痛时须与外科急腹症如异位妊娠、卵巢囊肿蒂扭转、急性胆囊炎鉴别诊断。

3. 治疗

（1）药物治疗　碱化尿液，口服别嘌呤醇、枸橼酸钾、碳酸氢钠及改变饮食结构有治疗作用。在药物治疗中须大量饮水利尿并控制感染。中草药金钱草、车前子有助于排石。

（2）微创手术　有经皮肾镜取石或碎石术，经输尿管镜取石或碎石术，体外冲击波碎石术等。

（3）手术治疗　传统的开放性尿路结石手术包括肾实质切开取石、肾盂切开取石、肾部分切除、肾切除、输尿管切开取石等。

（二）术前准备和术前用药

1. 术前准备

术前常规检查心电图，血、尿常规，肝、肾功能，胸部X线，凝血功能，电解质及酸碱平衡变化，尿素氮及血肌酐等。全面了解病史，根据全身各器官功能状态评定ASA分级，重点了解肾功能及肾结石对泌尿系统及全身的影响。对于合并有心脏病、高血压、糖尿病、甲状旁腺功能亢进、肾性贫血、低蛋白血症患者，应给以积极治疗以提高麻醉安全性。泌尿系统感染患者术前应用抗生素控制感染。由于肾结石手术多在硬膜外麻醉下完成，采用侧卧位手术，术前应注意患者有无呼吸道感染、肺部疾病，保持良好的呼吸功能。

2. 术前用药

术前酌情应用镇静、安定类药物使患者安静，消除对手术、麻醉的恐惧、焦虑和紧张心理，取得很好的配合。麻醉性镇痛药可用于手术前有明显疼痛症状的患者，抗胆碱药以选择东莨菪碱为宜。

（三）肾结石手术的麻醉与管理

1. 麻醉方法选择

传统的肾结石手术体位一般采用侧卧位，患侧在上，选择经腰切口。麻醉方法根据手术部位及方法、患者的全身状况、麻醉医师的经验或习惯及麻醉设备条件来选择。多数肾结石手术可在硬膜外麻醉下完成，且术后尚可进行患者自控硬膜外镇痛。硬膜外麻醉的效果确切，不仅能满足手术的要求，而且交感神经阻滞后肾血管扩张、血流增加、氧供增加，有利于保护肾功能。硬膜外麻醉可选择胸10～11椎间隙穿刺，向头端置管注药。局部麻醉药可选择1.5%～2%利多卡因或0.75%～1%罗哌卡因，使阻滞平面达胸6～腰2，有较满意的麻醉效果。对于老年人、小儿、合并有严重心肺疾病的患者、手术难度较大的患者，宜选择气管内插管全身麻醉，或全身麻醉联合硬膜外麻醉，全身麻醉用药参照肾肿瘤手术麻醉。

2. 麻醉中监测

麻醉中应常规监测心电图、无创血压、心率、脉搏血氧饱和度、呼气末二氧化碳分压、中心静脉压和尿量。

3. 麻醉管理及注意事项

肾结石手术多采用侧卧位，侧卧位时腰部垫高，对呼吸有一定的影响，使下侧肺的肺功能残气量减少。由于重力影响肺血流较多地分布于下侧肺，可造成肺通气/血流值失调。故硬膜外麻醉中必须仔细观察患者呼吸变化，并做好呼吸急救准备，保证侧卧位时呼吸道通畅。为使椎管内麻醉达到满意效果，并减轻手术牵拉反应，可使用镇痛、镇静药物，如芬太尼、丙泊酚、咪达唑仑等。实施全身麻醉时选用对肾功能、循环功能影响较小的药物。在麻醉前应建立通畅的静脉通路包括中心静脉导管置入，以保证术中输液和在术中发生大出血时快速补充血容量。围术期肾功能的保护关键在于维持较好的肾灌注，避免发生低血压。在低血压时及时补充血容量，同时可用麻黄素、多巴胺等提升血压，保证肾脏的灌注。

（四）并发症防治

（1）术中寒战　椎管内麻醉影响中心体温调控而降低寒战的阈值，故椎管内麻醉应注意防止寒战，减少机体氧耗，α-肾上腺能受体激动剂可乐定可明显降低硬膜外麻醉下的寒战，曲马朵能有效抑制术中寒战。另外，对输入液体加热和保温也是有效预防寒战的方法。

（2）侧卧位下进行肾脏手术会损伤胸膜，造成气胸，麻醉中应观察患者呼吸状况，发生气胸时应早做胸膜修补或闭式胸腔引流。

第七章

骨科手术麻醉

第一节　复杂性创伤的麻醉

一、复杂性创伤的临床特点

复杂性创伤一般指对机体功能状态影响较大，引起严重的病理生理改变，且危及生命的创伤。多因休克、大出血、脑干损伤、脑疝、呼吸衰竭等导致，即使抢救及时和成功，后期也可能因发生其他并发症，如成人呼吸窘迫综合征（ARDS）、多器官功能衰竭（MSOF）、全身感染等而危及生命。其创伤范围往往涉及两个或两个以上解剖部位或脏器，抢救和治疗需要多学科协作。

二、麻醉前估计

虽然急诊科医师会对患者进行全面检查，麻醉科医师仍需依据麻醉学原则对患者的伤情程度迅速作出判断，这样才能采取正确的急救措施和麻醉处理方法。

（一）一般情况

通过检查患者的意识、面色、呼吸、血压、脉搏、体位、伤肢的姿态、大小便失禁情况、血迹、呕吐物等，初步了解患者的全身情况及危及生命的创伤部位。昏迷、半昏迷多由脑外伤引起；烦躁不安、面色苍白、血压下降、脉搏加快多为休克的表现；昏迷患者伴有呕吐应考虑有误吸的可能；大小便失禁患者可能有脊髓的损伤。

（二）呼吸

1. 呼吸道

检查呼吸道是否通畅，如果不通畅，应立即找出原因并予以紧急处理。

2. 氧合功能

根据患者的呼吸特点（如频率、节律、辅助呼吸肌的运动等）判断是否存在呼吸困难及缺氧，及时监测 $SPaO_2$，并尽早行动脉血气分析，以便早期作出判断和及时处理。

3. 呼吸系统创伤

口腔、颈部创伤应尽早行气管内插管或行紧急气管切开术，否则待病情加重（如水肿、血肿形成），将会使气管内插管或气管切开极为困难。气胸和多发肋骨骨折（连枷胸）引起的矛盾呼吸、反常呼吸及纵隔摆动，严重影响患者的呼吸功能和循环功能，应先行胸腔闭式引流或胸壁固定，必要时应进行机械通气支持治疗。

（三）循环

复杂性创伤患者必然存在较大量的失血。临床判断失血量的方法很多，如根据创伤部位、可见的失血量等进行判断。但是对复杂性创伤患者比较可行的方法是根据患者的一般情况进行判断。

三、呼吸道管理的特殊问题

（一）颈髓的保护

对于颈部损伤和颈椎骨折者要采用适当的方法保护脊髓。气管插管过程中应避免颈部过度活动，头部过度后伸属于绝对禁忌。插管时应进行颈部的牵引和制动。气管插管困难者可借助纤维支气管镜辅助插管。

（二）反流和误吸

所有创伤患者皆应视为“饱胃”患者。“饱胃”患者在进行全身麻醉诱导和气管插管过程中会出现胃内容物反流，有引起误吸的危险，是引起所有急诊手术患者术中或术后死亡的一个重要原因，应予以高度重视。复杂性创伤患者麻醉诱导和气管内插管中预防反流与误吸唯一可行的有效方法为环状软骨压迫法。

（三）牙齿的损伤和脱落

麻醉医师应在麻醉前对患者的牙齿进行详细检查，如果发现可能引起牙齿脱落的因素，应在病历中记录并向患者家属交代清楚。预防插管过程中牙齿脱落主要应强调采用正确的操作方法，如插管时要用肘部、腕部的力量上提喉镜，显露声门，绝不能以牙齿为喉镜的支点。如果插管困难或牙齿松动者，可用纱布或专用牙托保护牙齿。如果发现牙齿丢失，应行胸部 X 线摄片检查，排除牙齿被吸入肺内，预防由此引起的肺不张及肺部感染。

（四）支气管损伤和出血

支气管损伤、出血或气管断裂可给人工机械通气带来困难，血液流入对侧肺可影响健肺的通气和氧合功能。因此，在手术麻醉时，为保护非损伤肺及进行正压通气，必须将双肺分隔开。行双腔支气管插管可以很快解决此问题。但双腔支气管插管的技术操作较为复杂，导管的插入及插入后位置的判断也需要一定的经验。因此，应由有经验者完成，有时可能需要借助纤维支气管镜来完成。

四、血容量补充

（一）静脉通路的建立

由于复杂伤患者常伴有大出血，因此，建立多条静脉通路是必要的，应同时开放外周静脉及中心静脉。

（二）抗休克治疗

根据患者的失血情况，应尽快予以补充有效循环血容量，可补充平衡液和胶体液，有失血时应尽早输血。衡量输液效果一般以血流动力学参数是否稳定为标准，但影响因素较多，平时常用的指标可能变得很不敏感。由于创伤性休克的基本病理生理改变是组织灌注不足和缺氧，即氧供和氧需失衡。因此，休克患者的预后主要取决于因血流灌注降低引起组织缺氧的程度、患者对氧耗增加引起CI和氧供增加的代偿能力。

五、复杂性创伤患者的监测

呼吸方面应监测 $SPaO_2$、$ETCO_2$、动脉血气分析及呼吸功能，如呼吸频率（RR）、潮气量（VT）、顺应性（C）、呼吸道压力（P）、每分通气量（MV）等对于判断呼吸功能状态都具有重要意义。血流动力学方面应监测BP、ABP、CVP、PAWP、ECG及尿量等，根据这些指标综合判断患者的血流动力学情况。

六、麻醉处理

（一）麻醉前用药

复杂性创伤患者麻醉前用药应当根据患者的具体情况而定，其原则如下。

1. 一般情况较好者

一般情况较好者指意识清楚，呼吸、循环功能稳定的患者，可以在患者进入手术室后经静脉给予镇痛、镇静及抗胆碱药。

2. 一般情况较差的患者

此类患者一般只给镇痛药，剂量应减小，给药过程中应小心观察患者的反应。

3. 意识不清、怀疑有脑外伤的患者

禁忌给予镇静药和麻醉性镇痛药，以免抑制呼吸、引起颅内压升高。

4. 不应单独使用镇静药

为防止不良反应，麻醉前不宜单独使用镇静药，否则由于疼痛会引发烦躁不安，这种现象一般称为镇静剂的“抗镇痛效应”。

5. 抗胆碱药

一般在麻醉前经静脉给予。

（二）麻醉诱导

严重创伤患者的麻醉诱导是麻醉过程中最危险、最困难、最重要的步骤。应根据患者的不同状态选择不同药物和采用不同的诱导方法。麻醉诱导期常用的药物有：镇静药，如依托咪酯、异丙酚等；肌松药，如维库溴铵、琥珀胆碱等；麻醉性镇痛药，如芬太尼、吗啡、哌替啶等。麻醉方法及药物的选用应以对血流动力学影响最小为原则。根据患者病情的轻重程度，可选用下列诱导给药方案。

1. 心跳停止

直接插管，不需任何药物。

2. 深度昏迷

深度昏迷指对刺激无反应者，对此种病例应直接插管，不需任何药物。

3. 休克

收缩压低于 10.7kPa（80mmHg）时，可用氯胺酮 0.5～1.0mg/kg＋琥珀胆碱 1～2mg/kg 静脉注射或维库溴铵 0.1mg/kg 诱导插管。

4. 低血压

对收缩压在 10.7～13.3kPa（80～100mmHg）的患者可选用芬太尼＋咪达唑仑＋肌松药诱导插管。

5. 血压正常或升高

可用芬太尼＋咪达唑仑或异丙酚＋肌松药诱导插管。

（三）麻醉维持

临床麻醉的基本任务是既要保证患者镇痛、催眠、遗忘及肌松，又要保持血流动力学稳定。其原则仍然是要根据患者的情况选择麻醉维持方法和用药。

一般情况较好的患者麻醉维持无特殊。一般情况较差的患者可采用芬太尼、氧化亚氮辅以肌松药的浅全身麻醉维持，情况好转后可辅以低浓度的吸入性麻醉药。有些创伤严重患者的心血管系统对麻醉药的耐受能力很低，这部分患者可能在极浅或甚至在无麻醉条件下即可完成手术。因此，严重创伤患者的术中知晓发生率较高。术中知晓对患者心理是一个恶性刺激，可造成严重的心理障碍。但是如果将麻醉药剂量增加到足以使所有患者不发生术中知晓，则必然导致麻醉过深，其代价是患者的生命安全。在这种情况下，麻醉应当以保持循环稳定、保证生命安全为原则，待患者病情稳定后逐渐加深麻醉。

（四）术后早期恢复

术后常见问题为呕吐与误吸、恢复延迟、恢复期谵妄、体温过低。

创伤前饱食的患者由于胃排空延迟，手术后可能仍然处于饱胃状态，麻醉恢复过程中发生呕吐的可能性极大。所以，术后拔管应当严格遵守拔管指征，即患者应当意识完全清醒，呛咳反射及吞咽反射恢复，心血管功能稳定，通气及氧合功能正常，无水、电解质及酸碱平衡失调，无麻醉剂及肌松药残余作用。严重创伤患者多数无法手术后即刻拔除气管内导管，需要保留气管导管一段时间。影响术后拔管的因素包括麻醉后的苏醒延迟、肺功能损害、心血管功能损害、过度肥胖、严重的胸腹部创伤及脑外伤造成意识不清等。保留气管导管的患者术后需要呼吸支持治疗，在 ICU 进行机械通气是比较好的选择。

第二节　恶性骨肿瘤手术的麻醉

一、麻醉前准备

恶性骨肿瘤患者术前疼痛并由此导致的体液和电解质紊乱，以及术前发热是部分患者的常见表现。此类患者住院后应给予足够的镇痛药，必要时经静脉通路补液、输血，改善患者的全身状况。

估计术中出血量大的患者，术前需准备足够量的库血，一般骶骨瘤刮除术需准备5000～10000mL血，半骨盆切除需准备3000～5000mL血，股骨和肱骨恶性骨肿瘤切除并实施假体植入的手术需准备2000～4000mL血，椎体肿瘤切除需准备2000～3000mL血。输血量3000～4000mL的还应准备血小板、新鲜冷冻血浆（FFP）、纤维蛋白原以及凝血酶原复合物，以防凝血功能障碍、出现DIC。

除常规的实验室检查外，凝血功能检查是恶性骨肿瘤患者的特殊检查，通过此项检查可筛选部分处于高凝血状态且有可能术中发生DIC的高危患者，以便为麻醉管理提供指导。

术前接受化疗和放疗的患者，应特别重视了解化疗或放疗是否已经引起生命器官毒性改变及改变程度，以便对器官采取保护性措施。对此类患者需行血常规和生化检查。如果发现血小板计数少于10×10^9个/L，对术中出血量大的恶性骨肿瘤进行手术，术前需准备血小板；血色素低于8g/dL的患者，术前需输入库血，使血色素至少达到10g/dL或以上；若生化检查发现多项肝功能异常，应考虑化疗药对肝功能已造成损害，此类患者麻醉时，应尽量选择不经肝代谢的麻醉药，若使用应减少剂量。

至少开放两条或三条粗大周围静脉和中心静脉通路，以保证术中急性大量失血时快速加压输血和大量补液，维持有效循环血容量和血流动力学的稳定。三条开放静脉分别用于输血、输液和静脉给药，因为输血通路不能往血中加入任何药物和液体，以防溶血和产生不良反应。准备加压输血器和血液加温装置，以便快速加压输血和血液加温。

恶性骨肿瘤患者麻醉前，除准备常规的麻醉器械、监护仪器外，还应准备微量泵以持续输注药物。对出血量巨大、高龄以及全身应激性低下有可能发生心搏骤停的患者，还应做好心肺复苏的准备。

二、麻醉前用药

成人术前用药与其他全麻患者无异，但应注意骨转移癌患者机体对术前用药的耐受性降低，因而术前用药应适当减量或只给予东莨菪碱。因癌性疼痛不能平卧但应激力低下的患者，除给予东莨菪碱外，可肌内注射赖氨匹林0.9～1.8g，以减轻患者麻醉前的痛苦。

部分患者特别是儿童，术前常常会体温升高，这可能与恶性骨肿瘤坏死、液化，瘤细胞释放毒性物质有关，以及患者心理性伤害导致下丘脑温度调节功能紊乱所致。对此类患者，术前可不用阿托品，只给东莨菪碱，或给予解热镇痛药赖氨匹林，一次肌内注射

10～25mg/kg，成人 0.9～1.8g 肌内注射或静脉注射，以缓解癌性发热和疼痛。

三、麻醉选择

1. 肢体手术的麻醉选择

上肢恶性骨肿瘤手术，如果瘤体较小，臂丛阻滞是比较理想的麻醉方式。如果肿瘤体积较大或者肿瘤位于肩部且可能与深层组织粘连，选择全麻为宜。对于实施肿瘤切除、瘤细胞灭活再移植术，以及需要行假体植入的手术，应选择全麻。

实施部位麻醉，会减少术野的血液丢失。Modig 和 Karlstrom 测定不同麻醉方法对血液丢失的影响，发现硬膜外麻醉组的血液丢失量较机械通气组少 38%。有学者将这种血液丢失量的减少归结于较低的动脉压、较低的中心静脉压和外周静脉压。因此，使用硬膜外麻醉可减少患者的出血量、生理干扰小、麻醉费用低，所以对手术范围不大、手术时间较短、出血量少的下肢恶性骨肿瘤手术，硬膜外麻醉是较佳的选择。

对于创伤大、耗时长而且出血量大或者需植入假体的下肢恶性骨肿瘤手术，考虑到止血带与骨黏合剂的并发症以及截肢或假体植入对患者造成的心理创伤和对患者循环和呼吸的管理，全麻应是较合理的选择。从麻醉方式与假体植入后的稳定性和术后深静脉血栓的发生率及失血量的关系看，选择部位阻滞（硬膜外麻醉或脊麻）有其优点，而且与全麻相比，硬膜外麻醉在减轻机体的分解代谢和抑制机体应激反应方面，均优于全麻。基于这方面的考虑，采用全麻结合控制性降压或全麻复合硬膜外阻滞较为合理。

2. 脊柱与骨盆恶性骨肿瘤手术的麻醉选择

骨盆和肩胛骨部位的恶性骨肿瘤手术范围大、组织损伤严重、出血量和输血量都很多，为了便于循环管理和减少出血量，选择全麻加控制性降压是比较理想的麻醉方法。肩胛部位的恶性骨肿瘤手术时，如果发现肿瘤侵犯胸壁，甚至侵入胸腔，为减轻开胸对呼吸和循环的生理影响，应加强呼吸、循环的监测与管理。

脊柱部位（包括椎体与骶骨）的恶性骨肿瘤的手术均应选择全麻并实行控制性降压。胸椎手术有可能损伤胸膜，造成气胸，应及时发现并做好呼吸管理。骶骨恶性肿瘤手术是出血最多的手术，应采用全身麻醉，可行一侧髂内动脉阻滞和控制性降压，以减少术中出血。

四、麻醉的实施

1. 硬膜外麻醉

下肢恶性骨肿瘤手术采用的硬膜外麻醉及其管理和一般手术基本是一致的。但在实施时应注意以下问题：①硬膜外穿刺间隙的选择应考虑是否使用止血带，如使用止血带，麻醉阻滞范围应包括 T_{10}～S_5，否则如穿刺间隙过低、麻醉平面若低于 T_1 或不到 S_5，会使止血带疼痛的发生率增加，导致患者术中不配合而影响手术的完成。对使用止血带的患者，一般选择 $L_{1\sim2}$ 或 $L_{2\sim3}$ 间隙，向上置管。②在松止血带后，有发生低血压的可能，对心肺功能正常的患者，这种低血压多为一过性，只需在松止血带前补足液体即可避免，但对高龄、恶病质以及心功能异常的患者，松止血带有导致严重低血压甚至发生止血带休克的可能。对此类患者，术前应准备好抢救药品，同时准备麻醉机和气管插管盘，并保证其处于可用状态。

硬膜外麻醉常选用的局麻药为2%盐酸利多卡因或碳酸利多卡因，后者起效快、作用强，但应注意剂量。局麻药首次用量应根据患者的年龄、体质以及所要达到的麻醉平面而定，一般成人15mL左右。以后每次给药，为首次剂量的一半即可，或根据患者对药物的反应做适当调整，既维持一定的麻醉平面与效果，又使血流动力学稳定。

2. 全身麻醉

（1）麻醉诱导　恶性骨肿瘤患者的麻醉诱导与一般类型手术没有多少差异。但对于有原发或转移的脊柱肿瘤，因肿瘤导致的肢体病理性骨折卧床较久的患者，以及因肿瘤本身引起剧烈疼痛使交感神经系统处于亢进状态，且液体摄入不足的患者，前者由于卧床使患者全身血管的交感神经张力下降，后者则存在血管内容量的相对不足，这些患者在麻醉诱导时一定需选用对循环影响较轻的静脉麻醉药，如咪达唑仑（0.15～0.35mg/kg）、依托咪酯（0.15～0.3mg/kg）等，应坚持小量、分次、缓慢给药的原则，麻醉诱导时还要密切观察患者对药物的反应，否则会有意外发生。阿片类镇痛药可能需要量较大，因为这类患者术前已使用过大量镇痛药，可能对此类药物已产生了耐受性，但考虑到术后的拔管问题，诱导时芬太尼用量为2～5μg/kg；肌肉松弛药最好选用非去极化类，如维库溴铵或哌库溴铵。

部分患者可由于癌性剧痛不能平卧，会给麻醉诱导带来一些麻烦。对此类患者，可先给镇静药，待其入睡后，可将患者放平，再给肌肉松弛药和镇痛药。

（2）麻醉维持　恶性骨肿瘤手术采用静吸复合麻醉是最佳选择，这种方法的益处在于减少单纯使用某一种麻醉药的剂量，同时减轻对心血管功能的抑制。因为大部分恶性骨肿瘤手术患者的应激力均较低，而且术中出血量也较大，单纯使用吸入麻醉维持或单纯静脉麻醉药维持，都会在产生有效麻醉作用时对患者的循环功能造成明显抑制，不利于对患者循环功能的维护以及大量失血后低血压的治疗。但对体质状况较好的患者，也可使用单纯吸入麻醉维持。吸入麻醉药对循环功能抑制的轻重依次为地氟烷、七氟烷、异氟烷、安氟烷，静脉麻醉药依次为依托咪酯、咪达唑仑、异丙酚等。为不影响术毕清醒与拔管，麻醉性镇痛药的用量应减少，但如果患者术后要回到ICU，则麻醉性镇痛药的用量可增加，以保持麻醉的平稳。具体做法是经微量泵输注或间断多次推注静脉麻醉药，同时给予吸入麻醉药，并根据手术刺激的强度以及术中的出血情况调整麻醉药的用量。

考虑到巨大的手术创伤及大量输血引起的输血性免疫抑制，在切皮前给予抗生素可预防患者术中、术后感染。是否给予地塞米松（氟美松），需根据手术创伤大小及术中输血量来决定，术中出血量大的恶性骨肿瘤手术，可预先给予地塞米松10～20mg，以预防输血引起的变态反应及由此导致的输血后低血压。

麻醉医师与骨科医师术中的密切配合是保证患者生命安全的重要措施，特别是出血量迅猛的恶性骨肿瘤手术。外科医师在切除或刮除肿瘤前必须告知麻醉医师，以便提前做好取血、输血的准备，同时加强对循环指标的监测。在刮除肿瘤过程中，如果循环指标变化剧烈，麻醉医师应及时告知外科医师，或暂停手术操作并压迫止血，或阻滞血管，待循环稳定后再继续手术。

第八章

妇产科手术麻醉

第一节　妇科肿瘤手术的麻醉

妇科肿瘤根据病理性质可分为良性肿瘤和恶性肿瘤，根据肿瘤的发生部位又可分为外阴肿瘤、阴道肿瘤、子宫肿瘤、卵巢肿瘤、输卵管肿瘤、滋养细胞肿瘤等。子宫肌瘤是最常见的妇科良性肿瘤，宫颈癌、子宫内膜癌和卵巢癌则是常见的妇科恶性肿瘤。一般良性肿瘤如外阴乳头状瘤、卵巢良性肿瘤、子宫肌瘤等，手术涉及范围较小；但恶性肿瘤如宫颈癌等的根治性手术，手术范围除了切除子宫及附件，还涉及盆腹腔其他器官，如直肠、膀胱、输尿管、尿道、大网膜、淋巴结等。这类手术时间长、范围广、创伤大、出血多，对机体内环境干扰大，加之恶性肿瘤患者术前存在严重贫血、营养不良，晚期出现恶病质，某些恶性肿瘤患者术前还可能进行化疗、放疗，全身状况差，增加了麻醉的难度和风险。本节主要介绍几种常见妇科肿瘤的病理解剖学特点、手术步骤及麻醉特点。

一、子宫肌瘤

子宫肌瘤是女性生殖器官中最常见的良性肿瘤，也是人体最常见的良性肿瘤之一，多见于30～50岁妇女，以40～50岁女性发病率最高。子宫肌瘤主要由子宫平滑肌组织增生而成，其间有少量纤维结缔组织，故又称子宫纤维肌瘤、子宫纤维瘤或平滑肌瘤。

（一）子宫肌瘤的分类及其病理解剖

子宫肌瘤按其生长位置与子宫壁各层的关系，可分为肌壁间肌瘤、浆膜下肌瘤、黏膜下肌瘤3种类型。

1. 子宫肌壁间肌瘤

最为常见，占总数的60%～70%。肌瘤位于子宫肌壁内，周围被肌层所包围。壁间肌瘤常使子宫增大、宫腔弯曲变形、子宫内膜面积增加。

2. 浆膜下肌瘤

约占总数的20%。肌瘤向子宫体浆膜面生长，突出于子宫外表面。瘤体继续向浆膜面生长时，可仅有一蒂与子宫肌壁相连，成为有蒂肌瘤，营养由蒂部血管供应。当血供不足时可变性、坏死，或蒂部扭转、断裂，肌瘤脱落至腹腔或盆腔，可再次获得血液供应而形成游离性肌瘤或寄生性肌瘤。肌瘤还可贴靠邻近的组织器官，如大网膜、肠系膜等。有时，可使在大网膜随行部分扭转或阻塞而发生组织液漏出，形成腹水。子宫肌瘤的症状因肌瘤生长的部位、大小、生长速度、有无继发变性及并发症等而异。浆膜下子宫肌瘤多以腹部包块为主要症状，极少出现子宫出血、不孕症等。当肌瘤发展增大到一定程度时，可出现邻近脏器压迫症状。

3. 黏膜下肌瘤

占总数的 10%～15%。肌瘤向子宫黏膜方向生长，突出于宫腔。常为单个，易使宫腔变形增大，多不影响子宫外形，但极易形成蒂，在宫腔内犹如异物，可以刺激子宫收缩，将肌瘤推出子宫口或阴道口。

子宫肌瘤常为多发性，并且以上不同类型肌瘤可同时发生在同一子宫上，称为多发性子宫肌瘤。

（二）子宫肌瘤的手术方式

手术治疗是有症状子宫肌瘤患者的最佳治疗方法。经腹子宫全切术、经腹子宫次全切术及子宫肌瘤剔除术等是传统的子宫肌瘤手术方式。随着微创外科技术的发展，近几年国内宫腔镜手术治疗子宫肌瘤也得到迅速发展，成为治疗子宫肌瘤的手术方式之一。术前可根据肿瘤的大小、数目、生长部位及患者对生育的要求，采取相应的手术方式。

1. 子宫切除术适应证

（1）子宫出血较多，经药物治疗无效且造成贫血。

（2）子宫达妊娠 3 个月大小，或有明显的压迫症状，如大小便困难、尿频尿急、下肢水肿、腰腿酸痛等日趋严重。

（3）子宫肌瘤可疑肉瘤变性。

（4）附件触诊不满意。

2. 子宫切除术的方式

（1）经腹子宫全切术（TAH）　是一种传统的手术方式，适用于肌瘤较大、数目较多的患者，可选用下腹部横切口或纵切口。

TAH 操作简单、直接，容易掌握。但 TAH 容易出现一些术后并发症，在处理子宫血管、主韧带、骶骨韧带时，有可能直接损伤膀胱、输尿管、直肠等盆腔脏器。此外，交感神经和副交感神经经骨盆神经丛到达膀胱，穿过主韧带到达 Fran kenhäuser 神经丛，子宫全切术在宫颈旁分离时易损伤这些神经，术后膀胱和肠发生感觉神经整合性改变。

（2）经腹子宫次全切术　又称宫颈上子宫切除术，是将子宫体部切除、保留子宫颈的手术。手术适应证大体上同子宫全切术。做全切或次全切有时要在开腹探查或手术进行中才能最后决定，如探查发现子宫颈周围组织有严重粘连，向下剥离时可能损伤直肠、膀胱及输尿管，或引起出血者可行子宫次全切术。根据病情需要在不影响切除子宫病灶的情况下，对于年轻妇女也可做高位子宫部分切除，能够保留部分子宫的生理功能。子宫次全切术易操作，出血量较少，能够保持阴道的解剖学结构，对术后性生活影响较小。

（3）经腹筋膜内子宫全切术　筋膜内子宫全切术与子宫全切术的主要差别在于，前者保留包绕和固定子宫颈的韧带、血管、筋膜组织。该术式的优点：①不需要充分分离膀胱，避免了膀胱损伤；②不切断子宫骶、主韧带及宫旁和阴道组织，维护了盆底支持结构，缩短了手术时间；③保持了阴道完整供血系统，对性功能影响较小。手术成败的关键是正确分离宫颈筋膜。

（4）经阴道子宫切除术（TVH） 即从阴道切除子宫，关闭阴道断端。其优点为，①TVH 使用特制的专用器械，对手术步骤进行以下简化及改进：一是在分离子宫间隙时，采用组织剪尖端紧贴宫颈筋膜向上推进、撑开；二是处理子宫骶主韧带及子宫血管时，采用一次钳夹处理；三是处理圆韧带和输卵管、卵巢固有韧带时，将分次钳夹改为用固有韧带钩形钳一并钩出，在直视下一次钳夹处理加上阴式手术无需开、关腹，明显缩短了手术时间。②经阴道子宫切除术具有创伤小、手术时间短、术后疼痛轻、肠功能恢复快、术后并发症发生率低、住院时间短及腹壁无切口瘢痕等优点。

（5）子宫肌瘤的内镜手术 近十年来，妇科手术已从传统的剖腹术转向最小损伤的内镜手术，包括宫腔镜下黏膜下肌瘤切除术和腹腔镜子宫切除术等。

① 宫腔镜下黏膜下肌瘤切除术。该术适用于有症状的黏膜下肌瘤、内突肌壁间肌瘤和宫颈肌瘤。肌瘤的大小、瘤蒂的有无、肌瘤的位置、宫腔的深度都会影响镜下手术的时间，在临床上综合以上因素恰当选择病例和手术方式。宫腔镜手术的优点：a. 不开腹，缩短术后恢复时间；b. 子宫无切口，对未生育者大大减少了以后剖宫产率；c. 对于出血严重又不要求再生育的妇女，可同时行子宫内膜切除术。其缺点：a. 手术技术要求高，目前尚不能在基层普及；b. 对于无蒂肌瘤，手术需分期进行，一次难以切除干净，对肌壁间肌瘤、浆膜下肌瘤不适用；c. 手术有并发症，可导致子宫穿孔及引起肠管、膀胱的损伤；d. 术中应用膨宫液，液体吸收导致体液超负荷，可能引起肺水肿和电解质平衡紊乱等并发症。

② 腹腔镜下子宫切除术。随着腹腔镜器械的更新及手术操作技巧的提高，应用腹腔镜行子宫切除术有普及的趋势，一些适用于阴式子宫切除的病例可借助腹腔镜完成手术。手术类型包括腹腔镜子宫全切术、腹腔镜阴道上子宫切除术及腹腔镜筋膜内子宫切除术。a. 其优点：避免了腹部大切口，并发症少，住院时间短，恢复快。b. 其缺点：对手术者技术要求高，手术时间长，费用高；如在术中发现严重盆腔粘连、出血、视野显露困难、恶性病变、膀胱损伤等，则需中转开腹，以防术后出现气腹、感染等不良反应。

（6）子宫肌瘤剔除术 其适应证：①单个或多个子宫肌瘤，影响生育；②子宫肌瘤引起月经失调、痛经；③需保留生育功能。此术式的优点：①保留生育功能；②黏膜下肌瘤或突向阴道的宫颈肌瘤可经宫腔镜或经阴道摘除；③对生理功能影响小。此术式缺点：①术后复发率高；②术后妊娠发生子宫破裂的风险增加。

（三）子宫肌瘤手术的麻醉管理

1. 术前评估与准备

子宫肌瘤是最常见的妇科疾病之一，子宫切除术也是妇科最常采用的手术方式之一。麻醉医师术前访视应重点了解患者有无贫血及其程度，是否合并内科疾病，如瓣膜性心脏病、高血压、冠心病、糖尿病等。对于重度贫血患者，术前应将血红蛋白增至 80g/L 以上。对于伴有风湿性瓣膜疾病、冠心病、高血压等患者，应详细了解其心血管系统情况，必要时请专科医师会诊，指导术前治疗，改善心脏功能。对于糖尿病患者，应详细了解其血糖水平、有无酮症酸中毒、水及电解质失衡，以及有无心、肾功能受损，还应了解所采用的治疗方案，尤其要了解胰岛素的使用情况。肥胖患者应充分评估气道和呼吸功能，对于评估为困难气道者，无论是采用全身麻醉还是椎管内麻醉，均应按困难气道患者处理，做好困难气管插管的各种准备。

2. 常用的麻醉方法及管理

（1）局部麻醉和区域阻滞麻醉　可用于浆膜下小型肌瘤的切除术。经腹或腹腔镜子宫肌瘤手术宜选用椎管内麻醉或全身麻醉。

（2）蛛网膜下隙阻滞（腰麻）　单次腰麻（0.5%～0.75%布比卡因）持续时间为2～3小时，可用于子宫肌瘤剔除术和手术难度不大、手术时间2小时内可完成的子宫全切术，但为了保证足够的麻醉时间及术后镇痛的需要，目前大多数以腰麻联合硬膜外麻醉取代单次腰麻。伴有高血压、冠心病及心功能差的患者，慎用腰麻。

（3）硬膜外阻滞　硬膜外阻滞是子宫切除术的传统麻醉方法，一点法（$L_{2\sim3}$向头端置管）或两点法（T_{12}～L_1向头端置管加$L_{2\sim3}$或$L_{3\sim4}$向尾端置管）连续硬膜外阻滞均可满足手术要求，但麻醉阻滞不全发生率较高（可达10%），需辅助应用镇静、镇痛药。两点法硬膜外阻滞要注意避免局麻药物过量所引起的局麻药物中毒。

（4）腰麻硬膜外联合阻滞（CSEA）　作为一点穿刺达到两种麻醉效果的技术，操作简便、对患者损伤小、起效迅速、麻醉确切且可行术后镇痛等优点，尤其术中仅需给予少量镇静药，易于保持呼吸通畅。但CSEA的应用需注意以下2点：①当硬膜外腔常规注入试验量时，因患者已出现腰麻平面，给硬膜外导管是否误入蛛网膜下隙的判断带来一定的障碍。故置入硬膜外导管后必须回抽有无脑脊液，同时应仔细观察麻醉平面的扩散及患者的生命体征。CSEA针内针技术的一个潜在不利因素是，硬膜外导管可能通过腰穿针孔进入蛛网膜下隙。②采用CSEA时，腰麻宜选择低浓度、小剂量的局麻药物，选择0.375%～0.5%布比卡因7～10mg，既保留了腰麻起效快、麻醉效果确切、骶神经阻滞完善的优点，又尽量避免了腰麻的各种不良反应，如低血压、恶心、呕吐及术后头痛等。随后辅以亚剂量的硬膜外腔局麻药物，延续麻醉效果，并可通过硬膜外进行术后镇痛。

（5）全身麻醉　适用于严重高血压、心肺功能较差、凝血功能障碍或椎管有病变的患者。腹腔镜下子宫切除术应首选全身麻醉，以确保麻醉效果和安全。但对于糖尿病患者尽可能不采用全麻，因为与椎管内麻醉相比，全麻对患者的血糖及术后恢复的不利影响较大。全麻可采用静吸复合麻醉或者全凭静脉麻醉，对于伴有高血压、冠心病等心脏病的患者，应尽量避免应用对心肌抑制明显的药物，力求麻醉诱导平稳，避免血液动力学剧烈波动。肥胖患者或因其他原因而存在困难气道的患者，无论采用何种麻醉方式，均必须严格按照困难气道的处理原则实施麻醉。

二、宫颈癌

宫颈癌是全球女性中仅次于乳腺癌的第二种最常见的恶性肿瘤，在发展中国家的女性中尤为常见。宫颈癌在我国部分地区女性常见肿瘤死因构成中占4.6%，发病率为3.25/10万人，仍居女性生殖系统恶性肿瘤第一位。

（一）宫颈癌的病理分类及临床分期

宫颈癌的组织类型主要有鳞状细胞癌及腺癌 2 种。宫颈癌随着浸润的出现，可表现为 4 种类型。

1. 糜烂型

环绕宫颈外口有较粗糙的颗粒状糜烂区，或有不规则的溃破面，触之易出血。

2. 外生型

癌变组织一般来自宫颈外口，向外生长成息肉、乳头或菜花状肿物。肿瘤体积大，但浸润宫颈组织表浅。可侵犯阴道，较少侵犯宫颈旁组织，预后相对较好。

3. 内生型

多来自颈管或从外口长出后，向颈管内生长。浸润宫深部组织，使宫颈增大呈桶状或浸透宫颈达宫颈旁组织，预后较差。

4. 溃疡型

内生型或外生型进一步发展，合并感染坏死后可形成溃疡。尤其是内生型，溃疡可很深，有时整个宫颈及阴道穹隆部组织可溃烂、完全消失。

（二）宫颈癌的治疗

1. 微小浸润癌

只有在宫颈锥切活检边缘阴性，或子宫颈切除，或全宫切除后才能做出宫颈癌Ⅰa1期或宫颈癌Ⅰa2 期的诊断。如果是宫颈上皮瘤样病变（CIN）Ⅲ级宫颈锥切边缘阳性或浸润癌，需要再做一次宫颈锥切或者按Ⅰb1 期处理。

在确定治疗前应做阴道镜检查，排除相关的阴道上皮内瘤样变（VAIN）。

（1）Ⅰa1 期　推荐经腹或经阴道子宫全切术。如果同时存在阴道上皮内瘤样变，应切除相应的阴道段。如患者有生育要求，可行宫颈锥切，术后 4 个月、10 个月随访追踪宫颈细胞学抹片。如两次宫颈细胞学抹片均阴性，以后每年进行一次宫颈抹片检查。

（2）Ⅰa2 期　Ⅰa2 期宫颈癌明确有淋巴结转移可能，治疗方案应该包括盆腔淋巴结切除术。推荐的治疗是改良广泛子宫切除术（Ⅱ型子宫切除术）加盆腔淋巴结切除术。如果没有淋巴血管区域浸润，可以考虑行筋膜外子宫切除术和盆腔淋巴结切除术。要求保留生育功能的患者，可选择：①大范围宫颈锥切活检，加腹膜外或腹腔镜下淋巴结切除术；②广泛宫颈切除术，加腹膜外或腹腔镜下淋巴结切除术。

2. 浸润癌

（1）Ⅰb1 期和Ⅱa 期（肿瘤直径小于 4cm）　①早期宫颈癌（Ⅰb1、Ⅱa 肿瘤直径小于 4cm）采用手术或放疗治疗预后均良好。②手术和放疗联合应用，并发症将增加。为了减少并发症的发生，初始治疗方案应避免联合应用广泛手术和放疗。③手术治疗：Ⅰb1 期和Ⅱa 期（肿瘤直径小于 4cm）宫颈癌的标准手术治疗方法是改良广泛子宫切除术和盆腔淋巴结切除术。年轻患者可以保留卵巢，如果术后需要放疗，应将卵巢悬吊于盆腔外。对于特殊病例，可以行经阴道广泛子宫切除术和腹腔镜下盆腔淋巴结切除术，加放疗或术后辅助治疗。

（2）Ⅰb2 期和Ⅱa 期（肿瘤直径大于 4cm） 初始治疗措施包括：①放、化疗；②广泛子宫切除术和双侧盆腔淋巴结切除术，术后通常需要加辅助放疗；③新辅助化疗（以铂类为基础、快速输注的三疗程化疗），随后进行广泛子宫切除术和盆腔淋巴结切除术加或不加术后辅助放疗，或放、化疗，手术加辅助放疗。新辅助化疗后，广泛子宫切除术加盆腔淋巴结切除术。

3. 晚期宫颈癌（包括Ⅱb 期、Ⅲ期、Ⅳa 期）

标准的初始治疗是放疗，包括盆腔外照射和腔内近距离放疗联合同期化疗。

（三）宫颈癌各种手术及其麻醉

1. 宫颈锥切术

宫颈锥切术是由外向内、呈圆锥形地切下一部分宫颈组织。此手术适用于：①原位癌排除浸润；②宫颈重度非典型增生，进一步明确有无原位癌或浸润癌同时存在；③宫颈刮片持续阳性，多次活检未能确定诊断者。此手术尤其适用于要求保留生育能力的年轻患者。全身情况差、不能耐受大手术、病变局限者，也可采用宫颈锥切术。

宫颈锥切术可选用腰麻、硬膜外麻醉。从理论上说，完全阻滞骶神经丛即可满足手术要求，但如果为了减轻或消除手术牵拉子宫引起的牵拉反射，阻滞平面应达到 T6 或适当使用麻醉镇痛药物，以消除牵拉痛。

2. 次广泛性子宫全切术和广泛性子宫全切术加盆腔淋巴结清扫术

次广泛性子宫全切术适用于宫颈癌Ⅰa 期、子宫内膜癌Ⅰ期及恶性滋养细胞肿瘤，经保守治疗无效者。有严重心、肝、肾等重要器官疾病，不能耐受手术者禁止施行此手术。

手术范围：切缘距病灶大于 2cm，必须游离输尿管、打开输尿管隧道向侧方分离，切除宫旁组织、韧带及阴道壁 2～3cm。

广泛性子宫全切术主要适用于宫颈癌Ⅰb～Ⅱa 期，Ⅰa 期中有脉管浸润及融合性浸润者，子宫内膜癌Ⅱ期。此手术禁忌证：①年龄 65 岁以上，又伴发其他不良因素；②体质虚弱或伴有心、肝、肾等脏器疾病不能耐受手术者；③盆腔有炎症或伴有子宫内膜异位症，且有广泛粘连者；④宫颈旁有明显浸润，或膀胱、直肠已有转移的Ⅱa 期以上患者；⑤过分肥胖者。

3. 宫颈癌次广泛性全子宫切除和广泛性子宫切除术加盆腔淋巴结清扫术的麻醉

手术切口在脐上 3～5cm 到耻骨联合，腹腔探查范围广及全腹、盆腔，涉及中胸、腰、骶段脊神经支配区。因此，根据患者情况、手术要求、患者意愿、麻醉条件及麻醉医师的技术水平，可选用全身麻醉、硬膜外阻滞或腰硬联合麻醉。腹腔镜下施行的广泛性子宫全切术、高龄患者或合并严重心血管疾病的患者，采用全身麻醉较椎管内麻醉更易于维持血流动力学的稳定及充分氧供。目前尚无足够的临床证据说明，全身麻醉与椎管内麻醉对术后患者康复的影响存在差异。椎管内麻醉，完全无痛平面要求上至 $T_{5\sim6}$、下达 $S_{3\sim4}$。硬膜外阻滞，采用两点法（$T_{12}\sim L_1$ 向头端置管加 $L_{2\sim3}$ 或 $L_{3\sim4}$ 向尾端置管）更能确保麻醉平面满足手术要求。麻醉平面小于此范围，切皮可以完全无痛，然而腹腔内脏牵拉反应往往较严重，除恶心、呕吐、低血压及心动过缓，还有腹肌紧张、鼓肠、牵拉痛，影响术野暴露。如遇腹壁厚、骨盆深患者，更增加了手术难度。测试麻醉平面时，如果耻骨联合区皮肤有痛感，常提示骶神经阻滞不完善，牵拉子宫尤其涉及宫颈旁组织时有大小便感及酸胀不适，致使患者不能安静。盆腔淋巴结清扫术野达闭孔，此处支配神经来自 $L_{1\sim2}$ 脊神经，因此只要子宫提拉时无反应，手术解剖此区时麻醉效果也应满意。

盆腔血管由盆侧壁向正中集中，除子宫动脉外，腹膜外与盆腔之间有丰富的静脉丛，其特点是管腔大、壁薄，易发生渗血。麻醉医师应注意吸引血量及血染纱布数，粗略估计出血量，及时输血、输液，维持有效循环血量。对于高龄、全身情况差的患者，既要维持足够的血容量，又要避免容量过多损伤心肺功能。此类患者应行中心静脉压监测，以指导液体治疗。

三、子宫内膜癌

子宫内膜癌又称子宫体癌，是指发生于子宫内膜上皮的癌，包括腺癌、棘腺癌、腺鳞癌及透明细胞癌等类型，是女性生殖道常见的恶性肿瘤之一；约占女性总癌症的 7%，占女性生殖道恶性肿瘤的 20%～30%，近年发病率有上升趋势，多见于老年妇女。

（一）子宫内膜癌的大体病理解剖与病理分级

1. 子宫内膜癌的大体病理解剖

按照腺癌的生长方式，病变主要表现为局限型和弥漫型。局限型病变局限于一个区域，多位于宫底或宫角处，后壁比前壁多见。肿瘤形成局部的斑块、息肉或结节、菜花样组织，向肌层侵犯较深，有时病灶较小而浅，可于刮宫时被刮去。手术切除子宫标本检查，注意多在宫角处取材。弥漫型肿瘤常累及宫腔内膜大部或全部，病灶呈息肉状、乳头状瘤组织，脆灰白，表面可有溃疡坏死，肿瘤可侵及肌层或向下蔓延累及宫颈，甚至突出于宫颈外口处。

2. 病理分级

根据细胞分化程度，子宫内膜癌又可分为 G1、G2、G3 三级。

G1（I 级）：高分化腺癌。

G2（H 级）：中等分化腺癌。

G3（M 级）：低分化腺癌。

子宫内膜癌发展缓慢，局限在子宫内膜的时间较长，可通过直接蔓延、淋巴道或血行侵犯邻近器官，或转移至远处器官。

（二）子宫内膜癌的治疗及手术麻醉

1. 治疗原则

子宫内膜癌以手术治疗为主，以放射治疗、孕激素治疗及化疗为辅。手术是Ⅰ期、Ⅱ期子宫内膜癌的主要治疗手段，选择性地辅加放疗。对于晚期患者，多数学者更倾向于尽量切除病灶，缩小瘤体，再辅加放疗或孕激素治疗。复发性癌可行综合治疗。

2. 子宫内膜癌的手术治疗

手术方式有筋膜外全子宫切除及双附件切除术、次广泛性子宫切除及双附件切除术、广泛性子宫切除术加盆腔淋巴结清扫术及双侧附件切除术 3 种。目前，人们对子宫内膜癌术式的选择有不同意见。应用最广的是次广泛性子宫全切术，在切除子宫的同时，还可切除一部分宫旁组织和约 2cm 阴道穹隆部分。如病变很早，且年龄较大或合并其他脏器病变，手术耐受性差，可以选择子宫全切除加双附件切除术，以缩短手术时间。对于早期年轻患者，可保留一侧卵巢，但需做楔形切除活检，以排除癌瘤侵犯的可能性。第三种手术方式一般用于细胞分化不好、肌层浸润较深或癌瘤已侵及子宫外的病例，这些情况下淋巴转移率较高。病变属于临床早期，且仅有浅肌层浸润者，一般不考虑第三种手术，但手术中需探查淋巴结。

3. 子宫内膜癌手术的麻醉

子宫内膜癌多见于老年妇女，因此麻醉医师应在麻醉前了解患者的全身情况，尤其要注意患者是否合并重要的心、肺、肝、肾等重要系统疾病。此类患者可能因全身情况差，对手术和麻醉耐受能力差，选择麻醉时应作全面评估。对于情况良好的患者可选用椎管内麻醉，情况差或合并有严重系统疾病的患者，采用全身麻醉则更容易维持稳定的血流动力学和充分的氧供。

四、卵巢良性肿瘤

卵巢肿瘤是妇科常见病，占女性生殖道肿瘤的 32%，可发生在任何年龄，但多见于生育期女性。实质性肿瘤较少见，囊性肿瘤多为良性。目前无法预防卵巢肿瘤的发生，但早期发现并及时处理，对防止其增长、恶变、发生并发症及保留卵巢功能具有重要意义。

（一）卵巢良性肿瘤常见类型

良性卵巢肿瘤占卵巢肿瘤的 75%，多数呈囊性，表面光滑，境界清楚，可活动。常见类型有以下几种。

1. 浆液性囊腺瘤

约占卵巢良性肿瘤的 25%，常见于 30～40 岁患者，以单侧为多。外观呈灰白色，表面光滑，多为单房性，囊壁较薄，囊内含淡黄色清亮透明的液体。有部分病例可见内壁有乳头状突起，群簇成团或弥漫散在，又称乳头状浆液性囊腺瘤。乳头可突出囊壁，在囊肿表面蔓延生长，甚至侵及邻近器官，如伴有腹水者，则多已发生恶变。

2. 黏液性囊腺瘤

占卵巢肿瘤的 15%～25%，常见于 30～50 岁患者，多为单侧。肿瘤表面光滑，为蓝白色，呈多房性，囊内含藕粉样黏液，偶可见囊壁内有乳头状突起，又称乳头状黏液性囊腺瘤。若囊壁破裂，瘤细胞可种植于腹膜及内脏表面产生大量黏液，又称腹膜黏液瘤。

3. 成熟畸胎瘤

又称囊性畸胎瘤或皮样囊肿，占卵巢肿瘤的 10%～20%，占畸胎瘤的 97%，大多发生在生育年龄。肿瘤多为成人拳头大小，直径多小于 10cm，以单侧居多，约 25%为双侧。外观为圆形或椭圆形，呈黄白色，表面光滑，囊壁较厚，切面多为单房，囊内常含皮脂及毛发，亦可见牙齿、骨、软骨及神经组织，偶可见甲状腺组织。

（二）卵巢良性肿瘤的手术治疗

卵巢肿瘤不论大小，一经确诊原则上一律行手术治疗。年轻或要求保留生育功能且肿瘤不大者，可行肿瘤剔除（剥出）术，较大肿瘤行患侧附件切除术。术前需排除卵泡囊肿、黄体囊肿、黄素囊肿、巧克力囊肿（即卵巢的子宫内膜异位囊肿）、输卵管伞端积液及输卵管卵巢囊肿（炎症性）等卵巢的瘤样病变。

卵巢良性肿瘤合并蒂扭转、囊内出血、感染、盆腔嵌顿或囊壁破裂者，一经确诊，应立即行手术治疗。

大型卵巢囊肿手术时，应尽可能将囊肿完整取出。如有粘连，应仔细分离，避免撕破囊壁。如延长切口仍不能取出时，可穿刺囊壁放出部分液体，但必须注意保护，勿使囊液流入腹腔，以防瘤细胞在其他组织上种植或引起化学性腹膜炎。

卵巢良性肿瘤常用术式有以下几种。

1. 卵巢良性肿瘤剔除术

卵巢良性肿瘤剔除术是指将肿瘤从卵巢中剔除，保留正常卵巢组织及其功能的手术。缝合卵巢包膜重建卵巢组织，剔除肿瘤时切忌挤压，以防肿瘤破裂引起瘤细胞种植。

2. 患侧附件切除术

患侧附件切除术适用于单侧卵巢良性肿瘤，对侧卵巢经查正常或患者年龄较大（45岁以上），如浆液性乳头状囊腺瘤可行患侧附件切除术。

3. 全子宫及附件切除术

发生于围绝经期或绝经期女性患单侧或双侧卵巢肿瘤，则行全子宫及附件切除术。

4. 双侧附件切除术

绝经期前后的女性患单侧或双侧卵巢肿瘤，而患者全身情况又不能耐受手术或子宫周围严重炎症患者，可行此手术。

（三）卵巢囊肿蒂扭转

卵巢囊肿蒂扭转是卵巢囊肿的一种常见并发症。多数患者过去在下腹部有中等大小、能活动的肿块，扭转后，突然下腹部一侧剧烈疼痛（多为持续性或发作性绞痛），或恶心、呕吐。不能恢复的瘤蒂扭转，时间过长，瘤蒂内静脉闭塞，肿瘤充血，继而发生间质出血，且流入囊肿腔内，使囊肿呈紫茄色；还可继发感染或破裂，故一经确诊应立即手术。

手术特点：主要是蒂的处理与卵巢囊肿的区别。在切除前，应先用弯止血钳夹住扭转蒂的根部正常组织，再行转回扭转的瘤蒂。因为卵巢囊肿扭转后蒂内静脉淤血，可形成血栓，如不先夹住就复位，有可能造成血栓脱落，引起栓塞危及生命。也可先钳夹根部不用复位，直接切除。手术步骤按输卵管卵巢切除术。

（四）巨大卵巢囊肿手术

卵巢囊肿过大（如近足月妊娠大小）者，完整切除肿瘤要做很大的切口。从大切口突然托出巨大肿物，可因腹内压骤减而使血压下降，甚至休克。经探查无恶性征象时，可先做穿刺放液后再手术。用盐水棉垫隔开肠管，在囊壁较厚处先做一个荷包缝合，勿穿透囊壁，在其中心用刀或穿刺器刺入囊腔连接吸管，吸出囊内液体。待瘤体缩小后，将荷包缝合线抽紧结扎，防止液体继续外溢。如无吸引设备，也可用100mL空针连续抽取囊内液，以缩小囊肿体积。抽液后以中弯止血钳夹住穿刺部位的囊壁，将囊肿托出切口外进行切除。这样可以避免延长腹壁切口，防止腹压骤降所引起的休克。巨大卵巢囊肿可能会压迫腹腔血管，引起仰卧位低血压综合征，这为实施麻醉增加了一系列需要处理的问题。在麻醉手术过程中，应当保证上肢静脉通路通畅。囊肿切除步骤同输卵管切除术、卵巢切除术。

（五）卵巢良性肿瘤手术的麻醉

1. 术前评估与准备

卵巢囊肿可发生于任何年龄，其大小亦相去甚远。巨大的卵巢囊肿由于腹内压升高而出现相应的脏器受压症状，对心、肺功能均构成一定威胁，术前访视应加以重视。卵巢囊肿发生蒂扭转，起病急骤需施行紧急手术，此时患者全身情况及术前准备难以达到常规要求，所以麻醉医师术前访视应根据患者的特点给予适当的调整，做好麻醉前准备。

（1）一般卵巢囊肿手术　对于比较小的囊肿，患者往往因其他疾病就诊时被发现，或在妇科普查时才被发现，此类患者以年轻人居多，无明显症状。中等大小的囊肿，患者因腰围增粗而被发现，患者多无压迫症状，全身情况较好。此类患者的手术，按常规麻醉准备即可。

（2）巨大卵巢囊肿的手术　巨大卵巢囊肿病程较长，全身状况较差，心、肺功能受累较严重，巨大的囊肿充盈整个腹腔，压力升高致膈肌上升，胸腔内容积缩小，潮气量减少，故术前应进行肺功能检查和血气分析。下腔静脉受压，回心血容量减少，下腔静脉回流受阻，导致腹水和下肢水肿。术前应了解心脏功能，常规检查心电图、超声心动图。全身情况较差的如贫血、低蛋白血症，术前应积极纠正。

（3）卵巢囊肿蒂扭转　发生蒂扭转的囊肿一般为中等大小，可以是急性扭转也可以是慢性扭转。发生急性扭转的患者，起病急骤，腹痛的同时伴恶心、呕吐。卵巢囊肿在妊娠及产褥期由于子宫位置的改变也易发生蒂扭转。此类患者的饱胃比例较大，麻醉医师对此类患者应及时进行访视，重点了解患者循环系统、呼吸系统、神志及肝肾功能，是否进食，进食时间，做好饱胃患者麻醉的防治措施。

2. 麻醉前用药与麻醉选择

对于巨大卵巢囊肿患者，术前避免使用阿片类镇痛药物，以免加重呼吸抑制。对于蒂扭转的急症患者，镇痛、镇静药物要避免药量过大，以保持患者的意识和反射，对呕吐严重的给予抗吐药物。

麻醉方式应根据患者的情况及手术要求进行选择。

（1）局部麻醉　适用于腹腔镜检查，或在腹腔镜检查中进行治疗，如腹腔镜下卵巢囊肿穿刺或剔除术。

（2）腰麻　适用于囊肿比较小而又年轻的患者，其手术范围不大，手术需时较短，如卵巢囊肿切除术或一侧输卵管切除术、卵巢切除术。

（3）硬膜外阻滞或腰硬联合麻醉　对切口在脐以下的中等大小囊肿，可采用连续硬膜外麻醉或腰硬联合麻醉。对于囊肿较大的患者，因囊肿长期压迫腔静脉，可使硬膜外腔血管扩张，在硬膜外穿刺及置管时易损伤血管，应予以注意。同时，硬膜外局麻药物用量应减少。

（4）全身麻醉　对巨大卵巢囊肿麻醉处理比较困难，采用全身麻醉比较稳妥。全麻药物的选择可根据患者心、肺情况决定。

3. 术中管理

对于非巨大卵巢肿瘤、情况良好的患者，麻醉按常规管理即可。对于蒂扭转的饱胃患者，术中慎用辅助用药，积极防止呕吐、误吸。较大的囊肿，麻醉管理的难易与囊肿的大小直接相关。要注意患者平卧时可出现仰卧位低血压综合征，如发生应立即将手术床向左侧倾斜15°～30°，必要时静脉注射适量麻黄碱。巨大卵巢囊肿，由于腹压升高，胃受压，麻醉诱导易导致反流、误吸。麻醉前应置入胃管，进行胃肠减压。全身麻醉诱导宜采用表面麻醉下清醒气管插管或慢诱导气管插管，如采用快速麻醉诱导插管，麻醉前应高流量（8L/min），吸氧3～5分钟，然后采用快速序贯法进行麻醉诱导插管，避免大潮气量辅助呼吸，以防气体进入胃内，增加反流、误吸的风险。

术中探查及吸除囊内液时，要注意心率、血压、中心静脉压的变化。防止由于减压过快导致腹压骤减、回心血量突然增加而发生肺水肿，故吸放囊液要分次、缓慢减压。当囊肿搬出腹腔时，要立即给予腹部加压，可以将囊肿暂放在腹腔或用沙袋给腹部加压，患者采取头低位以防腹内压骤然消失，腹主动脉的压迫突然解除易造成血压骤降。应注意术中输液的调整，囊肿减压前后应适当加快输液速度，补充血容量，同时根据中心静脉压随时调整输液速度，适当增加胶体的输入。

因巨大囊肿难以平卧的患者，如诊断明确，可以考虑术前在B超引导下行囊肿穿刺，缓慢放液减压后再施行麻醉。

五、卵巢恶性肿瘤

卵巢恶性肿瘤是妇科多见的肿瘤之一，其发病率占女性全部恶性肿瘤的5%（仅次于乳腺癌、皮肤癌、胃肠癌、宫颈癌和肺癌，居第六位）。在妇科恶性肿瘤中，发病率仅次于宫颈癌和恶性滋养细胞肿瘤，居第三位。由于卵巢位于盆腔深处，故对卵巢恶性肿瘤缺乏早期特异性诊断方法，又无特殊症状，因此，当出现症状就诊时多数已达晚期，故其病死率超过宫颈癌和子宫内膜癌病死率的总和，居妇科恶性肿瘤病死率之首。

卵巢恶性肿瘤常见转移部位主要分布在盆腔器官，其次是腹膜、大网膜及肠壁；远处转移分布的器官有肝、胆囊、胰、胃肠道、肺、膈肌等。淋巴转移主要分布在腹主动脉旁及盆腔淋巴结等处。

（一）卵巢肿瘤的临床分期

在妇科肿瘤中，宫颈癌及宫体癌首先是局部浸润，继而向远处扩散；而卵巢癌的转移，很早就出现盆腔或腹腔内扩散种植，或淋巴结转移。这些部位的转移在早期无症状和体征，单凭临床检查不易被发现，其转移部位及累及范围也不易被确定。因而，卵巢癌的准确、全面分期需要依靠手术所见和手术时详细探查的结果，还要配合病理组织学及细胞学的检查。国际妇产科联盟（FIGO）为取得一个卵巢癌完善的分期标准，曾对不同分期的定义反复修改。

（二）卵巢恶性肿瘤的手术治疗

目前对卵巢恶性肿瘤多数仍处于确诊晚、治疗效果差的状况，手术治疗仍是卵巢恶性肿瘤首选的方法，无论肿瘤属于早期或晚期都应行手术探查。原则上应尽量将癌瘤切除，强调首次手术的彻底性，但不宜进行不必要的手术范围扩大，术后辅以化疗或放疗。太晚期的患者以姑息性手术为妥。

1. 手术适应证

几乎不受限制。初次接受治疗者，都应给予1次手术切除的机会。但对有大量胸腹水、不能耐受一次手术者，应于胸腹水基本控制后再手术；经探查，肿瘤在腹腔广泛种植，原发病灶很小或大部分肠管包裹在肿瘤之中，肠系膜缩成一团已分不清，则不宜立即行手术切除。

2. 各期卵巢恶性肿瘤的手术范围

一般根据手术分期、患者全身情况、年龄等因素来决定手术范围。

（1）对Ⅰ期、Ⅱa期癌原则上行全子宫和双侧附件、阑尾、大网膜切除。

（2）对Ⅱ期以上的中晚期患者，初治病例应行肿瘤缩减术或细胞灭减术。

肿瘤细胞灭减术是将肉眼所见的肿瘤，包括全子宫和双侧附件、大网膜、阑尾、肠段、腹膜等转移病灶全部切除，还包括腹膜后淋巴结切除。

（三）卵巢恶性肿瘤手术的麻醉

卵巢恶性肿瘤患者年龄及全身情况个体差异悬殊，30％患者腹部肿块巨大或有大量腹水，近半数患者有化疗、激素或手术治疗史。近半数患者可出现心电图异常，其中心律不齐最为常见。一般病例全身情况尚好，肿瘤亦不太大，手术单纯行全子宫加附件切除或包括部分大网膜切除者，硬膜外麻醉或腰硬联合麻醉基本满足手术的要求。对于需清除腹主动脉旁淋巴结者，如果清除范围只达髂总动脉分叉处，椎管内麻醉平面亦无特殊。但如果清除范围达肾门区，麻醉平面需相应提高达 $T_{4\sim5}$ 水平，此时可考虑采用两点穿刺置管（$T_{10\sim11}$，$L_{1\sim2}$），推荐采用全身麻醉。

晚期患者全身情况很差，常出现营养不良、贫血、低蛋白血症；腹部膨隆，腹腔内脏受压，肠曲被推向横膈，膈面抬高，膈肌活动受限；肺下叶受压发生盘状肺不张，肺容量减少，顺应性降低；呼吸浅速甚至困难，不能平卧；心脏被推移，活动受限，可能影响每搏输出量和心排血量；下腔静脉受压迫致腹壁静脉怒张，甚至波及胸壁静脉，回心血量减少，脉搏细速；反复放腹水，可加重低蛋白血症和水电解质的紊乱；有的患者可伴有发热、低血容量。这些症状都给实施麻醉提出了挑战，麻醉前必须充分了解患者病情、准确评估麻醉风险，麻醉过程中必须处理好这些变化与麻醉的关系，尽可能保障麻醉安全。

对于腹腔肿块巨大，伴有大量腹水或呼吸困难、不能平卧的患者，麻醉方式宜选用全身麻醉，以确保血流动力学的稳定和充分的氧供，防止低氧血症和高碳酸血症的发生。对曾用化疗药者，要了解用药及剂量，注意化疗药物对心、肺等脏器功能的影响及麻醉药与化疗药的协同作用。术前曾用皮质激素治疗者，麻醉前及术中、术后均需补充用药，以免引起肾上腺皮质功能低下，导致严重低血压。肿块巨大或伴有大量腹水的患者，在手术吸除腹水或搬出瘤体时，注意维持循环稳定，避免输液过多或过少。输入液体过多、过快或麻黄碱反复使用，可导致心脏前负荷增加而诱发肺水肿。

六、外阴癌

外阴癌是最常见的外阴恶性肿瘤，占外阴恶性肿瘤的95%，平均发病年龄60岁，但40岁以前也可发病。

（一）外阴癌的病理解剖

外阴是特殊的皮肤区域，可发生性质不同的肿瘤，最常见的是鳞状细胞癌，其次是恶性黑色素瘤、基底细胞癌及腺癌。发生部位以皮肤黏膜较多见，外阴前部较后半部多见。外阴受侵部位以大阴唇最常见，其次是小阴唇及阴蒂。癌瘤可多灶性或在两侧大阴唇对称性生长，称对称癌，这不是直接接种，而是属于多灶癌或经淋巴转移。根据镜下结构分类如下。

1. 外阴原位癌

有时与宫颈原位癌同时存在，属多灶癌。基底完整，无间质浸润。镜下表皮增厚，过度角化，棘细胞层排列紊乱，失去极性。外阴原位癌包括3类特殊原位癌：外阴鲍文病、外阴佩吉特（Paget）病及增生性红斑。

2. 外阴镜下浸润癌

上皮内少数细胞侵入间质，侵入深度不超过5mm，局部基底膜断裂或消失，周围有淋巴细胞浸润，容易继发感染，流脓发臭，触及出血。镜下绝大多数为分化良好的棘细胞癌，可见癌巢向间质浸润，生长慢，易治愈。分化差的鳞癌生长快，转移早且远。

3. 外阴浸润癌

可继发于白斑、外阴原位癌或没有先驱病变。肉眼见溃疡、结节或菜花型。早期外阴鳞癌小结节状，表面有光滑的皮肤或黏膜。以后皮肤水肿与癌块粘连，继续发展表面破溃坏死脱落形成溃疡，表现为外凸或内陷。

4. 基底细胞癌

早期为表面光滑圆形斑块，表皮菲薄，也可有边缘隆起的侵蚀性溃疡。除个别病例外，一般不发生转移。镜下特征性改变为细胞核大而呈卵圆形或长形，细胞质较少，各细胞质界限清楚，细胞核无细胞间桥、无间变，大小不一，无异常核分裂征象。

5. 外阴腺癌

一般起源于前庭大腺。

（二）转移方式

以局部蔓延与淋巴转移为主，极少发生血行转移。

1. 局部蔓延

外阴部逐渐增大，可沿黏膜向内侵及阴道和尿道，并可累及肛提肌、直肠与膀胱。

2. 淋巴转移

外阴有丰富、密集的毛细淋巴网，错综复杂、互相吻合。大阴唇的淋巴管均沿大阴唇本身向前经阴阜外下转向腹股沟淋巴结。会阴部的淋巴管沿大阴唇外侧斜横向流经大腿部到达腹股沟淋巴结，且一侧癌肿可经双侧淋巴管转移。经腹股沟浅淋巴结转向腹股沟深淋巴结（Cloquet 淋巴结），并经此进入盆腔淋巴结。阴蒂部癌可直接至 Cloquet 淋巴结，而外阴后部及阴道下段癌可绕开 Cloquet 淋巴结直接转移到盆腔淋巴结，所以该处癌应清扫盆腔淋巴结。淋巴系统的转移主要是癌栓的转移，而不是渗透作用。外阴癌即使到晚期也很少血行转移远处，少数病例可以转移到远处器官。

（三）外阴癌的手术治疗

1. 癌前病变——白斑

外阴白斑会发生剧烈瘙痒，经常被搔破，治疗效果不佳者应预防性切除。

2. 原位癌

由于原位癌多灶性或隐性浸润，应行外阴广泛切除术。术后若浸润，应加双腹股沟淋巴结清扫。

3. 镜下浸润癌

当肿块小于 2cm，间质浸润低于 5mm。无脉管浸润者可以行外阴广泛切除术，否则应行外阴广泛切除加双腹股沟淋巴结清扫。

4. 浸润癌

应行外阴广泛切除加双腹股沟淋巴结清扫术。当向腹股沟深淋巴结转移时，应加盆腔淋巴结清扫术。对侵犯尿道直肠患者，可行部分尿道、直肠切除术。

（四）外阴癌手术的麻醉

根据患者情况及手术要求，外阴手术的麻醉方式可选用椎管内麻醉或全身麻醉。椎管内麻醉应根据手术范围选择相应的穿刺点，如作外阴广泛切除术加双腹股沟淋巴结清扫术，硬膜阻滞平面上达 T_{10}、下达 S_5 即可。若需行腹膜外盆腔淋巴结清扫术，则阻滞平面需达 $T_{8\sim9}$ 方可阻滞腹膜刺激反应。若在进行外阴癌手术时，需要同时行膀胱全切回肠代膀胱术或直肠切除术或人工肛门手术等，麻醉平面要求与子宫内膜癌相同。如手术广泛、时间冗长，患者难以配合，可考虑采用全身麻醉，必须加强呼吸循环系统的管理。

第二节　产科手术麻醉

一、妊娠期母体的生理改变

（一）循环系统的改变

1. 心脏的变化

妊娠期间，抬高的膈肌使心脏在胸腔的位置发生改变，心脏向上、向左并向前方移位，沿纵轴逆时针方向轻度扭转，加之心肌肥厚、心脏容量增加，导致胸部平片显示心脏扩大以及在心电图上表现为电轴左偏和T波改变，可能出现房性或室性期前收缩等心律失常。听诊可闻及收缩期喷射样杂音（1～2级）以及明显的第一心音分裂（S_1）；也可闻及第三心音（S_2）。少数患者会出现无症状的心包积液。

2. 血容量的变化

妊娠期母体的血容量增加用以满足母体及胎儿生长的代谢需要，至足月时，妊娠妇女血容量可增加35%～40%，但血红蛋白可减少20%左右，这是因为血浆容量的增长速度明显高于红细胞的生长，可导致稀释性贫血及血黏度的下降，然而母体的平均血红蛋白数值一般都大于110g/L。孕期由于血红蛋白减少而引起组织氧供的减少可通过心排出量的增加和血红蛋白氧离曲线右移得以补偿。

孕足月时，大多数妊娠妇女血容量会增加1000～1500mL，总血容量可达到90mL/kg，这使得妊娠妇女更易耐受分娩过程中的失血。平均阴道分娩丢失的血液为100～500mL，而剖宫产丧失200～800mL，直到分娩结束后1～2周血容量将恢复至孕前。

孕中晚期，母体下腔静脉受压易导致下半身远端静脉淤血、静脉炎、水肿。而且，膈以下的下腔静脉受压扩张并且通过侧支循环血管增加血液回流，例如通过椎旁静脉丛（包括硬膜外静脉）回流，另有小部分通过腹壁静脉回流。椎旁静脉丛血流增加使硬膜外间隙和蛛网膜下腔静脉丛扩张而椎管容积相对缩小，使得妊娠妇女椎管内用药剂量比非妊娠妇女减少1/3，同时硬膜外穿刺出血或血肿形成的发生率亦相应增加。

血容量增加的具体机制尚未完全阐明，妊娠期升高的醛固酮、雌激素、黄体酮均与此有关。妊娠子宫需额外血流、胎儿额外的代谢需求及其他器官（尤其是肾）灌注增加，使血容量必须增加。皮肤亦需额外的血流，以散发因代谢率升高产生的热量。

3. 血流动力学的改变

妊娠期间心率和每搏输出量都有增加，心率增快15%～30%，每搏输出量增加30%左右，可使心排出量相应增加，至孕足月心排出量增加可达到40%。孕期超声心动图检测常可显示心腔扩大和心肌肥大；肺动脉压、中心静脉压、肺动脉楔压保持不变。在孕7～9个月时，心排出量不再明显升高，心排出量最大的增长是在产程中并且在产后会突然增加，直到分娩结束两周后心排出量才会恢复正常。

自然分娩时，第一产程中子宫强烈收缩可使回心血量明显增加，心排出量可暂时增加20%，第二产程中产妇的屏气动作可使腹内压显著升高，增加回心血量，心排出量可暂时增加40%，每次子宫收缩可额外增加15%～25%，第三产程增加25%，心排出量的增加最多达50%～80%，因而加重心脏负担。同样，剖宫产的产妇循环系统也会发生明显的波动。胎儿取出后子宫收缩使大量血液被挤回心脏，心脏负荷加重。心血管功能良好的产妇一般可耐受这种循环负荷增加的剧烈波动，但对于原本就有心脏病的妊娠妇女，各种并发症发生的概率明显增加，如心力衰竭、肺水肿等。因此不管无痛分娩或是剖宫产时，麻醉医师应严密监测血流动力学的改变，积极处理。

4. 血压的变化

妊娠第4～6个月时母体全身血管阻力的下降使收缩压和舒张压均降低，收缩压降低幅度要小一些，对肾上腺素能及血管收缩药物的反应是迟钝的。孕晚期血压轻度升高，脉压稍增大。

5. 静脉压的变化

妊娠晚期增大的子宫压迫下腔静脉和腹主动脉导致回心血量减少，有超过 20%的足月妊娠妇女会发生仰卧位低血压综合征，出现低血压、面色苍白、出汗、恶心、呕吐、神志改变等临床表现，同时子宫静脉压力增加、子宫动脉严重的低灌注等因素共同作用会累及子宫和胎盘血流，对胎儿不利。产妇左侧卧位或半卧位后可解除压迫，缓解仰卧位低血压综合征。

需强调的是，硬膜外麻醉和腰硬联合麻醉，可以扩张下肢血管，降低血管阻力，同时因盆腔肌肉松弛使增大的妊娠子宫失去支撑作用，更倾向于向后压迫下腔静脉，成为产妇仰卧位低血压综合征的重要促发因素。

（二）呼吸系统的改变

1. 解剖学的改变

妊娠 3 个月后，胸腔前后径的增加代偿了膈肌抬高导致的胸腔容积改变，膈肌运动并未受限，胸式呼吸大于腹式呼吸，肺活量和肺闭合容量均很少受影响。但功能残气量的减少使妊娠妇女的氧储备能力明显降低。近足月时生理无效腔下降，肺血容量增加和膈肌抬高使胸片中肺血管纹理更加明显。在妊娠期间，妊娠妇女呼吸道黏膜的毛细血管都处于充血状态，气管插管时易引起损伤。同时声带水肿，鼻腔黏膜水肿、鼻塞，可导致声音变化。

2. 肺功能的改变

妊娠期氧耗量和分钟通气量渐进性增加。到足月时，氧耗量增加 20%～50%，分钟通气量增加 50%。$PaCO_2$ 降低至 28～32mmHg；血浆碳酸氢盐的代偿性降低避免明显的呼吸性碱中毒。高通气所致 2，3-二磷酸甘油升高提高了血红蛋白与氧的结合力；加上后期心排出量的增加，提高了向组织的输氧能力。

孕足月时功能残气量（FRC）下降 20%，潮气量（TV）增加 40%，分钟通气量增加 50%。通气量增多使妊娠妇女 PaO_2 轻度增高，氧合血红蛋白离解曲线右移，这有利于氧在组织的释放。

储氧能力的减少和氧耗的增加使妊娠妇女更容易发生缺氧，因此麻醉时应保证产妇充足的氧供。在分娩期间，特别是第一和第二产程，由于疼痛难忍，产妇的每分通气量和氧耗剧增，导致产妇低碳酸血症、pH 升高，引起呼吸性碱中毒，可使血管收缩，影响胎儿血供。另外，在宫缩的间歇期，由于疼痛缓解，血中低 $PaCO_2$，可使产妇呼吸减弱，导致缺氧。硬膜外镇痛可有效地消除分娩疼痛，消除过度通气，降低氧耗，有利于妊娠妇女和胎儿。

（三）消化系统的改变

1. 口腔的变化

妊娠期妇女牙龈肥大、充血、松脆，因而易出血，且易出现牙齿松动及龋齿，这与全身雌激素水平上升有关。

2. 胃肠道平滑肌张力降低

妊娠期母体黄体酮分泌增加，抑制胃肠道对乙酰胆碱和促胃液素的收缩反应，胃肠道平滑肌张力降低，贲门括约肌松弛。孕期由于胎盘分泌的促胃液素水平升高，妊娠妇女胃酸分泌增加，加上胃肠运动减弱，食物在胃肠道停留的时间延长，胃排空时间延长，且胃内压增高、贲门括约肌松弛，所有这些改变都增加呕吐、反流、误吸的危险性，全麻时易出现吸入性肺炎。因此，对于择期剖宫产手术，应严格要求禁食，而对于急症手术，麻醉前都应按饱胃进行准备。

（四）血液系统变化

1. 红细胞的变化

妊娠期血浆及红细胞两者均增加，使血容量增加，并可一直持续到足月。孕早期血浆容量增加，继之红细胞量在孕期可增加约33%。无论是否补铁，红细胞体积均增大，补铁时增大更明显。血浆容量的增加超过红细胞的增加，出现贫血现象。

2. 白细胞的变化

正常妊娠期白细胞总数上升，由孕前的（4.3～4.5）$\times 10^9$ 个/L上升至孕晚期的（5～12）$\times 10^9$ 个/L，主要是多形核细胞，可持续到产后2周以后。妊娠期淋巴细胞和单核细胞数无变化。

3. 血小板的变化

妊娠期血小板明显增加，与之相伴的是血小板消耗进行性增加；血小板凝集抑制因子前列环素（PGI_2）和血小板凝集刺激因子、血管收缩因子TXA2均升高。

4. 凝血功能的变化

妊娠期几种主要的凝血因子水平都升高，纤维蛋白原、因子Ⅵ显著增加，因子Ⅱ、Ⅴ、Ⅶ、Ⅸ及Ⅹ轻度升高。血浆纤维蛋白原浓度自孕三月开始，从正常非孕水平的2～4g/L逐步上升到孕晚期的4～6g/L，由此使血沉加快。接近妊娠末期，因子Ⅹ略下降，因子Ⅻ明显下降。妊娠期及产时纤溶活性受到抑制，其确切机制不清，可能与胎盘有关，与纤维蛋白原水平对应，纤溶酶原升高，使凝血和纤溶活性平衡。

（五）泌尿系统变化

肾小球滤过率可上升30%～50%，并于孕16～24周达到峰值，持续至足月时。有时增大的妊娠子宫压迫下腔静脉，使肾小球滤过率有所下降。孕期肾血流量也相应增加。因此，孕期血中的尿素氮含量是下降的，通常<10mg/dL（<3.6mmol/L），肌酐的含量可下降至<0.7mg/dL（<62μmol/L），输尿管在孕激素的作用下明显扩张。而孕晚期，由于增大的子宫压迫输尿管，可使之狭窄。

二、胎儿生理

（一）胎儿的血液循环

1. 解剖学特点

脐静脉一条，来自胎盘的血流经脐静脉进入肝及下腔静脉，出生后胎盘循环停止，脐静脉闭锁为肝圆韧带，脐静脉的末支静脉导管闭锁为静脉韧带。脐动脉两条，来自胎儿的血液经脐动脉注入胎盘与母体进行物质交换，出生后闭锁为腹下韧带。动脉导管位于肺动脉与主动脉之间，出生后肺循环建立，肺动脉的血液不再流入，闭合成动脉韧带（出生后10～14天)。出生后，建立了正常的肺循环，由于左心房内压力增加，迫使原发房间隔的薄片压在卵圆孔的表面，使卵圆孔开始关闭，6～8周完全闭锁。

2. 血液循环特点

(1) 来自胎盘的血液进入胎儿体内分为3支：一支直接入肝；一支与门静脉汇合入肝；一支经静脉导管入下腔静脉。

(2) 卵圆孔位于左右心房之间的一个开放区，出生前由于血流是从右到左，使卵圆孔持续开放。

(3) 肺循环阻力大，肺动脉内血流大部分经动脉导管分流入主动脉，首先供应心脏、头部和上肢，仅1/3经肺静脉流入左心房。

（二）胎儿的气体交换

胎儿的气体交换在胎盘进行，交换效率仅为肺的1/50，故分娩时母体发生仰卧位综合征、胎盘血流受阻，或母体患肺炎、哮喘、充血性心衰、抽搐、麻醉性呼吸抑制、低血压等都可引起母体低氧血症，继而导致胎儿供氧不足，引起胎儿窘迫。

三、麻醉对母体和胎儿的影响

（一）妊娠生理对麻醉的影响

妊娠妇女对全麻药和局麻药的敏感性都增高，对麻药的需求比非妊娠妇女低。对于腰麻或硬膜外麻醉，局麻药的用量可减少30%～50%，就可以达到理想的平面。一般认为，由于妊娠妇女腹腔压力增大，硬膜外静脉怒张，从而使硬膜外和蛛网膜下腔的间隙减小，导致局麻药用量减少，但也有认为局麻药用量减少是由于妊娠妇女的神经纤维对局麻药的敏感性增加所致。

妊娠期妇女对吸入麻醉药的需要量也降低到正常量的40%左右，但其机制尚不清楚。研究证明妊娠妇女吸入全麻药的最低肺泡有效浓度（MAC）明显降低，最低只相当于正常非妊娠妇女的60%。通常认为这是因为妊娠期妇女体内激素水平的改变所导致，但也有认为可能是由于妊娠妇女内啡肽和强啡肽的浓度增高导致机体对疼痛的忍受力增加，而使其吸入全麻药的MAC明显降低。

总之，无论是硬膜外麻醉或全麻，妊娠妇女对各种麻醉药的敏感性增加，应适当减少药量，预防各种并发症的发生。

（二）麻醉药的子宫胎盘血流效应

1. 静脉用麻醉药

不同静脉用麻醉药对子宫胎盘血流影响的差别很大。

(1) 巴比妥类和丙泊酚　一般对子宫胎盘血流影响较小，因为其对母体血压下降的影响是缓和并呈剂量依赖性的。较小的诱导剂量不会导致明显的子宫血流减少。

(2) 氯胺酮　当剂量小于 1.5mg/kg 时不产生明显的子宫胎盘血流改变；其高血压效应一般会抵消任何血管舒张作用。氯胺酮剂量大于 2mg/kg 时则可能发生子宫压力过高。

(3) 与硫喷妥钠和丙泊酚相比，咪达唑仑作为诱导药物更容易导致全身性低血压。

(4) 依托咪酯对血压影响较小，但对子宫胎盘血流的影响并无定论。

2. 吸入麻醉药

吸入麻醉药降低血压的同时，潜在减少子宫胎盘的血流。当吸入性麻醉药浓度低于最低肺泡有效浓度时，这一作用较小，形成轻度的子宫松弛和轻微的子宫血流减少。氧化亚氮对子宫胎盘血流影响小，在动物研究中显示，单用氧化亚氮亦可使子宫动脉收缩。

3. 局麻药

如果能避免低血压，脊麻和硬膜外阻滞一般不降低子宫血流，而且，子痫前期的患者在硬膜外阻滞后实际上子宫血流是改善的。在局麻药中加入稀释后低浓度的肾上腺素不会改变胎盘血流，从硬膜外间隙吸收入血管中的肾上腺素可能仅产生轻微的 β-肾上腺素能作用。

（三）胎盘对麻醉药的转运

胎儿脐静脉与母体静脉的血药浓度比值（UV/MV）反映了药物的子宫胎盘转运情况，反之，脐动脉与脐静脉血药浓度的比值反映了药物被胎儿吸收的情况。母体给药产生的胎儿作用与多因素相关，包括给药途径、剂量、给药时机（与分娩及宫缩均有关），以及胎儿器官的成熟度（脑和肝脏）。

药物对胎儿的作用可以用产时胎心率变化或酸-碱状态评估，也可以用产后 Apgar 评分或神经行为检查来评估。幸运的是，尽管麻醉药和添加剂能通过胎盘，运用于整个产程和分娩时的现代麻醉技术对胎儿产生的效应却很小。

1. 吸入麻醉药和静脉麻醉药

所有吸入麻醉药和大部分静脉麻醉药均能自由通过胎盘。吸入性麻醉药在给予限定的剂量时（小于 1MAC）和诱导后 10 分钟内即娩出一般不导致胎儿抑制。硫喷妥钠、氯胺酮、丙泊酚、苯二氮䓬类药均容易通过胎盘并在胎儿血液循环中检测到。除了苯二氮䓬类药以外，其他药物用常规诱导剂量时对胎儿的影响很小。

2. 肌肉松弛药

肌松药物由于其不易通过胎盘，可安全用于剖宫产麻醉。美国食品和药品管理局（FDA）公布的妊娠用药安全性分级中，琥珀胆碱、阿曲库铵、泮库溴铵和维库溴铵被列为 C 级。使用顺阿曲库铵影响很小，若反复使用琥珀胆碱或者胎儿假胆碱酯酶先天不足，则有可能导致新生儿神经肌肉阻滞。

3. 阿片类药

大部分阿片类药易通过胎盘，但在分娩时对胎儿的影响有很大差别。新生儿表现为对吗啡的呼吸抑制作用最为敏感，哌替啶给药后 1～3 小时呼吸抑制也很明显，但仍不如吗啡作用强。布托啡诺和纳布啡产生的呼吸抑制效应更小，但仍可能产生明显的神经行为抑制作用。尽管芬太尼易通过胎盘，但除非娩出前即刻静脉给予较大剂量（$>1\mu g/kg$），否则不会对新生儿产生明显影响。硬膜外或鞘内给予芬太尼、舒芬太尼，甚至较小剂量吗啡，对新生儿产生的作用很小。瑞芬太尼也容易通过胎盘，并且有可能导致新生儿呼吸抑制。

4. 局麻药

局麻药的胎盘转运受三种因素影响：p*K*a、母体和胎儿 pH 以及蛋白结合率。胎儿酸中毒可导致较高的胎儿-母体药物比，这是因为局麻药与氢离子结合导致非离子化而滞留于胎儿血液循环中。高蛋白结合率的药物很少能经弥散通过胎盘，因此，大量与蛋白结合的布比卡因和罗哌卡因一般表现为较低的胎儿血药水平。氯普鲁卡因的胎盘通过率是最低的，因为能迅速地被母体血液循环中的胆碱酯酶所分解。

四、剖宫产手术麻醉

（一）麻醉前准备

虽然常规剖宫产为择期手术，但大多数产科手术属急症性质，麻醉医师首先应了解既往病史、药物过敏史及术前禁食、禁饮情况，抗凝药使用与停止情况，同时与产科医生沟通，详细了解产程经过，对母胎情况做出全面估计。

围术期发生呕吐误吸，将给母胎造成致命后果。呕吐误吸最好发的阶段是全麻诱导期、镇痛药或镇静药过量或椎管内麻醉阻滞范围过广。麻醉前应严格遵循禁食指南（清液体 4 小时、母乳 4 小时、配方奶/便餐 6 小时），临产前给予中和胃酸药（如雷尼替丁），同时应用甲氧氯普胺，可增强食管下段括约肌张力和增加胃蠕动，有利于胃排空。对饱胃者应插胃管排空胃内容物。如有困难，应避免采用全麻；必须施行者，应首先施行清醒气管内插管，确保导管套囊良好充气以防止呕吐误吸。

对妊娠期高血压疾病、先兆子痫、子痫、多胎妊娠及引产期产妇或有大出血可能的产妇，麻醉前应总结术前用药情况，包括药物种类、剂量和给药时间，以避免重复用药的错误，并做好新生儿急救及异常出血处理的准备。

麻醉方法的选择应依据母胎情况、设备条件以及麻醉者技术掌握情况而定。为保证安全，麻醉前麻醉医师必须亲自检查麻醉机、氧气、吸引器、急救设备和药物，以便随手取用。麻醉前要常规静脉补液，做好输血准备。麻醉时必须充分供氧，并尽力维持循环稳定，注意并纠正仰卧位低血压综合征。

（二）麻醉方法选择

目前临床上比较常用的剖宫产手术的麻醉方式包括硬膜外阻滞、脊麻、硬膜外/脊麻复合技术（腰-硬联合麻醉）、全身麻醉。近年来以 Apgar 评分法为主，结合母儿血气分析、酸碱平衡和新生儿神经行为测验等作为依据评价各种麻醉方法对新生儿的影响，多数认为脊麻、硬膜外阻滞与全麻之间无统计学差异。但是剖宫产手术的麻醉如无禁忌证，主张常规选用椎管内麻醉。

1. 硬膜外阻滞

硬膜外阻滞为国内外施行剖宫产术的首选麻醉方法。止痛效果可靠，麻醉平面和血压的控制较容易，宫缩无明显抑制，腹壁肌肉松弛，对胎儿呼吸循环无抑制。硬膜外阻滞用于剖宫产术，穿刺点多选用 L3～4 或 L2～3 间隙，向头或向尾侧置管 3cm。麻醉药可选用1.5%～2%利多卡因、0.5%布比卡因或0.75%罗哌卡因。局麻药加肾上腺素目前尚存在争议。由于产妇腹腔压力增高，下腔静脉受压导致硬膜外静脉扩张，蛛网膜下间隙变窄，阻滞使用的局麻药剂量略小于普通妇女。

硬膜外阻滞的缺点为操作时间稍长、技术要求较高，偶尔平面扩散较慢、阻滞不全。为预防仰卧位低血压综合征，产妇最好采用左侧倾斜30°体位，或垫高产妇右侧臀部，使之左侧倾斜20°～30°，这样可减轻巨大子宫对腹后壁大血管的压迫。

2. 脊麻

剖宫产手术选择脊麻也有诸多优点：起效迅速，阻滞效果良好，并且由于局麻药使用剂量小，因而发生局麻药中毒的概率小，通过胎盘进入胎儿的剂量也相应减少。脊麻缺点包括麻醉时间有限，易发生低血压。在剖宫产施行脊麻时，常用的药物为布比卡因。布比卡因的有效时间为1.5～2小时，和大多数剖宫产手术所需时间相当。增加脊麻用药量可以升高阻滞平面，但是超过15mg会显著增加引起并发症的危险，包括平面过高。罗哌卡因目前也可用于脊麻，常用的浓度为0.5%～0.75%，单次给药12～15mg。

3. 硬膜外/脊麻复合技术

近年来已较普遍应用于剖宫产手术的麻醉。该技术既有脊麻用药量小、潜伏期短、效果确切的优点，又有可继续用连续硬膜外阻滞的灵活性，还可用于术后镇痛。由于脊麻穿刺针细（25G），前端为笔尖式，对硬脊膜损伤少，故脊麻后头痛的发生率大大减少。产妇脊麻用药量为非妊娠妇女的2/3即可达到满意的神经阻滞平面（T_8～S_5）。

4. 全身麻醉

全麻可消除产妇紧张恐惧心理，麻醉诱导迅速，低血压发生率低，能保持良好的通气，适用于精神高度紧张的产妇或合并精神病、凝血障碍、腰椎疾病或感染的产妇。其最大缺点为容易呕吐或反流而致误吸，甚至死亡。根据ASA产科麻醉指南，当产妇存在大出血情况时，应优先考虑全身麻醉。麻醉前应仔细评估产妇的气道。

（1）预防全麻引起呕吐反流和误吸的措施　包括：①禁食；②麻醉前常规肌注阿托品0.5mg，或静注格隆溴铵0.2mg，以增强食管括约肌张力，使用中和胃酸药，如雷尼替丁，同时应用甲氧氯普胺，可增强食管下段括约肌张力和增加胃蠕动，有利于胃排空；③如用琥珀胆碱快速诱导插管时，先给维库溴铵1mg或顺阿曲库铵以消除琥珀胆碱引起的肌颤；④诱导期避免面罩过度正压通气，面罩通气压力20cmH_2O；⑤对饱胃者应插胃管排空胃内容物，必要时施行清醒气管内插管，确保导管套囊良好充气以防止呕吐、误吸；施行环状软骨压迫以闭锁食管，压力应作用于正中线环状软骨处，要有适当压力，加压低不能起到封闭食管的作用。术后待产妇完全清醒后再拔除气管插管。

（2）全麻诱导和维持　以往常用硫喷妥钠（2～3mg/kg）、琥珀胆碱（1～1.5mg/kg）静脉注射，施行快速诱导插管，继以1.0MAC七氟烷或异氟烷维持浅麻醉。目前丙泊酚诱导较为常用，美国麻省总医院推荐产科全麻诱导药物为异丙酚2.0～2.5mg/kg与琥珀胆碱1.0～1.5mg/kg静脉注射。经典的快速诱导不用麻醉性镇痛药，因为阿片类药可能对新生儿产生呼吸抑制作用。一般在胎儿娩出后使用以加强镇痛。进行快速诱导气管插管时，琥珀胆碱的最佳剂量为1～1.5mg。非去极化肌松药可选用罗库溴铵（0.6mg/kg），可在1分钟内进行气管插管。

第九章

生命支持

第一节　基础生命支持

基础生命支持（BLS）是心搏骤停后挽救生命的基础。BLS的基础包括突发心搏骤停（SCA）的识别、紧急反应系统的启动、早期心肺复苏（CPR）、迅速使用自动体外除颤仪（AED）除颤。对于心脏病发作和中风的早期识别和反应也被列为BLS中的部分。

一、心搏骤停的判定

（一）判定要点

（1）患者无反应。

（2）呼吸停止或喘息样呼吸（即呼吸不正常）。

（3）10秒钟内不能明确感觉到脉搏（医务人员10秒钟内应同时检查呼吸和脉搏）。

（二）其他表现

1. 瞳孔散大固定

（1）常于停搏后45秒才出现瞳孔散大。

（2）1～2分钟后才出现瞳孔固定。

（3）部分在心搏骤停后无瞳孔散大。

（4）不能作为早期诊断依据。

2. 全身表现

发绀。

3. 心电图表现

心室颤动、无脉性电活动或心室停搏。

（三）问诊要点

（1）不适宜花时间详细询问病史。

（2）扼要询问目击者：发作到就诊时间；患者发作前症状，当时所处环境；有无外伤史；心脏病史；药物、化学品中毒史。

二、气道阻塞的常见病因、判断和处理

（一）气道阻塞的病因

呼吸道阻塞系指呼吸器官（口、鼻、咽、喉、气管、支气管、细支气管和肺泡）的任何部位发生阻塞或狭窄，阻碍气体交换，或呼吸道邻近器官病变引起的呼吸道阻塞，以至发生阻塞性呼吸困难的总称。

1. 舌后坠

是完全性气道阻塞最常见的原因。当患者意识丧失后，舌肌松弛，如患者的头部处于屈曲位或中位，则松弛的舌肌和颈部肌肉不能把舌根和会厌抬离咽后壁，使之正好覆盖于喉开口处，从而引起气道阻塞。

2. 呼吸道异物

外源性异物，如经口误入的鱼骨、豆果、塑料笔套、金属类物等；内源性异物，如牙齿、血块、脓液、呕吐物等。异物嵌顿后引起呼吸困难，并可继发感染，造成化脓性炎症。

3. 其他气道阻塞原因

（1）急性炎症　急性喉炎、急性会厌炎、急性喉气管支气管炎。

（2）黏膜肿胀使气道变狭窄。

（3）气道内形成痂皮及假膜，影响气流通畅。

（4）气管内炎性渗出物阻塞。

（5）特殊感染性肉芽肿　喉部、气管内结核，梅毒，麻风真菌病和硬结病等可导致发生肉芽肿和（或）继发感染，也可发生瘢痕收缩使管腔狭窄。咽喉部邻近组织严重感染、咽后脓肿、喉脓肿及甲状腺肿大也可造成阻塞。

（6）肿瘤　喉部和气管内肿瘤可阻塞气道，气道邻近组织的肿瘤（如甲状腺肿瘤和食管肿瘤）也可侵袭气道。

（7）外伤与创伤　喉部及气管的挫伤、挤压伤、切伤、腐蚀伤及电与放射线等的烧伤，早期引起黏膜肿胀或合并软骨损伤、骨折、移位等，后期可因瘢痕挛缩或合并粘连造成气道梗阻。

（8）各种咽喉疾病引起的声带瘫痪。

（9）气道水肿及痉挛　如血管源性水肿、过敏反应等，支气管镜检查或插管时间过长，手术损伤等。

（二）气道阻塞的判断

临床上根据气道阻塞的程度，将气道阻塞分为气道完全阻塞和部分阻塞两种。完全阻塞时，如不立刻予以纠正，在5～10分钟内即可引起呼吸停止和心搏骤停。部分阻塞应立即查明阻塞部位和阻塞原因，及时进行纠正，避免导致脑水肿或肺水肿及进而引起的心跳

呼吸骤停。中度部分气道阻塞如支气管痉挛（哮喘危象），当患者精疲力竭或阻塞加剧时出现窒息，随着低氧血症与高碳酸血症的加剧，必将导致继发性呼吸暂停及心脏停搏。

昏迷患者，由于舌肌松弛，覆盖于气道口上，可造成气道完全阻塞。此外，应认真检查口腔有无异物，是否由于误吸造成了呼吸道阻塞。如昏迷患者有自主呼吸，吸气时有锁骨上区和肋间区的内陷，但肺部听不到呼吸音，无胸廓扩张，可判断呼吸道完全阻塞。当以上体征不明显时，可试行正压通气，如吹气时阻力很大，且无胸廓起伏运动，说明气道已完全阻塞。

吸气性呼吸困难是大气道阻塞的重要表现，严重者烦躁不安，可有出冷汗、脉细数、苍白发绀等；固定的吸气性喘鸣为梗阻的显著症状；可出现吸气性软组织凹陷，并可有声音嘶哑等。结合病史及血气不难做出诊断。必要时可通过间接喉镜、鼻镜、支气管镜检查，以及咽部、气管、胸部摄片、断层扫描及 CT 辅助检查，明确气道阻塞原因。

与成人不同，引起儿童呼吸道梗阻最常见的原因为异物，以不完全性梗阻较为多见。此外，小儿患会厌炎和喉炎时，喉头水肿也可以引起呼吸道梗阻。儿童在进食或玩耍时突然噎住并有咳嗽、呕吐或呼吸时有高音调嘈杂声，说明有异物进入气道。较大儿童还可表现出呼吸道哽噎时普遍特有的“窘迫姿势”，即用拇指和食指抓住自己的颈部，面部通红、颈静脉怒张等。气道部分阻塞时，患儿表现为咳嗽，并有喘息声和吸气时三凹征。鸡鸣音说明存在喉痉挛，喘鸣音提示支气管狭窄，有特殊的咯咯声说明有气道异物。

三、心肺复苏术——基础生命支持

心肺复苏中 A、B、C 分别指的是气道、通气和循环，首先需要判断患者有无反应、呼吸和循环体征。如果发现无任何反应，应首先求救于急救医疗服务（emergency medical services，EMS）系统，即尽快启动 EMS 系统。如果有 2 名急救者，1 名立即实施 CPR，另 1 名快速求救。有条件时，可考虑实施 D，即除颤。

2010 年美国心脏病学会心肺复苏和心血管急症救治指南确定了基础生命支持顺序的改变，2015 年版指南继续如此要求，即成人和儿童患者（新生儿除外），抢救顺序从“A-B-C”（气道、呼吸、胸外按压）改为“C-A-B”（胸外按压、气道、呼吸）。对已学习了 A-B-C 顺序 CPR 的任何人员，需要重新接受培训以改变观念。指南推荐这种改变有以下原因：

（1）心搏骤停绝大多数发生于成人，而且已报告心搏骤停后存活率最高的是各年龄段有目击者的心搏骤停，同时心搏骤停原因为室颤（VF）心律或无脉室速者，这些患者初始 CPR 的最重要措施是胸外按压和早期除颤。

（2）A-B-C 顺序中，胸外按压常因施救者开放气道给予口对口呼吸或因寻找防护或其他通气设备等原因而延迟。将顺序改为 C-A-B 后，开始胸外按压的时间缩短，而通气仅在首次胸外按压循环后轻微延迟，先进行 30 次按压仅约 18 秒即可完成。

（3）仅有不到一半的心搏骤停者接受了目击者的 CPR，这有许多可能的原因，但其中一个主要障碍可能是 A-B-C 顺序，因为开放气道和给予人工呼吸这种操作导致施救者最难下手。以胸外按压为开始可确保更多的心搏骤停患者得到 CPR，不能或不愿提供通气的施救者至少可以实施胸外按压。

让医务人员合理根据产生心搏骤停的最可能原因提供个体化的抢救方案。例如，如果单个医务人员看见患者突然倒下，可推定患者可能遭受突发 VF 性心搏骤停；一旦医务人员确定患者无反应、无呼吸或仅有喘息样呼吸，医务人员应立即启动急诊反应系统，取来并使用 AED，进行 CPR。对于溺水或窒息性心搏骤停的患者，应在启动急救反应系统前先实施 5 个周期（约 2 分钟）的经典 CPR（包括人工呼吸）。同样，对新生儿，心搏骤停绝大部分是因为窒息，因此，开始通气仍是最初进行心肺复苏的重点。

（一）开放气道

1. 徒手开放气道方法

昏迷患者气道阻塞的常见原因为舌后坠，所以要使呼吸道畅通，关键是解除舌肌对呼吸道的堵塞。具体做法是：将患者置于合适的体位，正确的抢救体位是仰卧位，患者头、颈、躯干平卧无扭曲，双手放于躯干两侧。如患者摔倒时面部朝下，应小心转动患者，并使患者全身各部成一个整体。转动时尤其要注意保护头部，可以一手托住颈部，另一手扶着肩部，使患者平稳地转动至仰卧位，以防止可能出现的颈椎损伤。

体位摆好后即可按照下列三种方法施行徒手开放气道术，使头极度后仰。对疑有颈椎骨折者，保持头颈脊柱呈一直线，并使头适度后仰张口。

（1）仰头举颏法　抢救者左手掌根放在患者前额处，用力下压使头部后仰，右手食指与中指并拢放在患者下颏骨处，向上抬起下颏。操作时要注意手指不要压迫患者颈前部颏下软组织，以免压迫气管。此方法不适合于有可疑颈椎骨折的患者。

（2）仰头抬颈法　患者仰卧，撤除枕头，抢救者一手放在患者前额，向后向下按压，使头后仰，另一手托住患者颈部向上抬颈。此法亦不适用于有可疑颈椎骨折的患者。

（3）仰头拉颌法　抢救者在患者头侧，双肘位于患者背部同一水平上，用双手抓住患者两侧下颌角，向上牵拉，使下颌向前。同时，使头部后仰，两手拇指可将下唇下推，使口腔打开。头部后仰程度要求下颌角与耳垂连线和地面垂直。

2. 徒手清除气道异物

当清醒患者突然不能讲话、咳嗽，并有窘迫窒息症状，或在头后仰或三步法开放气道（仰头、开口、托下颌）后，仍不能进行有效正压通气，吹气有阻力或胸廓不能抬起时，应考虑气道异物或分泌物阻塞。

成人呼吸道梗阻的急救方法——Heimlich 法：如为呼吸道异物引起的呼吸道梗阻，对成人主要采取腹部挤压法进行急救。具体操作如下：对清醒（立位）的异物阻塞气道患者，抢救者站在患者背后，两臂环绕患者的腰，一手握拳，拇指侧顶住其脐上 2cm，远离剑突，另一手抱拳，连续向内、向上猛压 6～10 次；然后站在患者面前，一手拇指与其他四指将嘴撬开，抓住舌头从咽后部拉开，另一手食指沿颊内侧探入咽喉取出异物。此法不适宜于孕妇患者。

对异物阻塞气道的昏迷（卧位）患者，抢救者应首先将患者摆放为仰卧位，然后跪在患者大腿左侧或骑跪在患者两大腿外侧，一手掌跟顶住患者脐上 2cm，远离剑突，另一手放在第一只手手背上，连续向上向腹内猛压 6～10 次，再用拇指与其他四指撬起舌颏，另一手沿颊内侧探入咽喉取出异物。

强迫患者开口的方法有：

（1）双指交叉　适合牙关中度松弛者，在患者头顶或一侧，两食指从口角处插入口腔内顶住下牙齿，两拇指与食指交叉顶住上牙齿，打开口腔。

（2）齿后插入　适合于牙齿紧闭者，用一食指从口角插入，经颊部与牙齿间进入口腔，一直伸到上下齿臼之间将口打开。

（3）舌下颌上提　用于牙关完全松弛者，将拇指深入口咽部，抬起舌根，其余四指抓住下颌骨上提即可。

采取上述方法的同时，积极准备器械以便行更有效的处理，常用器械有喉镜、压舌板、开口器、手术钳，通过器械直接取出或吸出异物，直至做口咽插管、气管插管、环甲膜穿刺或切开。

（二）呼吸支持

如呼吸道畅通，判断患者呼吸已停止，应立即做口对口人工呼吸或口对鼻人工呼吸。无论何种人工呼吸（口对口、口对面罩、球囊-面罩、球囊对高级气道）均应吹气1秒以上，保证有足够量的气体进入并使胸廓有明显的隆起。

1. 口对口人工呼吸

（1）在保持呼吸道畅通和患者口部张开的位置进行。

（2）抢救者用按于前额一手的拇指和食指，捏闭患者鼻孔。

（3）抢救者深吸一口气，张开口紧贴患者口部，以封闭患者的嘴周围（婴幼儿可连同鼻一块包住，不使漏气）。

（4）用力向患者口内呼气，直至患者胸部上抬。

（5）一次呼气完毕，应立即与患者口部脱离，轻轻抬起头部，眼视患者胸部，吸入新鲜空气，以便做下一次人工呼吸，同时放松捏患者鼻部的手，以便于患者从鼻孔出气，此时患者胸部向下塌陷，有气流从口鼻呼出。

2. 口对鼻呼气

当患者有口腔外伤或其他原因致口腔不能打开时，可采用口对鼻吹气，其操作方法是：首先开放患者气道，头后仰，用手托住患者下颌使其口闭住。深吸一口气，用口包住患者鼻部，用力向患者鼻孔内吹气，直到胸部抬起，吹气后将患者口部张开，让气体呼出。如吹气有效，则可见到患者的胸部随吹气而起伏，并能感觉到气流呼出。

3. 口对辅助器吹气

口对口通气或口对鼻通气在一些特殊情况下使人难以接受，如怕染上传染病，同时直接口对口通气容易给人视觉上不愉快的感觉。还有的民族处于伦理学上的原因，不允许进行口对口或口对鼻吹气。那么，有没有一种可靠的方法来替代口对口或口对鼻通气呢？这成为一个比较实际的讨论课题。目前，临床上常用的替代方法有经口咽管或带氧面罩吹气。作为直接行人工吹气的口咽管多为S形管，过去通气和呼气均经过管的外口，现在经过改进的S形管有一单独的呼气活瓣。

人工吹气时抢救者将S形管放入患者口咽部，深吸气后用口含住S管的外口吹气即可，患者呼气时经单独的呼气口呼出，从而预防了传染病的发生。口咽管如插入清醒或轻度昏迷患者口中时有可能引起呃逆、喉痉挛和呕吐，要注意预防。使用带氧面罩代替口对口或口对鼻通气效果并不优越，它的优点是带有一氧气入口，在进行经面罩人工吹气时可向患者提供50%～100%浓度的氧。为便于及时发现呕吐和通气情况，带氧面罩一般为透明的，可密封于口腔周围，带有一氧气入口和呼吸进出口、充气垫和呼气活瓣。操作时让患者头后仰，下压下唇使口张开，将面罩覆盖整个口和鼻部并用双手固定好，抢救者深吸一口气，经呼吸进出口吹入面罩至患者胸廓抬起为止，然后将嘴离开面罩，患者呼出气通过活瓣活动而呼出。此方法不能长时间使用，应尽早行气管插管或咽部置管。

4. 口对口通气如何防止胃胀气

口对口或口对鼻吹气时如吹气量过小，特别是每次吹气量＜800mL 时，通气量则不足，不能有效地解决患者的供氧问题，但如吹气量过大（＞1200mL），吹气时间过快，则可造成咽部压力过大，使气体进入食管和胃。虽然在正常情况下，少量气体进入食管和胃是无害的，但如进入胃的气量过大，则可引起胃胀气，胀气严重时，一方面使横膈抬高，肺扩张障碍，容量减少，进而影响肺通气量，不能取得口对口或口对鼻吹气的理想效果；另一方面，由于胃胀气引起的胃扩张可导致呕吐、反流和误吸，造成严重后果。那么，如何有效防止吹气时胃胀气呢？一般来说，吹气时是否引起胃胀气主要由以下因素决定：气道阻力；肺及胸廓顺应性；食管下括约肌张力；最大吸气压。

为了解决以上因素对口对口或口对鼻吹气的影响，防止胃胀气的发生，可采取以下措施：

（1）吹气时间要长，气流速度要慢，这样就会使最大吸气压降低。

（2）提倡用 2 次慢吹气代替传统的 4 次递增吹气。

（3）采用环状软骨加压法，即吹气时轻压环状软骨，使食管闭塞，阻止气流经食管进入胃。

（4）相对来说，由于口对鼻吹气较口对口吹气气流速度要慢，吹气时间长，所以发生胃胀气的情况较少，故情况允许时可用口对鼻吹气代替口对口吹气。

假如患者已发生胃胀气，抢救者可用手按压患者上腹部，以利于胃内气体的排出，如有反流或呕吐，要将患者头部侧向一旁，防止误吸呕吐物。

（三）循环支持

循环支持又称人工循环，是指用人工的方法促使血液在血管内流动，并使人工呼吸后带有新鲜氧气的血液从肺部血管流向心脏，再经动脉供给全身主要脏器，以维持重要器官的功能。

1. 判断心脏是否停止

患者仍处于昏迷状态，医护人员应在 10 秒钟内判断患者心跳是否已经停止，具体方法是：

（1）在保持开放气道的位置下，抢救者一手置于患者前额，另一手在靠近抢救者一侧触摸颈动脉。

（2）可用食指和中指指尖先触及气管正中部位，然后向旁滑移 2～3cm，在胸锁乳突肌内侧轻轻触摸颈动脉搏动。如触摸不到颈动脉搏动，或者 10 秒内未确定触及搏动，应立即进行闭胸心脏按压。

2. 闭胸心脏按压操作要领

闭胸心脏按压以前称胸外心脏按压，现在为了和开胸心脏按压对比，也称为闭胸心脏按压。闭胸心脏按压的操作步骤：

（1）患者仰卧于硬板床或地上，如为软床，身下应放一木板，以保证按压有效，但不要为了找木板而延误抢救时间。

（2）抢救者体位　抢救者应紧靠患者胸部一侧，一般为其右侧，为保证按压时力量垂直作用于胸骨，抢救者可根据患者所处位置的高低采用不同的体位。

（3）按压部位　正确的按压部位是胸骨下 1/2 处。定位：胸部正中两乳头之间，即把手掌放在胸部正中、双乳头之间的胸骨上，另一只手重叠压在其背上。肘关节伸直，借助身体之力向下按压。抢救者双肘关节伸直，双肩在患者胸骨上方正中，肩、臂和手保持垂直用力向下按压，肘关节不能弯曲。每次按压必须使胸廓充分回弹，不可在每次按压后倚靠在患者胸上。中断时间应限制在 10 秒以内。按压深度大于 5cm 但不应超过 6cm。按压快速、有力，按压频率 100～120 次/分，按压与放松时间大致相等。胸外心脏按压和人工呼吸的比例为 30∶2。

（4）儿童闭胸心脏按压标准　按压部位和按压频率与成人相同，对于儿童［包括婴儿（<1 岁）］按压深度为胸部前后径的 1/3，大约相当于婴儿 4cm、儿童 5cm。对于青少年应采用成人的按压深度，即 5～6cm。如闭胸心脏按压的对象是婴儿，其操作与成人及儿童有一定区别。婴儿的按压部位在胸骨上两乳头连线与胸骨正中线交界点下一横指，抢救者用中指和无名指按压。

3. 闭胸心脏按压注意事项和常见错误手法

闭胸心脏按压如操作不标准，常会导致并发症的发生。

（1）按压部位不正确　向下错位时则受压部位为剑突，可致剑突受压折断，肝脏受冲击破裂或胃部受压导致呕吐；定位向两旁偏移或按压时手指没有翘起则易致肋骨骨折及连枷胸，导致气胸、血胸。所以按压前一定要按照标准的方法进行定位，手掌根部的长轴应与肋骨的长轴平行，不要偏向一旁，手指、手心翘起，避免接触和按压肋骨或肋软骨。

（2）抢救者按压时肘部弯曲　导致用力不垂直，按压力量不足，按压深度达不到 4～5cm。正确的方法是抢救者双臂绷直，双肩在患者胸骨上方正中，垂直向下用力按压，按压时可利用髋关节为支点，以肩、臂部力量向下按压。

（3）冲击式按压、猛压　按压放松时抬手离开胸骨定位点，导致下次按压部位错误等情况，均可引起骨折。正确的方法是按压要平稳，垂直向下用力，有规律地进行，不能间断和左右摇摆，不能冲击式地猛压。按压与放松时间应大致相等。放松时定位的手掌根部不要离开胸骨定位点，但应尽量放松，使胸骨不承受任何压力，否则心脏不能充分舒张，导致血液回流障碍，影响心脏按压效果。此外，按压时要注意不要不自主地加快或放慢两手掌，也不要交叉放置，一定要重叠放置，否则影响按压效果。判断按压是否有效：如按标准手法进行操作，应能触及患者颈动脉搏动。

（四）自动体外除颤（AED）

BLS 现在包括进行 AED，治疗心室颤动（VF）是提高急救存活率最重大的进步之一，及时电除颤又是救治心搏骤停的决定性因素。据报道，实施公众除颤（PAD）计划后，患者的存活率可达到 49%，是以往最有效急救医疗服务（EMS）系统救治存活率的 2 倍。如果把自动体外除颤（AED）也作为一项基本生命支持（BLS）技术，那么 BLS 就包括生存链前三个环节：早期到达现场，早期 CPR，早期电除颤。AED 作为新的复苏观念和技术，扩大了除颤器使用人员范围，缩短了心脏停搏至除颤所需要的时间，并使电除颤真正成为 BLS 的一项内容。

第二节　成人高级生命支持

高级生命支持（advanced life support，ALS）应尽早开始，如条件具备，抢救人员和抢救药品充足，最好与 BLS 同步进行。

BLS 的主要目的是提供大脑和其他主要脏器所需的最低血供，使其不至发展为不可逆损伤。ALS 则是通过运用辅助设备和特殊技术以维持更有效的血液循环和通气，尽最大努力恢复患者的自主心跳与呼吸。

一、人工气道的建立

（一）咽部置管

咽部插管主要包括口咽通气管和鼻咽通气管，主要适用于那些由于舌后坠、分泌物、呕吐物、血凝块或其他异物（如义齿）脱落等机械因素引起的上呼吸道部分或完全梗阻，而又不能长时间坚持抬下颌和张口两个徒手开放气道的步骤，从病情上又不适宜于做气管内插管，更无必要做气管切开的患者。咽部插管的主要步骤：首先清除口腔异物及分泌物，徒手开放气道，保持头后仰并偏向一侧，然后放入鼻咽管或口咽管。鼻咽管为一柔软的橡胶或塑料制品，在插入鼻腔前可先用润滑油或麻醉液润滑，鼻腔充分湿润后经一侧鼻孔慢慢插入，出后鼻孔后抵达咽喉部，直至感觉鼻咽管管尖已通过鼻咽部后面的转角，再向前送管，直到气流通过最佳位置，此时，按压胸部可见气流从导管内冲出，证明导管位置正确。注意鼻咽管不要置入过深，以免引起喉痉挛或进入食管。口咽管操作与鼻咽管略有不同，口咽管有成人、儿童和婴儿管之分，一般由塑料或橡胶制成，带有一定弧度，操作前应根据患者的情况选用不同型号。插管时患者取仰卧位，先采用“双指交叉法”或“齿后插指法”“舌-下颌上提法”等强迫张口，然后置管于舌体上，管的凸面先向下，插入后再旋转至适当位置，使凹面向下直达咽部，有气流冲出或吹气时胸廓抬起则证明位置正确。另外也可采用压舌板压住舌根，直视下置入口咽管。操作过程中要避免粗暴，否则极易损伤牙齿、口唇、舌体及咽后壁，也不要将舌根过度向后推，以免引起气道阻塞。此法适用于牙关有一定松弛度的昏迷患者。为避免交叉感染及患者的唾液反流，目前推荐使用有单向活瓣的新型号 S 形口咽通气管，插管的方法同上。

（二）阻塞食管通气法

阻塞食管通气法具有操作简单、迅速（仅需5秒，而气管插管一般需3分钟）、成功率高（90%，气管插管为50%）、在声带看不见时或有呕吐物时可操作、在颈椎损伤时也可使用等优点。主要适用于牙关松弛、昏迷或呼吸停止而又不能或不允许行气管插管的患者，或没有经过气管插管训练的人采用。由于食管已被阻塞，在行正压通气时可防止胃液反流和减少胃充气。常用的阻塞食管通气管是一个大口径的圆管，和气管导管的口径相似，外套一个可移动的面罩，其远端为一个封闭的圆形盲端，有一个食管内充气的囊，充气时可阻塞食管。在相当于下咽部水平的管上有许多小孔，正压通气时，由于封闭盲端的作用，食管阻塞，气体不能进入食管和胃，而通过这些管上的小孔将空气和氧送入喉和气管。面罩主要用来防止在正压通气时气体从口鼻漏出。改良的阻塞食管通气管由两根不同长度的管道组成，长管的远端和短管的近端各有一个气囊。长管插入食管，充气后阻塞食管，短管到达咽部，充气后阻塞咽喉部，正压通气时，气体经短管进气道。虽然阻塞食管通气管具有很多优点，但它不可能代替气管内插管，因为它不可能在任何条件下都起到确切控制或保证气道的作用。其临床使用价值不如气管内插管，缺点在于面罩难以紧密固定，不能控制喉痉挛，且不能行经气管支气管吸引，不能防止上呼吸道异物及血液进入肺部。另外，阻塞食管通气管只能用于深昏迷、呼吸停止、心搏骤停的患者，它不适用于16岁以下和有吞服腐蚀剂、有食管疾病史或清醒的患者，因此目前主要用于院外急救。

行阻塞食管通气管的具体操作方法如下：行阻塞食管通气管插管时，先将面罩移向近端，患者取仰卧位，头取中位后仰，操作者一手持导管，一手张开患者的口，在舌背上将导管顺势插入食管。确定位置无误后给食管套囊充气，并把面罩紧密覆盖于患者口唇上，即可试行正压通气。通气时头保持后仰位。如患者的反射逐步恢复，导管可以一直保留到患者清醒和自主呼吸恢复，至少要保留到上呼吸道恢复保护性反射（如咳嗽及吞咽反射），以免拔管时引起胃液反流。行阻塞食管通气管插管一定要选择好适应证，千万不要对清醒、有自主呼吸的头部外伤患者使用，因为插管反射引起的喉痉挛、呕吐和紧张可造成颅内压升高和颅内出血。目前在临床上使用的还有一种新型的紧急通气导管，即食管-气管联合导管。它是一种双腔导管，同时具有食管阻塞导管和常规气管插管的功能，既可插入食管，也可插入气管，通常将其中一管称为“气管型”导管，另一管称为“食管型”导管。两者在结构上有很大差别，“气管型”导管前端为一开口，而“食管型”前端为一封闭盲端，在咽喉部位水平管上有许多小孔。联合导管在末端及咽喉部各有一个套囊，充气后可分别阻塞食管、气管或咽喉部。如插管时联合导管进入气管，则可通过“气管型”导管末端的开口直接进行加压通气，如进入食管，也可通过“食管型”导管咽喉部位的小孔进行通气，同时，“气管型”导管可插入胃部，充当胃管，必要时用来抽吸胃液。插管的方法与食管阻塞导管相同。

（三）喉罩

喉罩是一种新型的畅通呼吸道工具，1983年由英国麻醉医师Brain发明。它由一根通气导管和一个卵圆形可充气硅胶罩两部分组成。喉罩用于保持呼吸道畅通安全可靠、操作简便、副作用少。需要时可直接将喉罩插入喉头，然后向气罩内注入适量空气，充气罩即可成为密封圈而覆盖住喉头，然后在喉罩通气管内置入气管导管，同人工通气装置连接即可进行通气。其具体操作过程如下：操作前根据患者情况，选取相应的喉罩型号。按其体积大小，一般分为1～4号，其中1号和2号适用于新生儿和儿童，3号和4号适用于成人。选好喉罩型号后，要进一步检查喉罩气囊是否漏气，然后排空气体，在喉罩上涂一些利多卡因胶冻，以便于插入。患者取仰卧位，打开口部，操作者将喉罩罩囊沿患者上腭和舌体间的间隙轻轻插入，直至感觉有阻力时为止。当然，如有条件，也可借助喉镜在直视下插入。按照喉罩的规格大小，向囊内注入空气，使罩囊充胀，覆盖喉头，试行通气时不漏气即可，最后，放入牙垫并固定喉罩。如喉罩置入位置不准确，可因喉罩堵塞呼吸道反而引起呼吸道梗阻。如充气不足，使咽喉部不能完全封闭，也可导致胃内容物反流和误吸。所以，操作时一定要细心。喉罩放好后要认真检查位置是否正确，并严格掌握适应证（肠麻痹、过度肥胖及COPD患者应禁用），作好术前准备以及避免高水平正压通气。

（四）球囊面罩装置（简易呼吸器）辅助通气

球囊面罩是急诊最常用的辅助通气装置，尤其是在气管插管前。它可提供正压通气。球囊充气容量约600mL，足以使肺充分膨胀，但急救中挤压气囊难保不漏气，单人复苏时易出现通气不足，双人复苏时效果较好。成人球囊面罩通气特点：①有入口阀门，允许最大氧气流量30L/min；②有氧气存贮器，能保证提供高浓度氧气；③具有非再呼吸出口阀门。

如仅单人提供呼吸支持，患者头后仰打开气道，一手压住面罩，一手挤压球囊，并观察通气是否充分。双人球囊面罩通气效果更好，如还有第三人，可通气时压住环状软骨，防止气体充入胃内。

（五）气管插管

为保证心跳、呼吸骤停患者的心、脑及其他重要器官的氧供，条件具备时，对适合进行气管插管的患者要及早进行。

虽然气管插管可确保呼吸道畅通，但在实施过程中需要一定的器械，且要求具备很强的操作技术，尤其是对那些有牙关紧闭、喉部畸形的患者操作难度会更大。在进行CPR时，由于闭胸心脏按压和口对口吹气造成咽部压力增加，引起胃胀气，容易造成反流和误吸，这要求尽可能快地完成气管插管，但如果操作粗暴或技术不够熟练，则可引起口、唇、咽喉、牙齿等损伤。在清醒患者，还可因此刺激咽喉导致呛咳，甚至喉痉挛，反而加重缺氧和呼吸道阻塞。

气管插管的操作方法包括经口进行气管内插管和经鼻进行气管插管，但相对来说，急救时在明视下行经口气管插管较经鼻气管插管操作要简便迅速、成功率高、安全、损伤小。

经鼻气管插管一般情况下不用于心肺复苏患者。因其需要盲插，相对来说较经口气管插管困难且费时，有可能造成损伤，并有可能将鼻腔的细菌带入气管甚至血液，引起严重后果。故目前它主要用于张口困难、下颌活动受限、颈部损伤、头不能后仰，或口腔内损伤难以行经口气管插管等情况。用此方法患者易于耐受，对需长时间保留气管导管者也可采用。经鼻气管插管要求技术水平高，需由一定经验者进行操作。同时要注意，头部外伤疑有颅底骨折者禁止使用经鼻气管插管。

当患者由于生理结构异常如颈组织僵硬、颈短粗、下颌后缩、下颌凸出、头部不能后仰、口腔狭小和舌过大等造成常规插管困难时，可采用困难插管的方法。困难插管的方法如下：

（1）清醒患者　估计插管有困难，但由于一些特殊情况如需要长期机械通气、严重肺功能不全、需要做全身麻醉等需要插管时，插管前要向患者解释清楚，争取患者合作。术前给予少量镇静剂让患者安静，但不能给肌松剂，同时可少量应用阿托品类制剂以减少咽喉部分泌物。然后，在舌背、舌根、软腭、咽喉及声门部位喷洒1%～2%利多卡因或1%丁卡因作表面麻醉。最后利用环甲膜穿刺作气管内麻醉。在表面麻醉后轻轻向口腔放入喉镜，此时很难见到声门，可选择稍细一点的气管导管，内置导丝使气管导管弯成J形，在明视下将导管插入会厌下，同时认真听气管导管开口处有无气流声。如有气流声，说明导管已接近声门，可于患者吸气时将导管送入气管，助手拔除导丝后，继续将导管向前推进到合适位置。试行吹气证明位置无误后，放置牙垫并进行固定。由于清醒患者的插管非常困难，所以技术要熟练、动作要轻柔，插管前如有反流或呕吐应予以吸引。

（2）手指盲探插管　此方法适用于：深昏迷而不宜使用喉镜时；颈部脊髓损伤，头部不能过分后仰也不能使用喉镜时；分泌物太多而使喉镜视野不清时。

操作时患者取仰卧位或坐位，操作者在进行表面麻醉后将左手食指沿患者口角伸入口腔，通过舌根部最后抵达会厌下端，然后将会厌压离舌根，右手将气管导管伸入口腔，在左手食指引导下接近声门，听到气流声后，在患者吸气时插入气管。

气管插管是一项机械操作技术，在操作过程中有可能伤及患者口唇、舌、牙齿、咽、扁桃体、喉等，严重的会引起牙齿脱落、喉头水肿等；经鼻气管插管时也可引起鼻黏膜损伤出血等，这些均与操作粗暴有关，故行气管插管时动作要轻柔。因为在操作过程中气管导管还可误入食管，引起胃胀气等并发症，所以插管成功后应立即做通气实验，判断气管导管是否真的在气管内或是否插入过深进入右侧主支气管。如通气时双肺听诊呼吸音对称清晰、胸廓起伏明显、腹部无膨隆，说明气管导管位置正确。如仅有右肺呼吸音，则气管导管可能插入过深，造成单侧通气。如吹气时胸廓无反应，只有腹部膨隆，听诊肺部完全没有呼吸音，说明气管导管误入食管，这是气管插管过程中最严重的并发症。如未及时发现，几分钟便可导致严重缺氧、心搏骤停。插管成功后，由于留置时间过长，也可能发生导管受压、扭曲，分泌物阻塞，气囊过度充气，管腔狭窄，导管脱落，单侧肺通气，以及由于长时间受压造成气管、支气管黏膜损伤等，所以，为了防止因长时间置管而发生并发症，必要时应及早行气管切开。另外，在气管导管拔出后也可引起一些并发症，长期插管拔管后可引起失音、咽喉炎、喉部溃疡和肉芽形成等。由于分泌物刺激，以及感染、气管导管作为异物的刺激，拔管后还可发生喉痉挛和喉头水肿。不管什么时间发生并发症，一定要及时采取相应措施进行治疗，能够预防的要提前采取措施防止发生。

（六）光导纤维支气管镜插管

如患者由于生理变异，相关解剖结构异常而预料到行气管插管有困难时，或患者有自主呼吸但需要插管时，可选用经光导纤维支气管镜引导进行气管插管。纤维支气管镜是内科一种常用诊断与治疗器械，由镜体、冷光源和附属设备三部分组成。临床上常用的纤维支气管镜长约50～60cm、外径6～8mm。进行纤维支气管镜引导气管插管时，患者取仰卧位，肩部略垫高，而后行口咽部分的表面麻醉。操作者站于患者头侧，先将镜体与冷光源接通，外涂石蜡油或1%丁卡因甘油润滑其插入部，再将气管导管套在插入部外。然后，左手握住控制器，右手夹住插入部，经鼻或经口将镜体连同气管导管插入口腔。经鼻时先将导管从鼻孔插入达口咽部，再将吸引器的特制接头接上，进行临时通气和供氧。纤维镜由吸引器口插入经鼻气管导管前部前进到会厌，先将纤维镜送入声门之间，再将套在镜体上的气管导管向里插入，直至进入气管，并确定好导管的深度。经口插入则较简单，操作时先用手将患者的舌体推开，然后插入纤维镜，进入口腔后左右旋转导管，调节控制器使顶端对准声门，待患者吸气时插入声门，随即再将气管导管经声门送入气管。最后，退出纤维镜，放置牙垫并固定气管导管。行纤维镜引导下的气管插管的同时还可利用纤维镜吸引气管内的分泌物和取出异物等。

（七）环甲膜切开术

当由于某些情况导致不能进行气管插管而又必须迅速建立人工气道时，环甲膜切开术不失为一个比较好的替代方法。其主要适应证包括：

(1) 各种原因所致气道完全阻塞需立刻给氧、吸痰或人工通气。

(2) 因异物、喉头水肿、喉痉挛、会厌软骨炎及气道肿瘤导致呼吸道部分阻塞而呼吸严重困难，需立即建立人工气道。

(3) 昏迷患者牙关紧闭不能行气管插管，或有颈椎骨折不能行气管插管者。

因儿童环甲膜切开有引起声门狭窄的风险，故在情况允许时应尽量选择正规的气管切开术。环甲膜切开为一种创伤性操作，要由有经验的医师进行。操作前准备好手术用刀、钳等，尽量选择对喉损伤较小的气管套管。

主要操作步骤如下：患者取仰卧位，两肩垫高 20～30cm 以充分暴露颈部。术者站于患者左侧，用左手于喉结节下方 2～3cm 处触及环甲凹陷，右手紧握钳把，然后在明视下依次切开皮肤及环甲膜，有落空感后稍稍撑开钳把，取出刀片，将钳头向患者头部倾斜并沿气管长轴向下方推进，然后换用左手持固定器、右手将气管导管于钳头两叶间插入气管，固定于颈部。环甲膜切开留置导管最好不要超过 48 小时，特殊情况下可适当延长，但要做好局部护理，不要发生切口感染。

（八）环甲膜穿刺

环甲膜穿刺法主要用于现场急救。当患者因颈部或颌面部外伤或其他原因导致上呼吸道完全或部分阻塞但尚有自主呼吸时，在手法开放气道的同时，为争取抢救时机，可行环甲膜穿刺术。

其主要操作步骤为：术前准备好 16 号针头，患者仰卧位，头尽量后仰，用左手食指扪清甲状软骨与环状软骨间的环甲膜，右手将 16 号针头在环甲膜上垂直刺下，当感觉有落空感并有气体冲出时，同时患者的上呼吸道阻塞症状明显改善或解除，说明穿刺成功。环甲膜穿刺还可用于喷射通气，作此用途时须将 16 号针换成带有套管的穿刺针，穿刺成功后将针芯取出，套管与喷射呼吸器相连即可进行喷射通气。需要注意的是，由于喷射通气的呼出气要经自然气道排出，故上呼吸道要部分开放（不完全阻塞）才行，如上呼吸道完全阻塞，必须同时另穿刺一粗针头作排气用，并可用作间断吸引。其常见并发症有吹气过度至肺破裂、穿刺部位出血、穿刺不到位引起皮下气肿等，但这些并发症均可通过提高操作技术避免，如穿刺部位出血较多应采取措施止血，防止血液反流入气管内。环甲膜穿刺喷气仅作为救急措施，必要或情况许可时应及早行气管插管或环甲膜切开置管。

（九）气管切开术

气管切开术的目的是长期进行气道管理。一般来说，气管插管需保留 7～10 天及以上时，或患者神志清醒但需长时间维持机械通气，均应行气管切开术。同气管插管相比，气管切开置管防止了由于气管插管长时间对气管的压迫而导致气管黏膜损伤及发生食管-气管瘘的可能，而且，由于气管切开置管避开了口咽部的自然弯曲，使吸痰更加容易、分泌物排出更加彻底。术前准备手术刀、剪、止血钳等手术器械和气管导管等。

（十）经皮穿刺扩张放置气管导管术

也称经皮气管造口（或切开）术，经皮扩张气管切开术是一种微创、快捷的急救技术，是近年来国内外才开展的一项新技术，并发症少，适合于 ICU 危重患者，尤其是需要紧急进行气管切开的患者，在 ICU 人工气道建立中有很大的应用价值。主要操作步骤如下：

（1）患者仰卧，头后仰。

（2）选择第 2、3 气管软骨环间隙作为穿刺点。

（3）在穿刺点切开皮肤（1cm 横切口），用血管钳稍作钝性分离皮下组织。

（4）注射器（带鞘管）内充入 1～2mL 水，刺入气管。如果回抽注射器时有气泡，说明已进入气管。

（5）将导丝插入注射器鞘管，进入气管（Seldinger 导引穿刺技术），移去注射器，将导丝前端留在气管内。

（6）用皮肤扩张器扩张皮下组织。

（7）气切钳扩张皮下组织　合拢气切钳（带小孔），沿导丝滑入，当钳尖端接触气管前壁时，撑开气切钳，扩张皮下组织后，取出气切钳。

（8）沿导丝导入气管套管，拔出导丝及套管内芯，确认套管在气管内，固定套管即告手术完成。

二、机械通气

呼吸停止或昏迷患者仅靠口对口或口对鼻人工通气是不够的。口对口或口对鼻人工通气的目的是解决患者的紧急供氧问题，避免因长时间缺氧造成心、脑等重要器官的不可逆损伤。一旦条件具备，应立即建立人工气道并使用呼吸机进行机械通气，确保机体对氧的需求。目前临床上使用的呼吸机种类繁多，究竟哪种类型呼吸机更适合心肺复苏患者？概括而言，所有用于心肺复苏的呼吸机必须可以提供准确的气体量和吸入气氧浓度，同时有可靠的监护报警系统以保证患者的安全。

三、非同步直流电除颤

（一）单向波非同步直流电除颤

心搏骤停的流行病学研究显示，80%左右的心搏骤停类型为心室颤动，而终止室颤最迅速、最有效的方法即电除颤。现在观点认为，如果 1 次电击未能终止室颤，则再次电击增加的益处也很有限；2005年版复苏指南推荐在1次电击除颤后立即恢复CPR，而不是以前版本所指的3次电击。关于电除颤的理想能量仍无定论，但有一点是确定的，能量越小对心肌的损害也越小，如能量>400J，患者可能发生心肌坏死。目前临床上主张一开始即用高能量，一般为360J（单向波），如仍然为室颤，则下一次或以后的除颤剂量依旧保持不变，简化急救程序。

操作过程：

(1) 将适量的导电糊涂到除颤器电极板上和患者胸部（也可用盐水纱布，但不要太湿）。打开除颤器电源并设置到非同步位置，调节除颤器能量至所需读数并开始充电。

(2) 用较大压力将一个电极板置于右锁骨下胸骨右侧，另一电极板放在左乳头的左下方，尽量使胸壁与电极板紧密接触，以减少肺容积和电阻。

(3) 充电至所需能量，后两手同时按压放电开关。

(4) 不应在电击除颤后立即检查患者脉搏和心跳，而应是重新恢复CPR，5组CPR（2分钟）后再检查脉搏和心律，必要时再进行另一次电击除颤。

(5) 如室颤为细颤，除颤前应给予0.1%肾上腺素1mL，使之转为粗颤后再行电除颤。

（二）双相波非同步直流电除颤

1996年美国学者首次使用了双相波电除颤器，该仪器为阻抗补偿双相衰减指数（biphasic truncated exponential. BTE）波形，释放150J的非递增性电流。通过调整第一阶段的斜抬期和第二阶段的相对持续期可获得阻抗补偿，总的时程为20毫秒。动物试验证实了这种波形优于单相衰减指数波形（MDS波形）。临床研究比较BTE波形115J和130J能量与MDS波形200J及360J能量，经过短时间的室颤，第一次电击时低能量BTE波形（115J和130J）与高能量MDS（200J）同样有效，而115J和130J的BTE电除颤与200J的MDS电除颤相比，前者心电图ST段的变化更小。另一项临床研究比较了MDS波和衰减正弦曲线双相波，结果证实双相波终止短时的室颤或室速的效果优于MDS波。

现生产的AED和除颤器几乎都是双向波除颤器，使用直线双向波型首次除颤能量为120J，使用双向方形波型时除颤能量为150～200J，后续除颤能量相同或选择更高能量。如不清楚厂家提供的除颤能量范围，则可选择200J。

四、紧急心脏起搏

人工心脏起搏系统是利用外源性电流尖端发放电脉冲，导致心肌除极，促进心脏机械性收缩。在严重心动过缓、心搏骤停而心脏尚有氧合作用时，有节律的低电压刺激能保持心脏搏动。

（一）起搏的适应证

临时起搏器用于紧急情况下为争取时间，或估计短期内病变可恢复的缓慢心律失常，如急性心肌梗死合并高度房室或三支阻滞并发阿斯综合征，心肌炎、心肌病、药物中毒、电解质紊乱引起的严重心动过缓。用于预防性保护性起搏，如无症状房室传导阻滞或严重心律失常患者施行大手术时，术中出现三度房室传导阻滞者，以及安装心脏永久起搏器之前。

永久起搏适用于各种原因所致不可逆的心脏起搏或传导功能障碍，如心脏传导阻滞及SSS综合征伴心源性晕厥发作或充血性心力衰竭、心绞痛及进行性氮质血症；其他如颈动脉窦性晕厥合并心动过缓等。对于顽固的致命性心律失常，可选用能自动除颤或能自动进行超速抑制的高精密起搏器。

经皮起搏也在最近的多项试验中得到研究。对心动过缓且用阿托品或其他变时性药物无反应的患者，给予起搏是合理的。所以，选择的顺序应为先使用增加心率的药物，如无反应，可以尝试经皮起搏，如仍无反应，可以考虑放置心室起搏器。

体外起搏器通过两个圆盘形皮肤电极，用25～150V直流电刺激2～3毫秒，频率75次/分，阴极置于心尖上方（V5位置），阳极放在胸骨左缘第3肋间。但由于所需电流大，引起胸壁肌肉抽搐及局部疼痛且起搏效果不很确切，已基本不用。可选用经胸壁直接刺激心肌起搏法。一旦条件许可，立即改用经静脉心内膜电极起搏法。

（二）临时性经静脉起搏操作方法

紧急经静脉临时心脏起搏术前应做好术前准备。术前准备包括家属签字，检查起搏器及所用电极与导线，检查凝血机制，准备液路、抢救药品及监护器，备皮、镇静药。

（1）在心电图指导下通过锁骨下静脉（或颈内静脉、前臂静脉或股静脉）插入导管至右心房或右心室，插入的单电极为负极，阳极置于皮肤上。而双极电极均送入右心。若在心房起搏，则将电极紧靠右心房上1/3及上腔静脉口下方，如有房室传导阻滞应行右心室起搏，即送至右心室心尖部，嵌入肌小梁固定。心内膜电极的定位应经过X线透视，导管电极在右心房内要有一小弯度，电极远端在右心房中部水平横过脊柱向左，表示电极已进入右心室，透视下导管顶端指向前方，说明导管在右心室，指向后方则在冠状窦。为避免导管误入冠状窦，可将导管插到肺动脉后再拉回右心室。

（2）将双极导管末端负极和心电图V1相连，记录心腔内心电图：如在右心房，P波倒置；右心室腔内心电图呈rS型伴S-T段抬高，体表心电图呈左束支阻滞图形；如为右束支阻滞图形，则可能误入冠状窦或电极穿透心肌。

（3）测定起搏阈值　先用5～10mA电流，然后逐渐将强度减少至最小即为起搏阈值，通常为0.5～1.0mA，一般不超过1.5mA。起搏阈值越低，表明电极安置越好。然后用高于阈值1倍以上强度起搏。

（4）起搏成功后，让患者改变体位、咳嗽和深呼吸，并核实导管端没有脱位，固定在右心尖部，最后缝合固定包扎。

（5）如果患者病情危急不允许搬动，则在床旁无X线透视下进行盲目插管。将双极导管末端连接心电图胸前导联进行监测：当导管到达右心房上部，P波倒置振幅增大，QRS波群呈qR型，T波倒置；导管到右心房中部，P波双向，QRS波群呈QR型，T波倒置；导管通过三尖瓣，P波直立，QRS波群呈rR型，导管紧贴右心室内膜时出现S-T段抬高。

（三）紧急心脏起搏注意事项

由于起搏器本身的结构特点是具有感知和起搏两个独立的功能，所以在起搏术中可单独或同时出现以下障碍。比较常见的起搏功能障碍有：

1. 起搏信号振幅改变

幅度增高见于双极系统中绝缘系统不良而漏电；幅度降低比较多见，是由于双极系统中脉冲发生器失灵、电极之间短路或部分导线折断；起搏脉冲信号的额面轴发生改变见于心内膜导管电极移位；呼吸运动也可使电轴发生轻微改变。

2. 起搏脉冲外出阻滞

当自身心率下降时，起搏脉冲按时出现，但心室不被应激或间歇应激。

心电图表现脉冲信号后 QRS 间歇出现甚至无 QRS 波，见于：①导管电极与心内膜接触不良甚至脱离；②Q-T 间期延长或脉冲落在心室的不应期内；③心肌因缺氧、酸中毒、电解质紊乱导致心肌应激性下降，对脉冲刺激反应性下降；④导线在体内部分绝缘系统破裂漏电；⑤起搏器输出电压或电流强度不足，或起搏阈值增高。纠正方法为增加电量输出强度，检查导管电极位置和导线是否漏电，更换电池或进一步处理；⑥起搏脉冲消失，原因有导线断裂、起搏输出端与导线连接分离、脉冲发生器构件失调、电池耗竭。

3. 判断起搏感知功能障碍

必须在心电图中同时记录到起搏心律与自主心律。遇到感知障碍，调整起搏器的感知灵敏度即可纠治。常见的感知功能障碍有：

（1）感知过度　起搏器感知后的逸搏间期明显长于预定逸搏间期，甚至导致心脏不适当地抑制而出现临床症状。

（2）感知消失　在起搏器不应期外提早出现的自主心律，其后未见起搏逸搏间期，心电图显示提早出现的自主心律呈插入型期前收缩。常见原因为起搏电极与起搏器正负极接反、电池耗竭或起搏电路构件故障。

（3）感知功能减退　起搏器对其不应期外提早出现的自主心律有时能感知，有时不能，或感知后下一个起搏脉冲推迟出现，且自主 QRS 至该起搏脉冲的间期短于起搏器原定的逸搏间期。常见于自主 QRS 电压太低或电池耗竭。

五、复苏药物

（一）给药途径

1. 静脉内给药

心肺复苏开始后，应尽快建立静脉通路，以供输液及用药之需。初始复苏期间一般多采用上腔静脉系统内静脉给药。

2. 经气管支气管树给药

如一时静脉通道不能建立而气管插管已成功时，可将复苏药物以静脉用量的 1～2 倍加等渗盐水稀释至 10mL 左右，经气管插管注入气管、支气管树，因肺内丰富的毛细血管网，药物作用速度和静脉内给药无明显区别。

3. 心内注射

因心内注射有可刺破胸膜引起气胸、损伤心脏及冠状动脉、注射时闭胸心脏按压必须停止等缺点，故临床上不主张心内注射。在特殊情况下必须经心内注射给药时为减少并发症，可采用剑突旁路径（穿刺针自剑突左侧刺入，向上后方推进）将复苏药物静脉用量的半量注入心内。

（二）一线复苏药物

1. 肾上腺素

应用最广泛的儿茶酚胺类药物，兼有α-受体及β-受体的兴奋作用。其α-受体作用可使全身外周血管收缩（不包括冠状血管及脑血管），进而增加主动脉舒张压，改善心肌及脑的血液灌注，促使自主心搏恢复。肾上腺素的β-受体作用在心肺复苏过程中因可增加心肌耗氧量，故弊大于利；但若自主心跳一旦恢复，因其可提高心肌收缩力，增加心输出量，改善全身及脑的血液供应，故又变得有益。另外，肾上腺素可以改细室颤为粗室颤，有利于早期实施电除颤。肾上腺素适用于各种类型的心搏骤停。

标准用法：室颤和无脉性室速时，标准剂量1mg/次，IV/IO（静脉途径/骨髓腔内给药）；如未建立IV/IO通路，气管内给药2～2.5mg，每3～5分钟重复；到目前为止并没有大规模临床试验证实大剂量肾上腺素提高存活率和改善神经系统恢复。

2. 胺碘酮

静脉使用胺碘酮的作用复杂，可作用于钠、钾和钙通道，并且对α-受体和β-受体有阻滞作用，可用于房性和室性心律失常。首选用于初始治疗血流动力学稳定、宽的QRS心动过速，也用于有心功能不全患者。

患者对CPR、除颤、肾上腺素、血管加压素无反应时可考虑使用胺碘酮，临床研究证实可提高这类患者的存活率。

用法：首剂300mg，IV/IO，如无效可追加150mg。

3. 利多卡因

为治疗室性心律失常的首选药。它可通过抑制心肌缺血部位的传导性，改善正常心肌区域的传导性，使室颤阈值提高、心室不应期的不均匀性降低，且对血流动力学影响小。适用于室性颤动。

用于室颤或无脉室速患者。3组随机对照研究显示，和胺碘酮相比，自主呼吸循环恢复（ROSC）率低，且更易发生心室停搏，可作为胺碘酮的替代品。

用法：1～1.5mg/kg，首剂，间隔5～10分钟增加0.5～0.75mg/kg，最大3mg/kg，IV。

4. 硫酸镁

用于尖端扭转型室速时。

用法：1～2g，用5%葡萄糖10mL稀释，5～20分钟内IV/IO。

（三）二线复苏药物

1. 血管加压素

血管加压素作为新的复苏一线药物，实际上是一种抗利尿激素，主要是通过直接刺激平滑肌V1受体收缩周围血管而发挥作用。当给药剂量远远大于其发挥抗利尿激素效应剂量时，它将作为一种非肾上腺素能样周围血管收缩药发挥作用。CPR时血管加压素与V1受体作用后可引起周围皮肤、骨骼肌、小肠和脂肪血管的强烈收缩，而对冠脉血管和肾血管床的收缩作用相对较轻，对脑血管亦有扩张作用。血管加压素是一种有效的血管收缩药，可以用来治疗伴有顽固性休克的室颤患者，可作为肾上腺素外的另一种备选药物。

2. 阿托品

具有副交感神经拮抗作用，通过解除迷走神经的张力加速窦房率和改善房室传导。研究未显示在复苏中的优势，从2010年版指南开始，不再建议在治疗无脉性心电活动/心搏停止时常规性地使用阿托品，并已将其从高级生命支持的心搏骤停流程中去掉。目前，高级生命支持和儿科高级生命支持（PALS）中的建议和流程对无脉性心电活动/心搏停止的治疗保持一致。

3. 碳酸氢钠

很长时间以来一直作为心肺复苏时的一线用药，用药目的主要是纠正组织内酸中毒。但现在的观点认为，在心跳、呼吸骤停早期，主要是呼吸停止所继发的呼吸性酸中毒，如过早给予碳酸氢钠则可引起不利反应，因为：

（1）碳酸氢钠在体内可致短暂的碱中毒，使氧解离曲线左移，减少血红蛋白中氧的释放，加重组织的缺氧。

（2）电解质平衡紊乱，降低游离钙和非游离钙之比，使血清中钾离子进入细胞内。

（3）诱发恶性心律失常，并产生高血钠，增加血浆渗透压。

（4）碳酸氢钠本身可直接抑制心脏功能，并降低儿茶酚胺的活性。

（5）碳酸氢钠在体内分解产生二氧化碳。一般来说，药物生成的二氧化碳需用过度通气方可排出，而且二氧化碳较碳酸氢根离子和氢离子更易通过血脑屏障，若未采用过度通气将二氧化碳呼出，当给予碳酸氢钠使血的pH值升高时，由于碳酸氢钠分解产物二氧化碳经血脑屏障弥散入脑，脑的pH值非但没有升高，相反却明显降低，最终导致脑水肿。

由于以上原因，有学者主张不应积极地使用碳酸氢钠，除非在有效通气及闭胸心脏按压10分钟后pH值仍<7.2或心搏骤停前即已存在代谢性酸中毒或伴有严重的高钾血症。

六、纠正心跳、呼吸骤停后酸中毒的措施

心跳、呼吸骤停后，由于体内蓄积的CO_2不能经呼吸道呼出，在心跳、呼吸骤停后的5～10分钟内，以呼吸性酸中毒为主。如在此期间内迅速建立人工气道并实施有效的人工通气，呼吸性酸中毒大都能够缓解。但如未及时采取措施纠正呼吸性酸中毒，则特征性地出现静脉系统中CO_2分压升高，使CO_2从血液弥散至心肌细胞和脑细胞，造成心肌功能和大脑功能受到抑制，同时由于机体在缺血缺氧条件下主要依靠糖酵解产生ATP，导致代谢产物乳酸堆积，最终在呼吸性酸中毒的基础上并发代谢性酸中毒。代谢性酸中毒的害处有可加重体内血管扩张，增加毛细血管的通透性；电解质紊乱；拮抗儿茶酚胺，发生传导阻滞；降低心肌细胞的室颤阈值并直接抑制心肌功能。

从以上酸中毒的发展过程可以看出，心跳、呼吸骤停后机体首先发生呼吸性酸中毒，其次才是代谢性酸中毒，在此情况下，必须采取切实措施纠正呼吸性酸中毒，具体为迅速有效地解除呼吸道梗阻和建立有效通气。

七、开胸心肺复苏的指征和方法

（一）指征

由经过训练、有一定技能经验和设备的医师进行开胸 CPR 是安全的，且血流动力学较胸外 CPR 为佳。但如心搏骤停＞16 分钟又未进行 CPR 者，或为慢性呼吸系统疾病、癌症晚期、尿毒症患者不作开胸 CPR。

（二）适应证

（1）经适当的短暂体外心肺复苏后，仍不能产生人工的颈或股动脉搏动，无自主循环恢复，应尽快进行开胸心肺复苏。

（2）胸廓和脊柱畸形，严重肺气肿不能胸外按压者。

（3）胸部严重创伤，多根多处肋骨骨折，连枷胸，张力性气胸。

（4）心脏贯通伤、挤压伤，疑有心脏压塞，以及心胸外科手术后的患者。

（5）疑有大的肺栓塞，开胸方法可以打碎或取去栓子，可迅速进行体外循环。

（6）若为体温过低导致心搏骤停，开胸心肺复苏可以用温盐水直接加温心脏，这对除颤是必要的。

（7）胸廓已经打开（如在手术室里的患者）。

（三）操作步骤

（1）医师进行气管插管并持续正压通气。

（2）可不消毒进行直接开胸。在左胸第 4 肋间前外侧切口，直接快速切开皮肤、肌肉、胸膜而进胸。

（3）用胸腔撑开器撑开胸腔暴露心包，如暴露欠佳，可用刀切断第 5 肋软骨。

（4）沿膈神经前方 2cm 纵行切开心包，右手直接进行心脏按压。

（5）按压的同时观察皮肤颜色、动脉搏动及呼吸、瞳孔情况。

（6）需要除颤时，电极板用盐水纱布包裹并带有绝缘把手，置一电极于心脏后的左心室上，另一电极位于心脏前表面，开始用 0.5J/kg，无效时逐步增加能量。

（四）按压方法

1. 单手心脏按压

右手拇指放在心脏前面右心室前壁，其余四指并拢深入心脏后面紧贴左心室后壁，握住心脏，拇指与其余四指对合，有节律按压，速率 60 次/分。按压时不可用指尖，易损伤较薄的右心室壁，造成穿孔大出血。

2. 双手心脏按压

单手按压手疲劳时可改为双手按压，术者右手置于左心室后壁，左手放在右心室前壁双手合拢按压心脏。开胸后可不切开心包行心脏按压，但效果较差，一般可作为切开心包前过渡，不要中断心脏按压。

第十章

机械通气技术

第一节　机械通气的适应证与禁忌证

一、机械通气的适应证

机械通气是指利用特别设施提供大气与肺泡-肺毛细血管膜间的 O_2 和 CO_2 交换，机械通气的目的是维持 PaO_2 和 $PaCO_2$ 在适当的水平，并减少呼吸做功。总的来说，各种原因引起的急性呼吸衰竭或慢性呼吸衰竭急性加重，经保守治疗后效果不佳而且在继续发展者、呼吸停止及某些特殊治疗目的，均为机械通气的适应证。具体有：①心肺复苏；②通气功能异常；③呼吸肌功能异常；④呼吸肌疲劳；⑤胸壁异常；⑥神经肌肉病变；⑦呼吸驱动力下降；⑧气道阻力增加或气道阻塞；⑨阻塞、弥散功能异常；⑩肺间质病变；⑪肺水肿；⑫肺实变、肺不张。⑬呼吸做功明显增加。

机械通气除上述适应证外，还可用于下列特殊环境：麻醉中保证镇静剂和肌松剂的安全使用；减少全身和心肌的氧耗；过度通气降低颅内压。

二、机械通气的禁忌证

随着机械通气技术不断进步，其应用范围越来越广，一些原来认为的禁忌证经过特殊处理后，或者使用特殊的通气方式，亦可进行机械通气。目前一般认为，机械通气没有绝对的禁忌证，且是维持生命的必要手段。但对于下列一些特殊疾病，机械通气需在调整呼吸模式和支持条件的同时，还需注意一些特殊处理。这些疾病主要包括：

1. 气胸

气胸患者接受机械通气易发生张力性气胸，张力性气胸可进一步压缩功能不全的肺组织，加重呼吸衰竭。因此，呼吸衰竭合并气胸时应尽早进行胸腔闭式引流，如引流后呼吸衰竭仍不能缓解或进一步加重，则需实施机械通气，但通气时应注意避免可能加重气胸的因素，包括通气压力、胸腔闭式引流的通畅度等，避免发生张力性气胸。

2. 咯血

过去认为，咯血患者应用气管插管及机械通气可诱发剧烈咳嗽，导致咯血加重或大咯血，且正压通气可能将血凝块送至远端小气道及肺泡，引发肺不张。为避免气管插管加重咯血，通常在插管前给予患者咽喉部局部充分麻醉，使咳嗽反射消失或明显减弱，并由技术熟练者实施气管插管操作或经纤支镜引导插管，保证插管安全准确。进行机械通气前，先清除气道内血凝块，反复冲洗和引流气道，并可借助纤支镜检查进行局部止血治疗。至于正压通气是否不利于气道内血凝块排出，并将其送至气道远端，研究表明，只要吸入气体湿化恰当，正压通气并不影响气道黏膜纤毛上皮的廓清功能，反而可经气管导管引流吸引气道积血，保持气道通畅，避免窒息。

3. 肺大疱

对肺大疱伴呼吸衰竭患者实施机械通气时，气道及大泡内压力可升高引起大泡破裂，引起气胸、纵隔气肿、皮下气肿等气压伤。但经过广泛的临床实践认为，根据患者肺大疱程度、范围、有无气胸病史，严格掌握机械通气的适应证、通气过程中严密监测，通常采用压力预设模式及保护性通气策略，改善人机协调性，一旦发生气胸，立即进行胸腔闭式引流。

4. 低血压及心力衰竭

低血压及心力衰竭患者进行机械通气时，正压通气可增加胸膜腔内压，减少回心血量，减少心输出量，加重低血压及心力衰竭。血容量不足的患者进行机械通气前应补足血容量，为减少机械通气对血流动力学的不良影响，可采用小潮气量较快频率通气。而心肌梗死等原因所致急性左心衰及慢性充血性心力衰竭，机械通气后可降低心脏前负荷及后负荷，特别是后负荷，因此急慢性心力衰竭患者也可实施机械通气。

第二节　机械通气的目标

机械通气的目标包括生理目标和临床目标。

一、机械通气的生理目标

（1）维持适当的肺泡通气，根据患者的病情制定个体化的通气目标，如对 ARDS 患者采用的小潮气量通气策略。

（2）改善或维持动脉氧合，纠正低氧血症，提高氧输送，这是机械通气最重要的生理目标。如前所述，要求 SaO_2 达到 90%或 PaO_2 达到 60mmHg 以上。由于氧输送是由动脉血氧饱和度、血红蛋白和心输出量共同决定，一味强调动脉氧分压而忽视前两者对机体并无益处。

（3）维持或增加肺容积　肺泡容积减少主要见于肺不张、ARDS、肺部感染、肺水肿等，这些是患者出现呼吸窘迫、低氧血症和肺顺应性明显下降的常见原因，通过应用控制性肺膨胀、PEEP、叹息、俯卧位通气等肺泡复张手段，可明显增加呼气末肺泡容积、改善呼吸窘迫和低氧血症。

（4）减少呼吸肌做功，机械通气替代患者呼吸肌做功，降低呼吸肌氧耗，有助于改善其他重要脏器的氧供，防止 MODS。

二、机械通气的临床目标

（1）纠正低氧血症　通过改善肺泡通气量、增加功能残气量、降低氧耗，可纠正低氧血症和组织缺氧。

（2）纠正急性呼吸性酸中毒，但 $PaCO_2$ 并非一定要降到正常水平。

（3）缓解缺氧和 CO_2 潴留引起的呼吸窘迫。

（4）防止或改善肺不张。

（5）防止或改善呼吸肌疲劳。

（6）保证镇静剂和肌松剂的安全性。

（7）减少全身和心肌的氧耗。

（8）降低颅内压　通过控制性地过度通气降低颅内压。

（9）促进胸壁稳定　在胸壁完整性受损的情况下，促进胸壁稳定，维持通气和肺膨胀。

第三节　机械通气的基本模式

现在许多通气模式容易让人混淆不清，且同一通气模式各呼吸机生产商叫法不一。总的来讲，通气模式可概括为容量预置型通气和压力预置型通气，现在许多通气模式都是在这两类模式的基础上衍生出来的。所谓容量预置型通气，是指预设潮气量/分钟通气量，气道压力由呼吸机设置条件、患者自身呼吸系统机械特性及人-机协调性等因素决定。而压力预置型通气则是预设呼吸机维持的目标压力，呼吸机的送气量则取决于设置参数、患者自身呼吸系统机械特性及患者自身努力情况。两者的比较见表 10-1，常见的通气模式见表 10-2。

表 10-1　容量预置型通气与压力预置型通气的比较

项目	容量预置型通气	压力预置型通气
常见模式	VCV、ACV、SIMV 等	PCV、PSV，APRV 等
设置参数(自变量)	潮气量/分钟通气量	吸气压力
监测参数(因变量)	气道压力	通气量
优点	潮气量恒定，保证肺泡通气；小潮气量通气对 ALI 与 ARDS 有益；易于监测呼吸系统机械特性	人-机同步性更佳，减少镇静剂和肌松剂的用量，易保留患者自主呼吸，患者更加舒适，气道压力保持在预设水平，利于限制过高的肺泡压和预防 VILI 使用 PSV 较 SIMV 更易停机；吸气流速波形多为减速波，肺泡在吸气早期即充盈，有利于肺内气体交换，改善 V/Q 值
缺点	当气道阻力或顺应性变化时，可产生过高气道压、易致 VILI；不能对患者的通气需求变化作出反应，易致人-机不协调从而增加呼吸功，增加镇静剂和肌松剂的用量；吸气波形多为方波或减速波，肺泡在吸气中后期才完全开放	潮气量随气道阻力及胸肺顺应性变化而变化，可能导致低通气或过度通气

表 10-2 常见的通气模式

容量预置型通气	压力预设通气	混合通气模式
A/C 模式	压力控制通气	高频振荡通气(HFOV)
SIMV	压力辅助通气； 压力支持通气； CPAP	神经调节容量辅助通气 (NAVA)

第四节 机械通气的实施

机械通气的目的是在有效防止机械通气相关肺损伤和减轻对循环功能抑制的基础上，有效改善通气和换气，适度缓解呼吸肌疲劳，防止肺顺应性的减退。对于准备接受机械通气的患者，应该按下列步骤做好准备工作。

(1) 首先明确患者是否具有机械通气的指征。

(2) 如具有机械通气指征，要判断患者是否具有机械通气的相对禁忌证，进行必要处理。

(3) 根据病情确定患者需要控制呼吸或是辅助呼吸。

(4) 确定机械通气的每分通气量。

(5) 根据预设的每分通气量和患者情况，设置呼吸频率、潮气量和吸呼比 (I∶E)。

(6) 确定 PEEP 水平。

(7) 调节触发灵敏度，根据患者病情决定是否需要触发。对于需要触发呼吸的患者，一般将触发灵敏度设置在-2cmH_2O 或 0.2L/s。

(8) 确定 FiO_2, 一般从 0.3～0.4 开始，根据动脉血氧分压调整 FiO_2，FiO_2 不宜超过 0.5～0.6。

(9) 设定气道压力、每分通气量、FiO_2 的报警限。

(10) 检查湿化器是否加水，是否打开，温度是否适当设置。一般应将湿化器温度设置在 34～36℃。

(11) 将呼吸机与模拟肺连接，检查呼吸机是否正常工作，管道是否漏气。

下面主要介绍有创正压通气的实施过程。

一、设置常规的通气参数

1. 潮气量

目标潮气量为 6～8mL/kg，容量预置型通气模式可直接设置 VT，压力预置型通气模式需通过设置吸气压力水平调节 VT。设置潮气量应结合患者的一般情况、罹患疾病的病理生理特点、呼吸机管路的压缩容量丢失，以及如何避免发生呼吸机相关肺损伤等。原则上只要 VT 保持在压力-容积曲线的陡直段，气道平台压≤30cmH_2O，一般可避免肺泡过度膨胀并因此导致的呼吸机所致肺损伤。此外，应明确有效肺泡通气量才是真正参与肺泡气体交换的，而患者的解剖无效腔、生理无效腔、呼吸机回路中的机械无效腔及可压缩容量丢失的动态无效腔不参与气体交换。其中，因为呼吸机回路内的气体压缩和呼吸机管道的顺应性，高达 3～5mL/cmH_2O 的气体可在每次送气时滞留在呼吸机回路中而不送入患者肺内，如果气道峰压高达 40cmH_2O，可有 120～200mL 气体没有输送给患者，当使用小潮气量进行通气时，可严重影响肺泡通气。部分呼吸机具有自动补偿无效腔气量的功能，设置 VT 时应考虑到这一点。

2. 呼吸频率

呼吸频率与潮气量共同决定分钟通气量，因此设置呼吸频率时，必须同时考虑潮气量及有效肺泡通气量。设置通气频率与通气模式有关，此外还需考虑机体代谢率、$PaCO_2$ 的目标水平和自主呼吸水平。控制通气成人频率一般为 12～20 次/分，限制性肺疾病患者可能需要设置较高的频率，而阻塞性肺疾病患者则需要较慢的呼吸频率。一般来说，潮气量与吸气流速决定吸气时间，而呼吸频率则与呼气时间有关，呼吸频率越快、呼气时间越短，反之亦然。为了获得较低的平均气道压，避免气体陷闭和内源性 PEEP，尤其是对阻塞性肺疾病患者，给予足够的呼气时间是必要的。

3. 吸气时间或吸呼比

设置吸气时间或吸呼比应该考虑通气对血流动力学的影响、氧合状态和自主呼吸水平。

正常成人自主呼吸时吸呼比一般为（1∶2）～（1∶1.5），吸气时间一般为 0.8～1.2 秒，小儿肺容量较小，呼吸频率较快，吸呼比常<1∶2。压力预置型通气模式需要设置吸气时间，它与呼吸频率共同决定吸呼比，容量预置型通气模式则由吸气流速与呼吸频率共同决定吸呼比。

自主呼吸存在时，患者触发呼吸机辅助呼吸，此时呼吸机送气应与患者吸气保持同步，吸气时间一般设置为 0.8～1.2 秒，吸呼比为（1∶2）～（1∶1.5）。控制通气时，为增加平均气道压和改善氧合，可延长吸气时间或增加吸呼比，延长吸气时间后患者多不能耐受，常需加用镇静剂和肌松剂。同时延长吸气时间可产生内源性 PEEP，且由于平均气道压增加及产生内源性 PEEP，可引起血流动力学不稳定，应用时需注意监测。延长吸气时间的同时，可减少呼吸频率来避免内源性 PEEP 的产生。大多数呼吸机均有“吸气暂停”功能，其功能为改善气体在肺内的分布及吸入气体在肺内充分交换，计算吸呼比时应将“吸气暂停”时间计入吸气时间。选择容量预置型通气模式时，需专门设置“吸气暂停”时间，一般为整个呼吸周期的 5%～10%，一般不超过 15%，否则会引起患者强烈的屏气感及人机不协调。控制性通气可直接设定或根据呼吸频率与吸气时间间接设置；辅助性通气模式在比例转换时直接设定；在时间转换时应根据实际频率而不是设置频率计算；自主通气模式由自主呼吸能力决定。

4. 吸气流速

一般只有容量预置通气模式才需要设置吸气流速，压力预置型通气模式不需设置，其吸气流速由预设压力、呼吸阻力和患者用力程度三者共同决定，其波形一般呈指数递减的形式，以便迅速达到设置压力并维持整个吸气相压力恒定。吸气流速的选择需要根据患者吸气用力水平，其设置是否得当会直接影响患者所作的呼吸功及人机协调性。当应用辅助型通气模式时，理想的吸气流速应与患者的最大吸气流速相匹配。根据患者的吸气力量大小和分钟通气量，一般将吸气流速设置在 40～100L/min，应用控制型通气模式时，预设吸气流速可<40L/min。

设置流速的同时需要选择流速波形。现有各种呼吸机提供的流速波形共有四种：正弦波、方波、减速波及加速波，其中临床上最常用的为方波和减速波。方波在吸气初始时吸气流速达到设定值，并按该流速持续送气至吸气期结束；减速波则是在吸气初始时流速达到设定最大值。选择流速波形取决于临床情况，及此种流速波形对产生最佳气体分布的效应和对吸气压力的影响。总体来讲，相同流速时方波较减速波产生的气道峰压更高，使用减速波时气道平均压较方波更高，减速波形更接近患者的生理波形，气体分布更佳，人机协调性也更好。

5. 触发灵敏度

触发灵敏度分为吸气触发灵敏度和呼气触发灵敏度，吸气触发灵敏度又分压力触发和流量触发。压力触发为在患者吸气时，通过监测管路内压力的变化来感知吸气动作，一旦这个变化达到预设的触发阈值，呼吸机便会迅速响应，按照预先设定的送气模式和参数为患者提供必要的支持；流量触发主要依赖于患者吸气时，管路内吸气端与呼气端流量差异的变化。当这种差异超过设定的触发阈值时，呼吸机便会感知到患者的吸气意图，并随之启动送气程序。吸气触发的设定原则是避免呼吸机自动切换，使患者触发呼吸机送气所需的呼吸功最小。压力触发灵敏度一般设置在-2～-0.5cmH_2O，流量触发灵敏度一般设置在1～3L/min。应用PEEP时，一般呼吸机会相应自动上调触发压力水平，有的呼吸机的触发灵敏度需要作相应调整，实际灵敏度为PEEP与压力触发灵敏度之和。流量触发系统一般由呼吸机在呼吸回路中提供一持续气流，称为基础气流，一般为5～10L/min。当呼气管路内流量减少值达到设定的值时，触发呼吸机送气。流量触发的触发延搁时间（从患者吸气用力到呼吸机送气的时间）较压力触发短，其敏感性和同步性均较压力触发好，且患者所做呼吸功更少。

呼气触发灵敏度主要用于PSV模式，当吸气流速降至某一水平时，呼吸机停止送气并切换为呼气。最初呼吸机厂商将它设定为峰流速的25%或实际吸气流速降至5L/min，现在大多数呼吸机的呼气灵敏度可根据病情自由调整，对呼吸浅快而呼气无问题的患者（如ARDS），降低呼气触发灵敏度可延长吸气时间，增加潮气量；而对呼气受限者（如COPD），适当提高呼气触发灵敏度以延长呼气时间，减少气体陷闭，降低内源性PEEP。

6. 吸入氧浓度

如前所述，原则上在SaO_2>90%的情况下，应尽量降低氧浓度。初始阶段，可给较高的FiO_2以迅速纠正严重缺氧，以后逐渐降低FiO_2至0.50以下。由于长时间吸入高浓度氧可产生氧中毒，若FiO_2为0.50仍不能维持SaO_2>90%，则可合理应用PEEP，延长吸气时间，适当增加潮气量或应用镇静剂、肌松剂改善人机协调、降低氧耗量。

7. PEEP

应用PEEP主要用于纠正低氧血症和对抗PEEPi。当用于肺实质损害所致低氧血症，尤其是ARDS时，常通过P-V曲线来确定最佳“PEEP”，在P-V曲线上可以观察到在低肺容量时吸气斜率突然改变，此点即“低拐点”，代表原有闭合肺泡大量开放。机械通气时若加用等于或略高于“低拐点”压力水平的PEEP，可显著减少分流而不影响血流动力学，但如果继续增加PEEP，虽可继续进一步减少分流，但亦可显著减少心输出量而减少氧输送。一般低拐点的压力为8～12cmH_2O，PEEP>15cmH_2O虽可进一步减少V/Q分流，但其可改变血流动力学及引起呼吸机相关肺损伤。尽管 PEEP 设置是根据肺的机械特性或静态压力-容量关系来确定，但临床中难以常规监测，比较简单易行的办法是使用 PEEP-FiO_2 表来调节 PEEP 及 FiO_2。

PEEP 亦可用于 COPD 及支气管哮喘患者对抗 PEEPi，改善吸气触发和人机同步。由于 COPD 以气道陷闭、PEEPi 和肺过度充气为主要病理生理改变，应用 PEEP 可扩张陷闭气道，显著降低气道阻力，但前提是设置的外源性 PEEP 不应超过初始 PEEPi，因为这样会导致外源性 PEEP 传导至肺泡，进一步加重肺过度充气。一般设置外源性 PEEP 为 PEEPi 的 85%以下可以避免增加总 PEEP 水平。而支气管哮喘以气道阻塞、PEEPi 和肺过度充气为主要病理生理改变，应用 PEEP 可通过机械性扩张气道、降低气道阻力和对抗 PEEPi，改善吸气触发和人机同步，也可加重呼气末肺泡内压和肺过度充气，因此应用 PEEP 以不增加呼气末肺泡内压和肺过度充气为原则。而哮喘患者的 PEEP 选择应根据患者气道痉挛程度及其 PEEPi 水平，以达到开放气道、维持通气的目的。

8. 通气模式的选择

通气模式的选择常根据医师对各种模式的熟悉程度以及呼吸机本身的性能来决定。原则上讲，没有一种适用于所有患者和所有疾病的“万能”通气模式。通气初始，一般使用 A/C 或高频 SIMV 以实现完全通气支持，使患者呼吸肌充分休息。随着病情改善，逐渐过渡到部分通气支持及自主通气模式，如 SIMV、PSV 或 SIMV＋PSV。至于选择容量预置型通气模式还是压力预置型通气模式，总的来讲，开始机械通气时，成人常选用容量模式，小儿多选择压力模式。事实上，容量和压力都与患者呼吸系统机械特性，尤其是呼吸系统顺应性密切相关而又相互影响。两类模式对患者来说其差别可能微不足道，目前尚无研究证明哪类模式对改善患者预后更佳，因此具体选择哪类模式多由医师对模式的熟悉程度及具体条件来决定。

9. 加温湿化

正常人体吸气时，吸入空气经过上呼吸道加温加湿后输送至肺泡。建立人工气道后，上述功能均丧失，且医用气体均经过除尘除湿处理，使吸入气更加干燥，吸入气的加温湿化只有通过气管支气管黏膜来完成。这样容易引起气管黏膜干燥、分泌物黏稠、痰栓形成，导致多种严重后果，主要包括：黏膜纤毛运动受损，黏液移动受限，气道上皮结构破坏、炎症甚至坏死；分泌物潴留、结痂，甚至阻塞气道，且促进细菌繁殖，引起肺部感染发展和加重；黏稠分泌物也可阻塞小气道，形成肺不张，降低肺顺应性。基于上述种种不利影响，机械通气的患者必须进行吸入气体的加温湿化。常用的加温湿化设备有热湿交换器（HME，又称“人工鼻”）和加温湿化器。HME 主要用在麻醉期间或患者转运等短期机械通气时，长期机械通气多使用加温湿化器。设置温度时，根据环境温度及患者所需湿化量作出相应的调整，但必须遵循吸入气温度不应超过 37℃。

10. 报警设置

报警设置对机械通气患者有十分重要的安全保障作用。呼吸机的电源、气源脱落，呼吸机电子、气动故障等报警在出厂时即由厂商设定。在设置通气参数时需要设置的报警参数包括吸气压力高压报警、吸气压力低压报警、PEEP 过低报警、频率报警、容量（潮气量、分钟通气量）过高或过低报警、FiO_2 报警、温度报警、窒息报警等。

二、机械通气参数的调整

实施机械通气后，应严密观察患者的病情变化，根据临床表现及监测数据，尤其是动脉血气结果调整通气参数。参数调整的主要目的是维持恰当的人-机关系、适当的动脉血气水平、尽可能减少机械通气对机体的不良影响和适当的呼吸肌做功。

1. 提高 PaO_2 的方法

机械通气的氧合目标为：急性呼吸衰竭，在 $FiO_2<0.6$ 的情况下，$PaO_2>60mmHg$，$SaO_2>90\%$；慢性呼吸衰竭 $PaO_2>50mmHg$，$SaO_2>85\%$。提高 PaO_2 的方法有：

（1）增加 FiO_2，尽快纠正严重缺氧，再逐步纠正导致缺氧的原因，并逐渐降低 FiO_2。

（2）加用适当的 PEEP，对 FiO_2 达到 0.6，而 PaO_2 仍 $<60mmHg$ 时，应选择 PEEP，一般起始为 $5cmH_2O$，逐渐递增，在观察其改善 PaO_2 的同时，应观察其对血流动力学的影响。

（3）前述方法仍难以改善氧合时，可适当延长吸气时间甚至反比通气，延长吸气时间可增加气体在肺内交换的时间，但也可能潜在发生 PEEPi 和动态过度充气，影响血流动力学，故需监测 PEEPi 及循环系统。

（4）适当增加潮气量，但同时也增加 VILI 的风险，因此需防止气道平台压超过 $35cmH_2O$。

（5）适当应用镇静剂和肌松剂，降低机体氧耗。

（6）纠正贫血、心力衰竭、休克等，增加氧输送。

2. 维持 $PaCO_2$ 及 pH 在适当水平

Ⅰ型呼吸衰竭多无 CO_2 潴留，Ⅱ型呼吸衰竭一般只要 $PaCO_2$ 能降至 60mmHg 以下、pH≥7.30 即可。$PaCO_2$ 排出下降过快反而可能导致慢性贮存的碳酸氢盐来不及排出，发生代谢性碱中毒或呼吸性碱中毒。调节 $PaCO_2$ 和 pH 最直接的方法即调节通气量，可改变潮气量或呼吸频率。其他一些降低 $PaCO_2$ 的方法有延长呼气时间、改用定压型通气模式、降低 PEEP 等。

3. 改善人-机协调

实施机械通气时，如果患者的自主呼吸努力与呼吸机送气不同步甚至对抗，可增加患者呼吸肌做功，增高气道压，减少通气量，并对患者的血流动力学产生不良影响。引发人-机不同步的原因一般分为患者因素及呼吸机因素。从通气参数调整的角度说，发生人-机不同步的原因主要有触发灵敏度设置不当、吸气流速过低或过高、潮气量过大或过小、吸呼比不当及通气频率不匹配，其调整也必须对因处理，必要时可酌情使用镇静剂和肌松剂。

第五节　呼吸机的撤离和拔管

一、呼吸机的撤离

简称撤机，是指由完全支持通气转向自主呼吸的全过程。当导致呼吸衰竭的病因好转后，应尽快开始撤机。延迟撤机将增加医疗费用和机械通气的并发症；过早撤机又可导致撤机失败，增加再插管率、带机时间、住院日和病死率。

如何根据现有的查体和实验室检查结果，选择恰当的脱机时机成功脱机是当前面临的一大挑战。撤机的指征有：导致需要机械通气的原发疾病好转或被控制，血流动力学稳定，酸碱失衡和电解质紊乱得到纠正，容量过负荷得到纠正，精神状态稳定，呼吸肌功能恢复。评估患者能否撤机的传统标准包括潮气量、分钟通气量、最大分钟通气量、呼吸频率、最大吸气压、氧合指数、浅快呼吸指数（VT/f）等。但是这些参数对预测成功停机的敏感性和特异性都较差，目前仍没有一个理想的参数可以成功预测停机。一般来讲，对于带机时间<72 小时的患者，这些常规的停机参数及有经验的医师的床旁评估有较高的预测价值，但对于那些长期通气的患者，则需要更加细致的评估。

现在通行的做法是：实施机械通气的原因被去除后应开始进行撤机筛查试验。筛查试验包括 4 项内容。①导致机械通气的病因好转或被去除。②氧合指标：$PaO_2/FiO_2 \geqslant$ 150mmHg；PEEP 为 5～8cmH_2O；$FiO_2 \leqslant 0.40$；pH≥7.25；对于 COPD 患者：pH>7.30，$FiO_2 < 0.35$，$PaO_2 > 50mmHg$。③血流动力学稳定，无心肌缺血动态变化。④患者呼吸中枢能维持自主呼吸节律。

通过筛查试验后，由于符合筛查标准的患者并不一定能够成功撤机，需要对患者的自主呼吸能力作出进一步评估。目前较准确的预测撤机方法是 3 分钟自主呼吸试验（SBT），包括 3 分钟 T 管试验和 CPAP 5cmH_2O/PSV 试验。T 管试验是指将 T 管与气管插管或气管切开导管直接相连，利用加温湿化装置加温加湿吸入气体，保持 FiO_2 不变，患者完全处于自主呼吸状态。低水平 CPAP 是指将通气模式改为 CPAP，保持气道内正压为 5cmH_2O，FiO_2 维持不变。低水平 PSV 是指将通气模式改为 PSV，压力支持水平保持在 5～7cmH_2O，FiO_2 维持不变。实施 3 分钟 SBT 期间，医师应在床旁密切观察患者的生命体征，当患者出现下列指标时应中止 SBT，转为机械通气：浅快呼吸指数（RVR）>105；呼吸频率<28 次/分或>35 次/分：心率>140 次/分或变化>20%，出现新发的心律失常；自主呼吸时 VT<24mL/kg；$SaO_2 < 20.9$。

3 分钟自主呼吸通过后，继续自主呼吸 30～120 分钟，如患者能够耐受则可以预测撤机成功。

SBT 成功的客观标准为 $SPaO_2 \geqslant 85\% \sim 90\%$，$PaO_2$ 为 50～60mmHg，pH>7.32，$PaCO_2$ 增加<10mmHg，HR 为 120～140 次/分或改变<20 次/分，90mmHg<SBP<180mmHg 或变化<20%，RR<35 次/分或改变<50%。主观标准为无明显呼吸困难、无辅助呼吸肌参与呼吸。如 SBT 失败，则恢复患者机械通气，并维持原参数，第二日再进行筛查和 SBT 直至成功。研究已证实每日 2 次 SBT 并不优于 1 次 SBT，因为 SBT 失败后呼吸机要恢复到试验前水平至少需要 24 小时。

SBT 失败后，除了恢复患者机械通气外，应该寻找撤机失败的原因，撤机失败通常意味着引发机械通气需求的病因尚未完全解除。撤机失败最为常见的原因是通气需求与自主呼吸能力间的失衡，而且以呼吸泵衰竭为主，心血管功能不全也是另一个重要原因。

自主呼吸时，呼吸肌必须产生足够的力量以克服胸肺弹性阻力及气道阻力，这需要从呼吸中枢至呼吸肌整个神经肌肉传导通路结构及功能都必须正常。由于中枢神经系统疾病及使用镇静、镇痛剂等均可以抑制呼吸中枢上气道保护性反射，创伤及外科手术等均可以损伤膈神经及膈肌，危重疾病并发的多发性神经疾病也可累及呼吸肌，使用神经肌肉阻滞剂、氨基糖苷类药物及糖皮质激素等都可以阻碍撤机。

除了自主通气能力下降外，另一个主要原因是通气需求增加。危重患者最常见的原因有发热、过度营养、焦虑疼痛等，需要注意的是无效腔增加也可以增加通气需求。通气需求增加表现为弹力负荷或阻力负荷增加，或两者均增加。弹力负荷增加是因为胸壁或肺顺应性下降，如肺水肿、急性哮喘发作时极度过度充气、肺纤维化、腹胀、肥胖、创伤、胸廓畸形及内源性 PEEP 等。阻力负荷增加的原因有支气管痉挛、过多分泌物、气管导管阻力增加等。

心血管功能不全可以增加呼吸负荷和降低神经肌肉能力，从而导致撤机失败。有研究证实，部分或全部因为充血性心力衰竭导致的撤机失败占所有撤机失败人数的 14%～33%。机械通气期间，正压通气可降低左右心室的前负荷及左心室的后负荷，如果肺容积增加过大，也可能增加右心室后负荷。而在恢复其自主呼吸时，正压通气时的胸内正压转变为负压，这种转变会导致回心血量及左心室后负荷急性增加，那些阻塞性及限制性疾病患者此时需要更大的胸内负压。心脏负荷增加还会加重冠心病患者的心肌缺血。上述原因及患者撤机后氧耗量增加、心率增快等共同作用，使撤机患者易发充血性心力衰竭。已有研究证实，COPD 不伴冠心病的患者在 SBT 期间其左心室射血分数下降。

尽管心肺原因是撤机失败最为常见的原因，其他原因包括电解质紊乱、酸碱失衡、营养不良、贫血、心理因素（包括恐惧、焦虑和对呼吸机的心理依赖等）也可能导致撤机失败。总之，撤机失败后，要努力寻找可能的原因并纠正，第二天再进行筛查试验及 SBT，直至撤机成功。

二、拔管

由于气管导管具有提供机械通气的连接途径和清除气道分泌物两大功能，拔除气管导管前，还需要评估成功拔管的可能性。首先应该评估拔管后是否会出现上气道阻塞、创伤及反复损伤性插管。气道通畅程度可以通过气囊漏气试验评价。机械通气时，将气管插管的气囊放气以检查有无气体泄漏来评估上气道的开放程度。已有研究证实，如果使用容量切换通气模式，漏气量＞110mL 时，可以降低拔管失败的可能性。但气囊漏气试验失败也不能绝对预测拔管失败。如果患者漏气量较低，也可在拔管前 24 小时使用糖皮质激素和（或）肾上腺素减轻上气道水肿。还应注意，漏气量变低可能是由于分泌物在气管插管周围结痂形成外皮所致，而非上气道水肿变得狭窄。当漏气量低的患者拔管时，应当做好再紧急建立人工气道（包括气管切开）的准备。拔管后由于上气道水肿出现喘鸣的患者相当常见，此时可以雾化吸入糖皮质激素等，对于那些不需要立即再插管的患者，也可试用吸入氦氧混合气或面罩 CPAP 治疗。现有的研究证明无创通气并不能降低再插管率及病死率。气道保护能力的评价包括患者的精神状态、气道保护性反射、咳嗽能力和分泌物的多少。有研究指出咳嗽峰流速＜60L/min 的患者拔管失败的可能性是＞60L/min 者的 5 倍，如果其气管内吸引的频率超过每 2 小时 1 次，则增加其拔管失败的风险，在神经肌肉病变和脊髓损伤的患者中，有较好的咳嗽能力时预示可以拔管。总的来说，当患者肺内分泌物过多且黏稠而又难以自己廓清时，即使通过了 SBT，可能也不适合拔管。

第十一章

临床常见重症的救治

第一节　重症肺炎

重症肺炎是由不同病因、不同病原菌在不同场合引起的肺组织（细支气管、肺泡、间质）炎症，发展到一定疾病阶段恶化加重形成，可导致器官功能障碍，甚至危及生命。社区获得性肺炎（CAP）、医院获得性肺炎（HAP）和呼吸机相关性肺炎（VAP）均可发展为重症肺炎，其病死率达30%～50%，亦可导致严重的并发症。重症肺炎以重症CAP最为常见。

一、病因

重症CAP（SCAP）在国内常见的致病菌为肺炎链球菌、金黄色葡萄球菌、肺军团菌、革兰阴性杆菌、流感嗜血杆菌等。重症HAP（SHAP）最常见的病原体为肠杆菌属，其他常见病原体包括铜绿假单胞菌、不动杆菌、金黄色葡萄球菌等。VAP常见病原体为铜绿假单胞菌、不动杆菌、肺炎克雷伯杆菌、大肠埃希菌及金黄色葡萄球菌。

近年来，病毒性肺炎发病率呈逐渐增加趋势，其死亡率较高，常见病毒包括腺病毒、呼吸道合胞病毒、流感病毒、SARS病毒和新型冠状病毒等。

二、发病机制

足够数量的具有致病力的病原菌侵入肺部，可引起肺部上皮细胞及间质的结构、功能损害，从而引起呼吸困难、低氧血症、ARDS，甚至呼吸衰竭。另外是机体防御反应过度。一旦炎症细胞高度活化，进一步引起炎症介质的瀑布样释放，而机体的抗炎机制不足以与之对抗，出现全身炎症反应综合征/代偿性抗炎反应综合征失衡，结果是全身炎症反应的失控，从而引起严重脓毒症、脓毒性休克，并可引起全身组织、器官的损害，出现MODS。

三、诊断

目前多采用美国IDSA/ATS制订的重症肺炎判定标准，包括2项主要标准和9项次要标准。符合下列1项主要标准或≥3项次要标准者即可诊断。主要标准：①需要气管插管机械通气；②感染性休克积极液体复苏后仍需要血管活性药物。次要标准：①呼吸频率

30 次/分；②$PaO_2/FiO_2 \leqslant 250mmHg$；③多肺叶浸润；④意识障碍和（或）定向障碍；⑤血尿素氮≥20mg/dL；⑥白细胞减少症（WBC＜4×10^9 个/L）；⑦血小板减少症（PLT＜100×10^9 个/L）；⑧体温降低（中心体温＜36℃）；⑨低血压需要液体复苏。

中国 2015 年成人社区获得性肺炎（CAP）指南采用新的简化诊断标准：符合下列 1 项主要标准或至少 3 项次要标准者可诊断为重症肺炎，需密切观察、积极救治，并建议收住监护病房治疗。主要标准：①需要气管插管机械通气；②感染性休克积极体液复苏后仍需要血管活性药物。次要标准：①呼吸频率 30 次/分；②$PaO_2/FiO_2 \leqslant 250mmHg$；③多肺叶浸润；④意识障碍和（或）定向障碍；⑤血尿素氮≥7mmol/L；⑥低血压需要积极的液体复苏。

四、治疗

（一）治疗原则

维持氧合、稳定血压，恰当的初始经验性抗菌药物治疗尽量覆盖可能的致病菌，并积极寻找肺炎病原体。

（二）抗感染治疗

1. 抗感染治疗

重症肺炎的初始经验性治疗应采取重锤猛击和降阶梯疗法的策略。早期经验性抗菌治疗的参考因素应包括：①社区获得性感染还是医院获得性感染；②宿主有无基础疾病和免疫抑制；③多种药物耐药（MDR）和特殊病原体发生的危险因素是否存在；④是否已接受抗菌药物治疗，用过哪些药，药动学/药效学（PK/PD）特性如何；影像学表现；病情的严重程度、患者的肝肾功能及特殊生理状态（如妊娠等）。

（1）SCAP 治疗　合理应用抗生素的关键是重视初始经验性治疗和后续针对性治疗这两个连续阶段，并适时实现转换，一方面可改善临床治疗效果，另一方面避免广谱抗生素联合治疗方案滥用而致的细菌耐药。早期的经验性治疗应针对性地全面覆盖可能的病原体，包括非典型病原体，因为 5%～40%的患者为混合性感染。无铜绿假单胞菌感染危险因素的患者，可选用：①头孢曲松或头孢克肟联合大环内酯类；②氟喹诺酮联合氨基糖苷类；③β-内酰胺类抗生素/β-内酰胺酶抑制剂单用或联合大环内酯类；④厄他培南联合大环内酯类。含铜绿假单胞菌感染危险因素的患者选用：①具有抗假单胞菌活性的内酰胺类抗菌药物（如头孢他啶、头孢吡肟、哌拉西林/他唑巴坦、头孢哌酮/舒巴坦、亚胺培南、美罗培南等）联合大环内酯类，必要时可同时联用氨基糖苷类；②具有抗假单胞菌活性的β-内酰胺类联合喹诺酮类；③左旋氧氟沙星或环丙沙星联合氨基糖苷类。

（2）SHAP 治疗　SHAP 早发型抗菌药物的选用与 SCAP 相同，SHAP 迟发型抗菌药物选用喹诺酮类或氨基糖苷类联合 β-内酰胺类。如为 MRSA 感染，联合万古霉素或利奈唑胺；如为真菌感染，应选用有效抗真菌药物；如为流感嗜血杆菌感染，首选第二、三代头孢菌素，新大环内酯类，复方磺胺甲噁唑，氟喹诺酮类。

若有可靠的病原学结果，按照降阶梯简化联合方案而调整抗生素，选择高敏、窄谱、低毒、价廉药物，但决定转换时机除了特异性的病原学依据，最重要的还是患者的临床治疗反应。如果抗菌治疗效果不佳，则应“整体更换”。抗感染失败常见的原因有细菌产生耐药、不适当的初始治疗方案、化脓性并发症或存在其他感染等。疗程长短取决于感染的病原体、严重程度、基础疾病及临床治疗反应等，一般链球菌感染者推荐 10 天的疗程，非典型病原体为 14 天，金黄色葡萄球菌、革兰阴性肠杆菌、军团菌为 14～21 天。

2. 抗病毒治疗

抗病毒药物分为抗 RNA 病毒药物、抗 DNA 病毒药物及广谱抗病毒药物。

（1）抗 RNA 病毒药物　①M2 离子通道阻剂：这一类药物包括金刚烷胺（amantadine）和金刚乙胺（rimantadine），可通过阻止病毒脱壳及其核酸释放，抑制病毒复制和增殖。M2 蛋白为甲型流感病毒所特有，因而此类药物只对甲型流感病毒有抑制作用，用于甲型流感病毒的早期治疗和流行高峰期的预防用药。但该类药物目前耐药率很高。②神经氨酸酶抑制剂：主要包括奥司他韦、扎那米韦和帕拉米韦。各型流感病毒均存在神经氨酸酶，此类药物可通过黏附于新形成病毒微粒的神经氨酸酶表面的糖蛋白，阻止宿主细胞释放新的病毒，并促进已释放的病毒相互凝聚、死亡。③帕利珠单抗：是一种 RSV 的特异性单克隆抗体，可用于预防呼吸道合胞病毒感染。

（2）抗 DNA 病毒药物　①阿昔洛韦：又称无环鸟苷，属核苷类抗病毒药物，为嘌呤核苷衍生物，在体内可转化为三磷酸化合物，干扰病毒 DNA 聚合酶从而抑制病毒复制，故为抗 DNA 病毒药物。②更昔洛韦：又称丙氧鸟苷，为阿昔洛韦衍生物，其作用机制及抗病毒谱与阿昔洛韦相似。③西多福韦：是一种新型开环核苷类抗病毒药物，与阿昔洛韦不同的是，该药只需非特异性病毒激酶两次磷酸化催化，即可转化为活性形式，故可对部分无法将核苷转化成单磷酸核苷（核酸）的 DNA 病毒有效。西多福韦具有强抗疱疹病毒活性，对巨细胞病毒感染疗效尤为突出，可用于免疫功能低下患者巨细胞病毒感染的预防和治疗。

（3）广谱抗病毒药　①利巴韦林：广谱抗病毒药物，其磷酸化产物为病毒合成酶的竞争性抑制剂，可抑制肌苷单磷酸脱氢酶、流感病毒 RNA 聚合酶和 mRNA 鸟苷转移酶，阻断病毒 RNA 和蛋白质合成，进而抑制病毒复制和传播。②膦甲酸钠：为广谱抗病毒药物，主要通过抑制病毒 DNA 和 RNA 聚合酶发挥其生物效应。③阿比多尔：是一种广谱抗病毒药物，对无包膜及有包膜的病毒均有作用，其抗病毒机制主要是增加流感病毒构象转换的稳定性，从而抑制病毒外壳 HA 与宿主细胞膜的融合作用，并能穿入细胞核直接抑制病毒 RNA 和 DNA 的合成，阻断病毒的复制，另外，还可能具有调节免疫和诱导干扰素的作用，增加抗病毒效果。

3. 抗病原微生物的药物选择

①铜绿假单胞菌可选择抗假单胞菌活性头孢菌素（头孢吡肟、头孢他啶）或抗假单胞菌活性碳青霉烯类（亚胺培南、美罗培南）或哌拉西林/他唑巴坦，同时联合用环丙沙星或左氧氟沙星或氨基糖苷类；②超广谱 β-内酰胺酶（ESBL）阳性的肺炎克雷伯菌、大肠埃希菌可选择头孢他啶、头孢噻肟或哌拉西林/他唑巴坦、头孢哌酮/舒巴坦或亚胺培南、美罗培南，可同时联合用氨基糖苷类；③不动杆菌可选择头孢哌酮/舒巴坦或亚胺培南、美罗培南，耐碳青霉烯不动杆菌可考虑使用多黏菌素；④嗜麦芽窄食单胞菌可选择氟喹诺酮类抗菌药物，特别是左氧氟沙星或替卡西林/克拉维酸或复方新诺明；⑤耐碳青霉烯肠

杆菌科（CRE）可选择替加环素联合多黏菌素或头孢他啶/阿维巴坦；⑥耐甲氧西林的金黄色葡萄球菌（MRSA）可选择万古霉素或利奈唑胺；⑦肺军团菌可选择新喹诺酮类或新大环内酯类；⑧厌氧菌可选青霉素、甲硝唑、克林霉素、β-内酰胺类/β-内酰胺酶抑制剂；⑨新型隐球菌、酵母样菌、组织胞浆菌可选氟康唑，当上述药物无效时可选用两性霉素B；⑩巨细胞病毒首选更昔洛韦或联合静脉注射免疫球蛋白（IVIg）或巨细胞病毒高免疫球蛋白；⑪卡氏肺孢子虫首选复方磺胺甲噁唑（SMZ＋TMP），其中 SMZ100mg/（kg·d）、TMP20mg/（kg·d），口服或静脉滴注，每 6 小时 1 次。

重症肺炎抗菌治疗疗程通常为 7～10 天，但对于多肺叶肺炎或肺组织坏死、空洞形成者有营养不良及慢性阻塞性肺疾病等基础疾病和免疫性疾病或免疫功能障碍者，以及铜绿假单胞菌属感染者，疗程可能需要 14～21 天，以减少复发可能。

（三）糖皮质激素

肾上腺糖皮质激素具有稳定溶酶体膜，抑制炎症介质的产生，减轻炎症和毒性反应，对保护各个脏器功能有一定作用。常用甲泼尼龙，主张短程（不超过 3 天）治疗，必须在有效控制感染的前提下应用。在感染性休克中，糖皮质激素的应用越早越好，在组织细胞严重损害之前应用效果尤佳。一般建议应用氢化可的松 200～300mg/d，分 2～3 次，疗程共 5～7 天。虽然目前临床实践中激素对重症肺炎的抗炎作用已被部分研究所证实，但临床最终受益并不确定。对于不合并感染性休克的重症肺炎患者，不建议常规使用糖皮质激素。

（四）丙种球蛋白

虽然国内外并无权威指南推荐，但其临床使用广泛并有一定临床效果，应肯定其对免疫缺陷患者及病毒感染重症肺炎患者的作用。

第二节　急性呼吸窘迫综合征

急性呼吸窘迫综合征（acute respiratory distress syndrome，ARDS）是在严重感染、休克、创伤及烧伤等疾病过程中，肺毛细血管内皮细胞和肺泡上皮细胞炎症性损伤造成弥漫性肺泡损伤，导致的急性低氧性呼吸功能不全或衰竭。以肺容积减少、肺顺应性降低、严重的通气/血流比例失调为病理生理特征，临床上表现为进行性低氧血症和呼吸窘迫，肺部影像学上表现为非均一性的渗出性病变。ARDS 是急性呼吸衰竭最常见的类型。

一、病因

ARDS 的病因复杂多样，其中感染是导致 ARDS 的最常见病因。根据肺损伤的机制，可将 ARDS 病因分为直接性和间接性损伤。

（一）直接性损伤

（1）误吸　吸入胃内容物、毒气、烟雾，溺水，氧中毒等。
（2）弥漫性肺部感染　细菌、病毒、真菌及肺囊虫感染等。
（3）肺钝挫伤。
（4）肺手术　肺移植后、肺部分切除术后。
（5）肺栓塞　脂肪栓塞、羊水栓塞、血栓栓塞等。
（6）放射性肺损伤。

（二）间接性损伤

（1）休克　低血容量性、感染性、心源性、过敏性休克。
（2）严重的非胸部创伤　头部伤、骨折、烧伤等。
（3）急诊复苏导致高灌注状态。
（4）代谢紊乱　急性重症胰腺炎、糖尿病酮症酸中毒、尿毒症等。
（5）血液学紊乱　弥散性血管内凝血（DIC）、体外循环、血液透析、大量输血。
（6）药物　海洛因、噻嗪类、水杨酸盐类、巴比妥类催眠剂等。
（7）神经源性因素　脑干或下丘脑损伤、颅内压升高等。
（8）妇产科疾病　妊娠高血压综合征、子宫瘤、死胎。

二、发病机制

ARDS的发病机制十分复杂，其中急性炎症介导肺损伤是发病机制的关键。急性炎症最重要的效应细胞之一是中性粒细胞（PMN）。其基本机制包括：①炎症细胞的迁移与聚集；②炎症介质释放；③肺泡毛细血管损伤和通透性升高。

三、临床表现

（一）症状

呼吸频速、呼吸窘迫是ARDS的主要临床表现。其特点是起病急、呼吸频速和呼吸困难进行性加重。通常在ARDS起病1～2天内，发生呼吸频率＞20次/分，并逐渐进行性加快，可达30～50次/分。随着呼吸频率加快，呼吸困难也逐渐明显，危重者呼吸频率可达60次/分以上，呈现呼吸窘迫症状。

随着呼吸频速和呼吸困难的发展，缺氧症状也越来越明显，患者表现烦躁不安、心率增速、唇及指甲发绀。缺氧症状以鼻导管或面罩吸氧的常规氧疗方法无法缓解。此外，在疾病后期，多伴有肺部感染，表现为发热、畏寒、咳嗽和咳痰等症状。

（二）体征

疾病初期除呼吸频速外，可无明显的呼吸系统体征，随着病情进展，出现唇及指甲发绀，有的患者两肺听诊可闻及干湿性啰音、喘鸣音，后期可出现肺实变体征，如呼吸音减低或水泡音等。

（三）典型的 ARDS 临床分期

1. 第一期（急性损伤期）

损伤后数小时，原发病为主要临床表现。呼吸频率开始加快，导致过度通气。无典型的呼吸窘迫。可不出现 ARDS 症状，血气分析示低碳酸血症，动脉血氧分压尚属正常或正常低值。X 线胸片无阳性发现。

2. 第二期（相对稳定期）

多在原发病发生 6～48 小时后，表现为呼吸加快、浅速，逐渐出现呼吸困难，肺部可听到湿性啰音或少数干性啰音。血气分析示低碳酸血症，动脉血氧分压下降，肺内分流增加。X 线胸片显示细网状浸润阴影，反映肺血管周围液体积聚增多，肺间质液体含量增加。

3. 第三期（急性呼吸衰竭期）

此期病情发展迅速，出现发绀，并进行性加重。呼吸困难加剧，表现为呼吸窘迫。肺部听诊湿性啰音增多，心率加快。动脉血氧分压进一步下降，常规氧疗难以纠正。X 线胸片因间质与肺泡水肿而出现典型的、弥漫性雾状浸润阴影。

4. 第四期（终末期）

呼吸窘迫和发绀持续加重，患者严重缺氧，出现神经精神症状，如嗜睡、谵妄、昏迷等。血气分析显示严重低氧血症、高碳酸血症，常有混合性酸碱失衡，最终导致心力衰竭或休克。X 线胸片显示融合成大片状阴影，呈“白肺”（磨玻璃状）。

不同原因引起的 ARDS，其临床表现可能会有所差别。通常内科系统疾病引起的 ARDS 起病较缓慢，临床分期不如创伤等原因引起的 ARDS 分期那样明确。但总的来说，ARDS 的病程往往呈急性过程。但也有一部分病例病程较长。

四、辅助检查

高分辨率 CT 不仅有助于早期诊断，还可帮助理解各病期的通气治疗策略。早期表现为非重力性分布的全肺水肿（均质肺），随着病情进展，呈直立性分布的肺萎陷（压缩性肺不张），阴影密度不一致（非均质肺）；在中期和晚期，发生组织增生、机化、重塑和纤维化，气腔扩大伴气囊和气肿样病变形成。

五、病因治疗

ARDS 是 MODS 的一个重要组成部分，对 ARDS 的治疗是防治 MODS 的一部分。其原则为纠正缺氧，提高全身氧输送，维持组织灌注，防止组织进一步损伤，同时尽可能避免医源性并发症，主要包括液体负荷过高、氧中毒、容积伤和院内感染。在治疗上可分为病因治疗和支持治疗。治疗上要取得突破，必须探索有效的病因治疗手段，并改进支持治疗措施。

（一）控制致病因素

原发病是影响 ARDS 预后和转归的关键，及时去除或控制致病因素是 ARDS 治疗最关键的环节。主要包括充分引流感染灶、有效的清创和合理应用抗菌药物。当然，腹腔、肺部感染的迁延，急性胰腺炎的发展等都使病因治疗相当困难。

（二）调控机体炎症反应

ARDS 作为机体过度炎症反应的后果，过度的炎症反应是其根本原因，调控炎症反应不但是 ARDS 病因治疗的重要手段，而且也可能是控制 ARDS、降低病死率的关键。

六、呼吸支持治疗

呼吸支持治疗主要包括纠正低氧血症、提高全身氧输送、防止组织缺氧，并尽早进行营养支持。早期积极的呼吸支持治疗，是纠正或改善顽固性低氧血症的关键手段，使患者不至死于早期严重的低氧血症，为治疗转机赢得时间。

早期有力的呼吸功能支持、纠正低氧血症是 ARDS 治疗的首要任务，而且早期有力的呼吸功能支持是当前 ARDS 治疗的主要手段，其根本目的是保证全身氧输送、改善组织细胞缺氧。

（一）氧疗

氧疗是纠正 ARDS 患者低氧血症的基本手段。ARDS 患者吸氧治疗的目的是改善低氧血症，使动脉血氧分压（PaO_2）达到 60～80mmHg。可根据低氧血症改善的程度和治疗反应调整氧疗方式，首先使用鼻导管，当需要较高的吸氧浓度时，可采用可调节吸氧浓度的文丘里面罩或带贮氧袋的非重吸式氧气面罩。ARDS 患者往往低氧血症严重，大量的肺泡塌陷导致的肺内分流是其低氧血症最主要的原因，常规的氧疗常常难以奏效，机械通气仍然是最主要的呼吸支持手段。

（二）无创机械通气

无创机械通气（NIV）可以避免气管插管和气管切开引起的并发症，近年来得到了广泛的推广应用。尽管随机对照试验（RCT）证实了 NIV 治疗慢性阻塞性肺疾病和心源性肺水肿导致的急性呼吸衰竭的疗效，但是 NIV 在急性低氧性呼吸衰竭中的应用却存在很多争议。但对于符合无创通气条件的轻度 ARDS 患者，仍可在疾病早期将无创通气作为一线治疗手段。

应用 NIV 可使部分合并免疫抑制的 ARDS 患者避免有创机械通气，从而避免呼吸机相关肺炎（VAP）的发生，并可能改善预后。

无创通气也可应用于 ARDS 患者序贯撤机。Vaschetto 等研究显示，对机械通气原发病已经控制的患者，PEEP＋PS≤25cmH_2O、氧合指数＞200mmHg，并且吸氧浓度小于 0.6，可以在早期将有创通气转为无创通气，降低患者的机械通气时间。

应用无创机械通气治疗 ARDS 应严密监测患者的生命体征及治疗反应。一般认为，ARDS 患者在以下情况时不适宜应用 NIV：①神志不清；②血流动力学不稳定；③气道分泌物明显增加且气道自洁能力不足；④因脸部畸形、创伤或手术等不能佩戴鼻面罩；⑤上消化道出血、剧烈呕吐、肠梗阻和近期食管及上腹部手术；⑥危及生命的低氧血症。应用 NIV 治疗 ARDS 时应严密监测患者的生命体征及治疗反应。如 NIV 治疗 1～2 小时后，低氧血症和全身情况得到改善，可继续应用 NIV；若低氧血症不能改善或全身情况恶化，提示 NIV 治疗失败，应及时改为有创通气。

（三）有创机械通气

1. 机械通气的时机选择

ARDS 患者经高浓度吸氧仍不能改善低氧血症时，应气管插管进行有创机械通气。ARDS 患者呼吸功明显增加，表现为严重的呼吸困难，早期气管插管机械通气可降低呼吸功，改善呼吸困难。虽然目前缺乏 RCT 研究评估早期气管插管对 ARDS 的治疗意义，但一般认为，气管插管和有创机械通气能更有效地改善低氧血症、降低呼吸功、缓解呼吸窘迫，并能够更有效地改善全身缺氧，防止肺外器官功能损害。

2. 肺保护性通气

由于 ARDS 患者大量肺泡塌陷，肺容积明显减少，常规或大潮气量通气易导致肺泡过度膨胀和气道平台压过高，加重肺及肺外器官的损伤。ARDSnet 的研究结果显示，小潮气量保护性通气能够改善 ARDS 患者。

3. 肺复张

充分复张 ARDS 塌陷肺泡是纠正低氧血症和保证 PEEP 效应的重要手段。为限制气道平台压而被迫采取的小潮气量通气往往不利于 ARDS 塌陷肺泡的膨胀，而 PEEP 维持肺复张的效应依赖于吸气期肺泡的膨胀程度。目前临床常用的肺复张手法包括控制性肺膨胀、PEEP 递增法及压力控制法（PCV 法）。其中实施控制性肺膨胀采用恒压通气方式，推荐吸气压为 30～45cmH_2O、持续时间 30～40 秒。临床研究证实肺复张手法能有效促进塌陷肺泡复张、改善氧合、降低肺内分流。

4. PEEP 的选择

ARDS 广泛肺泡塌陷不但可导致顽固的低氧血症，而且部分可复张的肺泡周期性塌陷开放而产生剪切力，会导致或加重呼吸机相关肺损伤。充分复张塌陷肺泡后应用适当水平 PEEP 防止呼气末肺泡塌陷、改善低氧血症，并避免剪切力，防止呼吸机相关肺损伤。因此，ARDS 应采用能防止肺泡塌陷的最低 PEEP。

5. 自主呼吸

自主呼吸过程中膈肌主动收缩可增加 ARDS 患者肺重力依赖区的通气，改善通气血流比例失调和氧合。对于 ARDS 患者是否应保留自主呼吸不应一概而论，应考虑 ARDS 的严重程度及病程早晚。轻、中度 ARDS 患者早期即可考虑保留自主呼吸，以发挥其积极作用。而重度 ARDS 患者早期应抑制过强的自主呼吸，避免跨肺压过大加重肺损伤。

6. 俯卧位通气

俯卧位通气通过降低胸腔内压力梯度、促进分泌物引流和促进肺内液体移动，明显改善氧合。应用高 FiO_2 或高气道平台压通气者，若体位改变无明显禁忌证，可采用俯卧位通气。ARDS 病变分布不均，重力依赖区更易发生肺泡萎陷和肺不张，相应地，萎陷肺泡的复张较为困难。俯卧位通气降低胸膜腔压力梯度，减少心脏的压迫效应，促进重力依赖区肺泡复张，有利于通气/血流值失调和氧合的改善，同时还有助于肺内分泌物的引流，以利于肺部感染的控制。

7. 液体通气

部分液体通气是在常规机械通气的基础上，经气管插管向肺内注入相当于功能残气量的全氟碳化合物，以降低肺泡表面张力，促进肺重力依赖区塌陷肺泡复张。研究显示，部分液体通气 72 小时后，ARDS 患者肺顺应性可以得到改善，并且改善气体交换，对循环无明显影响。但患者预后均无明显改善，病死率仍高达 50%左右。

部分液体通气能改善 ARDS 患者气体交换，增加肺顺应性，可作为严重 ARDS 患者常规机械通气无效时的一种选择。

8. 体外膜氧合技术（ECMO）

体外膜氧合（ECMO）是以肺外气体交换提供氧气和排出二氧化碳，减缓呼吸机相关肺损伤，让已受损的肺充分休息和修复愈合。

ECMO 可作为 ARDS 的一线治疗策略。ECMO 一方面能够保证充分氧供给以及二氧化碳清除，另一方面还可以使得受损的肺组织得到充分休息，减少炎症介质释放，促进损伤修复愈合。

9. 呼吸机撤离与自主呼吸测试

机械通气一方面纠正低氧血症，改善肺泡通气，促进肺泡复张，降低患者呼吸做功；另一方面可出现 VAP、呼吸机相关肺损伤、呼吸机依赖等并发症。因此，机械通气期间应客观评估患者病情，再做出相应合理的临床决策。当患者满足以下条件时，应开始脱机试验，并进行自主呼吸测试（SBT），以便尽早脱机拔管，尽可能缩短机械通气时间。

SBT 的目的是评估患者是否可终止机械通气。进行 SBT 时应满足：①清醒；②血流动力学稳定（未使用升压药）；③无新的潜在严重病变；④需要低的通气条件及 PEEP；⑤面罩或鼻导管吸氧可达到所需的 PaO_2。如果 SBT 成功，则考虑拔管。SBT 可采用 5cmH_2O 的 CPAP 或 T 管进行，或低水平（依据气管插管的内径采用 5～10cmH_2O）的 PSV。

（四）半卧位与 VAP 的预防

ARDS 患者合并 VAP 往往使肺损伤进一步恶化，预防 VAP 具有重要的临床意义。机械通气患者平卧位易发生 VAP。半卧位可显著降低机械通气患者 VAP 的发生。因此，除非有脊髓损伤等体位改变的禁忌证，机械通气患者均应保持半卧位，以预防 VAP 的发生。

七、液体管理与其他治疗

（一）液体管理

高通透性肺水肿是急性呼吸窘迫综合征（ARDS）的病理生理特征，肺水肿的程度与 ARDS 的预后呈正相关。ARDS 的肺水肿主要与肺泡毛细血管通透性增加导致血管内液体漏出有关，其次毛细血管静水压升高可加重肺水肿的形成。因此，通过积极的液体管理，改善 ARDS 患者的肺水肿具有重要的临床意义。

研究显示液体负平衡与感染性休克患者病死率的降低显著相关，且对于创伤导致的

ARDS 患者，液体正平衡使患者病死率明显增加。应用利尿剂减轻肺水肿可能改善肺部病理情况，缩短机械通气时间，进而减少呼吸机相关肺炎等并发症的发生。但是利尿减轻肺水肿的过程可能会导致心输出量下降、器官灌注不足。因此，ARDS 患者的液体管理必须考虑两者的平衡，必须以保证脏器灌注为基础。

（二）促进肺泡上皮修复和水肿液的吸收

促进肺泡上皮细胞修复是 ARDS 肺功能恢复的重要条件。

（三）营养和代谢支持

早期营养支持值得重视。重症患者应尽早开始营养代谢支持，根据患者的肠道功能情况，决定营养途径。肠道功能障碍的患者采用肠外营养，应包括糖、脂肪、氨基酸、微量元素和维生素等，根据全身情况决定糖脂热卡比和热氮比。总热卡量不应超过患者的基本需要，一般为 25～30kcal/（kg・d）。如总热卡过高，可能导致肝功能不全、容量负荷过高和高血糖等并发症。肠道功能正常或部分恢复的患者，应尽早开始肠内营养，有助于恢复肠道功能和保持肠黏膜屏障，防止毒素及细菌易位而加重 ARDS。

（四）其他器官功能支持

肺外器官功能支持是 ARDS 治疗不可忽视的重要环节。近年来，早期有力的呼吸支持使患者较少死于低氧血症，主要死因是 MODS。ARDS 恶化可诱发或加重其他器官发生功能障碍，甚至衰竭，而肺外器官功能的衰竭反过来又可加重 ARDS。加强肺外器官功能支持，防止 MODS 的发生和发展，可能是当前改善 ARDS 患者预后的重要手段。

第三节　急性上消化道出血

急性上消化道出血是指屈氏韧带以上的消化道，包括食管、胃、十二指肠、胰腺、胆道等部位的出血；胃空肠吻合术后的空肠病变出血也属此范畴。临床表现为呕血、黑便和急性失血引起的全身症状。上消化道大出血是指在数小时失血量超过 1000mL 或总血容量的 20%，常伴有急性周围循环衰竭。

一、病因

急性上消化道出血的病因很多，常见的有消化性溃疡、食管胃底静脉曲张破裂、急性胃黏膜病变及胃癌。

（一）食管疾病

1. 食管炎症

如反流性食管炎、食管憩室炎等，患者常感胸骨后疼痛、反酸。

2. 食管癌

主要症状为进行性吞咽困难，出血量较少。

3. 食管、贲门黏膜撕裂综合征

食管、贲门黏膜撕裂综合征又称 Mallory-Weiss 综合征，由于剧烈呕吐，腹内压骤增，胃内压力过大，冲击食管贲门交界处，使局部黏膜和黏膜下层撕裂，出现呕血。

4. 其他

如食管消化性溃疡、食管裂孔疝、异物损伤食管等。

（二）门静脉高压引起的食管、胃底静脉曲张破裂

见于各种原因所致肝硬化、门静脉血栓形成、腹腔内肿块压迫门静脉、肝静脉阻塞（Budd-Chiari 综合征）等。患者出血量大、病情凶险。

（三）胃及十二指肠疾病

1. 消化性溃疡

出血发生于胃及十二指肠溃疡活动期，溃疡侵蚀血管或周围黏膜而出血；胃大部切除术后吻合口溃疡也可出血。

2. 急性胃黏膜损害

（1）急性出血性胃炎　多因服阿司匹林、保泰松、吲哚美辛（消炎痛）等药物引起。

（2）应激性溃疡　见于脑外伤、颅内手术、脑血管意外、烧伤、休克、严重感染、中毒、心肌梗死、呼吸衰竭等应激状况。引起溃疡的原因可能是胃酸分泌显著增多、胃黏膜缺血性损害或胃黏膜屏障被破坏。

（3）炎症　如慢性胃炎、吻合炎、残胃炎、糜烂性十二指肠炎及十二指肠憩室炎等。

（4）肿瘤　如胃癌、残胃癌、壶腹周围癌、淋巴瘤、平滑肌瘤等。

（5）其他　如胃黏膜脱垂、胃血吸虫病、胃及十二指肠结核、血管瘤、裂孔疝、胃扭转、急性胃扩张、胃黏膜下恒径小动脉破裂等。

（四）胃肠道邻近器官或组织的疾病

1. 胆道出血

如胆囊或胆道结石、胆囊或胆道癌、胆道蛔虫、肝癌、肝肿大或肝动脉瘤破入胆道引起出血，常伴有黄疸、发热、腹痛。

2. 胰腺疾病

如胰腺癌侵及十二指肠，急性胰腺炎并发胀肿破溃至十二指肠。

3. 其他

纵隔肿瘤或肿胀破入食管，主动脉瘤、肝或脾动脉瘤破入胃肠道等。

（五）全身性疾病

全身性疾病见于再生障碍性贫血、血小板减少性紫癜、白血病、血友病、弥散性血管

内凝血、过敏性紫癜、遗传性出血性毛细血管扩张症、流行性出血热、系统性红斑狼疮、尿毒症、钩端螺旋体病等。

上消化道非静脉曲张性疾病引起的出血，统称为急性非静脉曲张性上消化道出血（AN-VUGIB），食管胃底静脉曲张出血（EGVB）患者有40%～50%迟早发生破裂出血。

二、临床表现

（一）呕血与黑便

是急性上消化道出血的特征性表现。出血60mL以上可有黑便。黑便呈柏油样，黏稠而发亮，系血红蛋白中的铁经肠内硫化物作用形成硫化铁所致。如出血量大、速度快、血液在肠内停留时间短，大便可呈暗红色，甚至鲜红色，应与下消化道出血相鉴别；反之，如空肠、回肠出血量少，在肠内停留时间长，也可呈柏油样便，被误认为上消化道出血。出血部位在幽门以上者常伴呕血。食管病变呕血呈鲜红色；胃部出血或其他部位出血进入胃再呕血者，多为棕褐色或咖啡渣样，因血液经胃酸作用形成正铁血红蛋白之故。若胃出血量大、速度快、未经胃酸充分混合即呕出，也可为鲜红色，或有血块。出血部位在幽门以下者多为黑便，若出血量大、速度快、血液反流入胃，也可伴呕血。

（二）失血性周围循环衰竭

为上消化道急性大出血，循环血容量迅速减少所致。表现为头昏、乏力、心率慢、口渴、突然站立时昏厥；严重者烦躁不安、四肢湿冷、面色苍白、呼吸急促、脉搏细速、血压下降、尿少或无尿，甚至意识不清。休克状态持久未得到改善并发急性肾衰竭，甚至死亡。

（三）发热

多数患者24小时内可出现低热，体温一般不超过38.5℃，持续3～5天。原因可能与循环血容量减少、周围循环衰竭、贫血及血分解蛋白的吸收有关。但应注意并发吸入性肺炎。

（四）氮质血症

消化道出血后，大量血液蛋白质的消化产物在肠道被吸收，使血尿素氮升高（肠源性氮质血症）。失血性周围循环衰竭使肾血流量暂时性减少，导致氮质潴留（肾前性氮质血症）。一般在纠正低血压、休克后，血尿素氮可迅速降至正常。但如果严重休克造成急性肾衰竭，或失血使原有肾脏疾病进一步加重，尿素氮浓度将持续升高（肾性氮质血症）。

出血后数小时血尿素氮开始上升，24～48小时达高峰，一般不超过14.3mmol/L，3～4天降至正常。若出血前患者肾功能正常，出血后血容量已基本纠正，血尿素氮持续升高4天以上，提示上消化道继续出血或再出血。

（五）外周血象变化

急性上消化道出血早期，由于血管及脾脏代偿性收缩，血红蛋白含量、红细胞计数及血细胞比容可无变化；出血 3～4 小时后，组织液渗入血管，血液稀释，出现失血性贫血。贫血程度与出血量、出血前有无贫血及出血后液体平衡状况有关。急性出血者多为正细胞性贫血。

大出血后骨髓代偿性增生，周围血象中暂时可见晚幼红细胞、嗜多染性红细胞；网织红细胞增高，出血后 4～7 天可高达 5%～15%，以后渐降至正常，若继续出血者，网织红细胞可持续增高。

出血早期白细胞计数增高，血止后 2～3 天降至正常；若肝硬化伴脾功能亢进者，白细胞计数可不增高，甚至降低。

三、诊断和鉴别诊断

（一）判断是否为上消化道出血

具有以下表现者可诊断为急性上消化道出血：①呕血、黑便、失血性周围循环衰竭；②呕吐物或大便潜血试验强阳性；③血红蛋白含量、红细胞计数及血细胞比容下降。

急性上消化道出血要和下列情况相鉴别：①呕血与咯血相鉴别；②黑便与进食动物血、猪肝、铁剂、秘制食品、炭粉相区别；③上消化道出血与口、鼻、咽喉部出血相鉴别；④上消化道出血有时需要与下消化道出血相鉴别；⑤少数急性上消化道出血者因出血量大、速度快，可在呕血或黑便前先出现失血性周围循环衰竭，应注意和其他原因引起的休克相鉴别。

（二）评估出血量、病情及预后

1. 估计出血量

正确估计出血量对判断病情、指导治疗有重要意义。一般来说，大便潜血试验阳性表示每日出血量 5～10mL 或以上；黑便表示每日出血量 50～100mL 或以上；呕血表示胃内积血量 250～300mL 或以上；一次出血量不超过 400mL，不会引起全身症状；出血量超过 500mL，出血速度快时，可出现全身症状，如头昏、心悸、乏力等；短期内出血超过 1000mL，可出现周围循环衰竭。

2. 评估病情

根据失血症状，脉搏、血压、血红蛋白等指标，急性上消化道出血可分为轻、中、重度。

3. Rockall 评分系统分级

根据 Rockall 再出血和死亡危险性评分系统将急性上消化道出血人群分为高危、中危和低危人群，积分≥5 为高危，3～4 分为中危，0～2 分为低危

（三）判断是否继续出血

肠道积血一般需经 3 日才能排尽，故不能以黑便作为继续出血的指标。若有以下迹象可考虑继续出血或再出血：①呕血频繁，血色较为鲜红，黑便次数增多，粪质稀薄，转为红色，肠鸣音亢进；②周围循环衰竭表现经积极补液、输血等治疗未见明显改善，或暂时好转又恶化；③红细胞计数、血红蛋白含量、血细胞比容继续下降，网织红细胞计数持续

增多；④在充分补液、尿量足够的情况下，血尿素氮持续增高；⑤内镜检查见病灶有喷血、渗血或出血征象。

以下情况应密切注意：过去有多次大出血史、本次出血量大、24 小时内反复大出血；食管胃底静脉曲张破裂出血；原有高血压或明显动脉硬化者，再出血的可能性较大。

（四）判断出血的病因和部位

根据病史、症状、体征及相关检查，多数患者可查明出血原因。

1. 病史与体征

（1）有慢性、周期性、节律性上腹痛史；出血前疼痛加剧，有饮食不当、精神疲劳等诱因，出血后疼痛减轻或缓解，提示出血来自消化性溃疡。

（2）曾服用非甾体抗炎药、酗酒，或处于昏迷、烧伤等应激状态者，要考虑急性胃黏膜病变。

（3）有病毒性肝炎、血吸虫病、慢性乙醇中毒病史，出现肝掌、蜘蛛痣、门静脉高压的临床表现者，可能是食管、胃底静脉曲张破裂。

（4）伴有贫血、乏力、食欲缺乏、消瘦、持续性大便潜血试验阳性，可能为胃癌等恶性肿瘤。

2. 胃镜检查

是目前明确急性上消化道出血病因的首选方法。可在直视下顺序观察食管、胃、十二指肠，可判断出血的原因、部位及程度，还可做黏膜活组织检查，做出病理诊断。目前多主张在出血后 24～48 小时进行急诊胃镜检查，及时明确诊断，且可判断是否有继续出血的危险性，还可同时进行内镜止血治疗，但一般应在生命体征平稳后进行。

3. X 线钡餐检查

上消化道出血急性期不宜作钡餐检查，因胃内积血影响观察，还可加重上消化道出血，引起穿孔。钡餐检查主要用于对胃镜检查有禁忌证者，或胃镜检查出血原因未明、怀疑病变在十二指肠降段以下小肠段者。钡餐检查宜在出血停止和病情稳定数天后进行。应用气钡双重造影可提高检出率。

4. B 超检查

检查肝、胆、胰、脾，有助于鉴别诊断。

5. 其他检查

经上述检查出血原因未明时，可行选择性动脉造影、放射性核素 ^{99m} 锝标记红细胞扫描、吞棉线试验及小肠镜检查。

6. 手术探查

少数原因不明、持续大出血危及生命时，在充分准备后，可手术探查，以免耽误挽救患者生命的时机。

四、急诊处理

急性上消化道出血病情急、变化快，严重者可危及生命，应积极采取措施进行抢救，首先应抗休克、迅速补充血容量，在此基础上进一步防止继续出血、再出血及进行病因治疗。

（一）一般急救措施

1. 休息

患者应绝对卧床休息，抬高下肢；保持呼吸道通畅，头偏向一侧，防止呕吐物引起吸入性窒息，呼吸急促者给氧；烦躁不安者给予镇静剂，肝硬化者禁用吗啡、巴比妥类，以免引起肝性脑病。

2. 饮食

活动性出血期间应禁食，食管胃底静脉曲张破裂出血者应严格禁食 5～7 天；消化性溃疡和其他胃病所致出血者，也有主张出血 4 小时后如病情改善可进冷流质、半流质食物。

（二）严密监测

密切观察患者神志、脉搏、血压、呼吸的变化；记录呕血、大便及尿量，休克患者应留置导尿，记录每小时尿量；定期复查血红蛋白含量、红细胞计数、血细胞比容、网织红细胞及血尿素氮；必要时测中心静脉压、心电监护。

（三）积极补充血容量

立即建立 1～2 条静脉输液通道，必要时进行静脉切开。尽快配血、输血。在配血期间，可先输生理盐水、葡萄糖盐水、平衡液、右旋糖酐或血浆代用品。

输全血既可补充血容量，又利于止血，还可改善组织细胞缺氧。肝硬化者宜输新鲜血，库存血含氨量较多，易诱发肝性脑病。输足量全血是改善急性周围循环衰竭的关键，紧急输血指征为：①体位改变出现昏厥，脉搏加快，血压下降；②收缩压小于 90mmHg；③血红蛋白浓度小于 70g/L。

输液、输血开始速度宜快，尽快使血压升至 90～100mmHg，尿量＞30mL/h，但输液、输血速度过快或量过多，可引起急性肺水肿，尤其是老年人或有心脏病患者易发生。必要时在中心静脉压指导下调节输液、输血量及速度。还要防止因输血增加门静脉压力而诱发再出血。

（四）止血

1. 食管胃底静脉曲张出血

患者出血量大，易再出血，病死率高，应积极止血。

（1）止血药物　①生长抑素及其类似物能直接作用于内脏血管平滑肌，明显减少内脏血流量，降低门静脉压力，还能抑制胃酸分泌。其止血效果优于加压素，且不良反应少见，但价格昂贵。制剂有奥曲肽，是人工合成的环状 8 肽生长抑素，首剂用 100μg 静脉缓注，继以 25～50μg/h 持续静脉滴注；也可用 0.1～0.2mg 皮下注射，每 6～8 小时一次，连用 3～5 天。还有思他宁，是人工合成的环状 14 肽生长抑素，首剂 250μg 静脉缓注，继以 250μg/h 持续静脉滴注。②加压素及其类似物可使内脏小血管收缩，减少门静脉血流量，降低门静脉及其侧支循环的压力，从而达到止血效果。初始用 20U 加入 5%葡萄糖注射液中静脉滴注，速度为 0.2U/min，可逐渐增至 0.4U/min；止血后渐减至 0.1U/min。目前国内所用垂体后叶素含等量的加压素和宫缩素（20U/mL 中各 10U）。不良反应有腹痛、血压升高、心律失常、心绞痛甚至心肌梗死。高血压和冠心病患者禁用。联合使用硝酸甘油可减少加压素的不良反应，还可协同降低门静脉压，一般用硝酸甘油 40～400mg/min 静脉滴注，从小剂量开始，逐渐增大与加压素共同维持收缩压在 90mmHg；也可用硝酸甘油 0.3～0.6mg，舌下含服，或二硝酸异山梨醇 5mg，每天 3 次，口服。

（2）内镜治疗　内镜直视下注射硬化剂（油酸乙醇胺、鱼肝油酸钠、乙氧硬化醇、无水乙醇等）至曲张静脉内，或同时使用皮圈套扎曲张静脉，可达到止血效果，还可防止再出血。并发症主要有局部溃疡、出血、穿孔、瘢痕狭窄等。术后应用抗酸剂和胃黏膜保护剂可减少并发症的发生，但此法有并发肺、脑和内脏血管栓塞的风险。

（3）气囊压迫止血　经鼻将三腔二囊管插入胃内，先抽出胃内积血，然后将胃囊充气膨胀向外牵拉，压迫胃底曲张静脉；再注气入食管囊，压迫食管曲张静脉，外端用 1kg 拉力持续牵引。置管后每隔 12 小时放气 1 次，休息半小时。如无出血，先口服液体石蜡 20mL，再拔管进行气囊压迫止血，效果较好，但患者痛苦大；压迫过久可致食管黏膜糜烂、坏死；血液反流入气管可致吸入性肺炎；三腔管向外滑脱可引起窒息。因此，气囊压迫法仅用于药物不能控制出血时作为暂时止血措施，以便赢得时间为手术创造条件。

（4）放射介入治疗　放射介入治疗，如经颈静脉肝内门体分流术（TIPS）可有效控制出血，但明显增加肝性脑病的危险，适用于经药物和内镜治疗难以控制的曲张静脉出血和进一步做肝移植的患者。

（5）手术治疗　大出血经上述方法治疗无效时可选择外科手术治疗，但围术期并发症多、病死率高，术后肝性脑病发病率高。有条件可考虑做肝脏移植手术。

2. 急性非静脉曲张性上消化道出血

消化性溃疡是急性非静脉曲张性上消化道出血的最常见病因，消化性溃疡出血者约 80%不经特殊处理可自行止血，部分患者会继续出血或再出血。

（1）内镜下止血　内镜下止血起效快、疗效确切，为消化性溃疡出血的首选止血方法。可根据情况选用药物（肾上腺素等）喷洒和注射、热凝（高频电、热探头、微波、激光）和止血夹等介入治疗。

（2）止血药物　①抑酸药，对消化性溃疡和急性胃黏膜损害等引起的急性出血，常规用 H_2 受体拮抗剂或质子泵抑制剂，能抑制胃酸分泌，提高胃内 pH，促进溃疡愈合，利于凝血块形成。可用西咪替丁 400mg 或雷尼替丁 50mg 静脉滴注，每 6～8 小时一次，法莫替丁 20mg，每 12 小时 1 次，静脉滴注；或奥美拉唑 80mg 静脉注射后，以 8mg/h 持续输注 72 小时。②其他止血药对消化性溃疡出血的确切疗效仍有待证实，不作为首选方法。对有凝血功能障碍者，可静脉注射维生素 K_1；为防止继发性纤溶，可用氨基苯甲酸等抗纤溶药；经胃管灌注硫糖铝混悬液或冰冻去甲肾上腺素溶液（如去甲肾上腺素 8mg 加冷生理盐水 100～200mL），分次口服或胃管注入；可使用云南白药、凝血酶等。

（3）介入治疗　消化道出血无法进行内镜治疗时，可采用选择性肠系膜动脉造影。

（4）手术治疗　手术指征如下：①短期内出现休克者，表明出血量大、出血来自大血管，难以自止；②8 小时内输血 800mL 血压仍不稳定者，可能为持续大出血；③有多次出血史者，近期又反复大出血；④大出血伴有幽门梗阻、急性穿孔或疑有恶变者；⑤年龄超过 50 岁或伴有明显动脉硬化，经积极治疗 24 小时出血仍不止者；⑥内镜发现动脉有活动性出血者。术中可结合内镜进行止血治疗。

（5）抗幽门螺杆菌治疗　对幽门螺杆菌阳性的消化性溃疡，给予联合用药，进行根除幽门螺杆菌治疗。

第四节　重症急性胰腺炎

重症急性胰腺炎（severe acute pancreatitis，SAP）指伴有下述 4 项临床表现之一的急性胰腺炎：①伴休克、肺功能障碍、肾功能障碍、消化道大出血等一个或一个以上器官功能障碍；②伴坏死、假性囊肿或胰腺脓肿等局部并发症；③Ranson 评分至少 3 分；④APACHEⅡ评分至少 8 分。

一、病因

SAP 的病因构成有较大的地域差异。在发达国家，70%～80%的 SAP 与酗酒和胆石有关（慢性酗酒占 40%、胆石症占 35%）；10%～20%的 SAP 原因不明，被称为特发性胰腺炎；其余 5%～10%的患者为胰腺损伤、高钙血症、高脂血症、胆总管囊肿、壶腹周围癌、胰腺分裂症、内镜逆行胰胆管造影术（ERCP）或手术并发症等少见原因。

二、临床表现及分期

（一）临床表现

1. 临床症状

（1）急性腹痛　突然发生的急性腹痛是急性胰腺炎的主要症状，往往非常剧烈，呕吐不能使其缓解，也非一般止痛剂所能缓解。腹痛常位于上腹部正中偏左，胆源性胰腺炎的腹痛可起始于右上腹，随后转移至正中偏左，并向左肩、左腰背部放射，严重时两侧腰背部都有放射痛，但仍以左侧为主。疼痛发生前大多患者有油食、酗酒和暴饮暴食等诱因，少数可无明显诱因。

（2）腹胀　腹胀与腹痛同时存在，是大多数急性胰腺炎患者的共有症状。一般腹胀都很严重，少数患者腹胀对其困扰超过腹痛，极少数老年患者只有腹胀而无腹痛。

（3）伴发症状　恶心、呕吐发作早且频繁。早期还可伴发热，但只有中度发热，约 38℃。胆源性胰腺炎伴有胆道梗阻者，可有高热、寒战。胰腺坏死有感染时，高热为主要症状之一。

（4）一个或多个器官功能障碍　器官功能障碍是 SAP 常见的并发症，多为炎性损伤所致，其临床表现与 SIRS/Sepsis 的器官损害相同。约有 6%的 SAP 患者在早期（起病

72 小时内）发生多器官功能障碍，并且按照 SAP 的治疗规范无法阻止病情发展而很快死亡。

2. 体格检查

可有程度不等的休克症状，如心动过速，血压下降，出现压痛、反跳痛及肌紧张等腹膜炎体征。由于坏死范围及感染程度不同，腹膜炎体征可局限于上腹部或延及全腹，左侧腰背部多有水肿、饱满及触痛。部分病例腰部皮肤可有成片青紫色改变，称为 Grey-Turner 征；脐周皮肤呈青紫色改变，称为 Cullen 征。这种皮肤青紫色改变是胰液外溢至皮下组织间隙，致使皮下脂肪溶解和毛细血管破裂出血的表现。有明显肠胀气，肠鸣音减弱或消失。大多数病例有移动性浊音。少数患者出现黄疸，可以是胆结石在胆总管下端嵌顿引起，亦可由肿胀的胰头压迫胆总管下端所致。左侧胸腔往往有反应性渗出液。

3. 实验室检查

（1）血、尿淀粉酶升高　测定淀粉酶是诊断急性水肿性胰腺炎的主要手段之一。血清淀粉酶在发病 2 小时后开始升高，24 小时达高峰，可持续 4～5 天。尿淀粉酶在急性胰腺炎发作 24 小时后开始上升，其下降缓慢，可持续 1～2 周。胃、十二指肠、小肠穿孔，急性肠系膜血管血栓形成，病毒性肝炎和宫外孕等疾病也可导致淀粉酶升高。因此，血、尿淀粉酶的测值要有非常明显的升高才有诊断价值。淀粉酶的测定值愈高，诊断的符合率愈高。

（2）白细胞计数及中性粒细胞升高，可显示核左移。

（3）血红蛋白、红细胞比容及血尿素氮升高，系血管内液体大量丢失所致。

（4）低蛋白血症　迅速出现的低蛋白血症系毛细血管渗漏综合征所致。

（5）血钙降低　血钙降低发生在第 2～3 天后，与脂肪组织坏死和组织内钙皂形成有关。大多患者可出现血钙水平明显降低，可＜1.87mmol/L（7.5mg/gL）。

（6）血糖升高　血糖一般呈轻度升高，与应激反应有关；后期则为胰岛细胞被破坏、胰岛素不足所致。若长期禁食后血糖仍＞11.0mmol/L（200mg/gL），则反应胰腺广泛坏死，预后不良。

（7）动脉血气分析　动脉血气分析是急性胰腺炎治疗过程中非常重要的实验室指标，需要作动态观察，因为它一方面可反映机体的酸碱平衡失调与电解质紊乱，另一方面也是早期诊断呼吸功能不全的依据。

（二）临床分期

1. 急性期

自发病至两周左右，此期以 SIRS 和器官功能衰竭为主要表现，此期构成第一个死亡高峰，治疗的重点是稳定内环境及器官功能保护。

2. 演进期

发病 2～4 周，以胰周液体积聚或坏死后液体积聚为主要表现。此期坏死灶多为无菌性，也可能合并感染。此期治疗的重点是感染的综合防治。

3. 感染期

发病 4 周以后，可发生胰腺及胰周坏死组织合并感染、全身细菌感染、深部真菌感染等，继而可引起感染性出血、消化道瘘等并发症。此期是第二个死亡高峰，治疗重点是控制并发症的外科处理。

三、诊断

急腹痛伴有不同程度的腹膜炎体征、血/尿淀粉酶升高，并能排除消化道穿孔和机械性肠梗阻等其他急腹症，可诊断为急性胰腺炎。急性胰腺炎伴有脏器功能障碍，或出现胰腺坏死、脓肿或假性囊肿等局部并发症，或全身和局部并发症兼有，可诊断为SAP。

四、监测与治疗

（一）ICU的作用

首先，必须指出重症急性胰腺炎均有收入ICU的指征。器官功能障碍是导致SAP不良后果的最重要决定因素，通过ICU的加强医疗对患者改善预后会有重要影响。研究提示，在配有重症医学专职医护人员封闭式管理的ICU中，SAP患者的住院时间和死亡率均明显降低。尽管增强CT对胰腺坏死具有特殊的诊断意义，但增强CT在症状开始后48～72小时才有可能准确反映坏死区；上述多种评分系统和生物标志物对确定器官功能障碍会有一定帮助；在病程早期，借助体格检查、尿量监测，以及指脉氧或动脉血气分析等，反复评估血管内容量状态对识别需要转ICU的患者也具有实际应用价值。

（二）监测

1. 系统及器官功能监测

（1）血管内容量不足　血管内容量不足是SAP早期最突出的病理生理变化。血管内容量不足严重影响生命体征和器官功能，因此液体复苏是SAP早期处理的重要基石。许多患者的器官功能障碍发生在不适当的液体复苏之后。为保证适当的液体复苏，重点监测血管内容量状态至关重要。血流动力学监测无疑可作为血管内容量判断的重要依据，但血流动力学监测不能替代频繁的体格检查，尿量、酸碱状态和生命体征的临床观察和综合分析。

（2）毛细血管渗漏综合征　毛细血管渗漏综合征（CLS）是SAP合并SIRS/MODS进程中的重要阶段。在大量的液体复苏过程中，患者迅速出现低蛋白血症、进行性全身水肿和低容量性低血压等表现，是CLS的典型表现。CLS相关的临床表现还有体液潴留、体重增加、血液浓缩和间质水肿。受CLS影响最显著的器官为肺、脑和肠道，常可发生间质性肺水肿、间质性脑水肿、肠功能障碍和腹腔间隔室综合征。CLS也可发生在全身感染期和残余感染期，此乃Sepsis/MODS进程中的重要阶段。

（3）间质性肺水肿　间质性肺水肿（pulmonary interstitial edema）常见的临床表现为突然出现喘息性呼吸困难和低氧血症；两肺散在高调的干性啰音和（或）哮鸣音（为间质水肿液压迫小支气管使其管腔变窄所致）；胸部X线显示为肺纹理增多变粗、边缘模糊不清、支气管袖口征（即支气管轴位投影可见到的管壁环厚度增宽，边缘模糊）、肺野透光度低而模糊、肺小叶间隔增宽，形成Kerley B线。当患者出现呼吸困难和低氧血症时，需要排除喘息性支气管炎急性发作、心源性肺水肿和容量过负荷。

（4）腹内压增高和腹腔间隔室综合征　SAP腹腔内高压的形成与腹腔内及后腹膜大量渗出、腹腔内器官的间隙水肿、肠麻痹、胰腺坏死或伴感染，以及合并腹腔内大出血有关。接受大容量复苏（晶体＞10L、红细胞＞10单位）的患者更易发生，填塞止血、手术结束时勉强关腹也是引起腹腔内压增高的原因。当腹内压持续升高达10～20mmHg时，对腹内外器官功能就可产生程度不等的影响。当腹内压持续＞20mmHg时，则可导致心血管、肺、肾、脑等器官功能障碍，即腹腔间隔室综合征（abdominal compartment syndrome，ACS)。ACS系SAP的一种致命性并发症。从器官功能障碍的角度看，ACS是一类特殊的MODS，只要及时解除腹腔内高压，受损的器官功能可恢复正常。所以，对APACHEⅡ评分较高，尤其是具有上述易患因素的患者应当监测腹内压，并频繁评估器官功能。腹内压持续保持在20mmHg以上，同时伴有少尿和（或）气道峰压增高者，应诊断为ACS。

2. 局部并发症的监测

（1）胰腺坏死　胰腺坏死（pancreatic necrosis）指胰腺实质的弥漫性或局灶性坏死，伴有胰周脂肪坏死。胰腺坏死根据感染与否分为感染性胰腺坏死和无菌性胰腺坏死。MRI、CTA和动态的增强CT都是诊断胰腺坏死的有效方法，由于后者安全易行、费用相对较低，是目前诊断胰腺坏死的最佳方法。在动态的增强CT检查中，注射造影剂后的正常胰腺组织的密度为50～150Hu，增强的密度不超过50Hu的区域可诊断为胰腺坏死。

为评价局部病变的发展状况，应定期进行动态的增强CT检查。对胰腺坏死范围是否扩大应以起病48～72小时后的增强CT为基准进行对比，因为胰腺坏死的形成最早是在起病48小时后。

感染性胰腺坏死是全身感染期监测的重点。增强CT上能提示胰腺感染的唯一征象是气泡征，坏死组织中的气泡一般呈不规则形，带毛刺状边缘。但存在胰腺感染可不出现气泡征，故对胰腺坏死感染的监测常需在临床诊断或拟诊的基础上行细针穿刺，做抽吸物革兰染色检查和培养予以确诊。

（2）急性胰腺假性囊肿　急性胰腺假性囊肿（acute pancreatic pseudocyst，APPC）是被纤维组织或肉芽囊壁包裹的胰液积聚，多在起病3周后形成。假性囊肿可位于胰腺内，但多数位于小网膜囊或腹膜后的肾周、肾前及肾后间隙内。CT表现为水样密度、边界清晰、壁薄而均匀的囊性肿块，增强后囊壁可轻度强化，囊内液体不被强化。APPC可为单房或可为多蜂窝状。发现APPC后4～6周内要注意监测，注意其大小变化和确定有无感染征象。应用B超监测其变化既经济又方便。

（3）胰腺脓肿　胰腺脓肿（pancreatic abscess）即发生于急性胰腺炎胰腺周围的包裹性积脓，多数情况下发生在发病4周或4周以后，为局灶性坏死液化继发感染的结果，其内可含少量或不含胰腺坏死组织。CT表现为密度均匀的液性病灶，其内出现边缘光整的圆形气泡影可明确诊断为胰腺脓肿。

（三）治疗

迄今为止，SAP的治疗仍没有特效药物，需应用多学科的诊疗技术，采取综合性的加强治疗措施。张圣道等提出的临床分期为病程各阶段的加强医疗提供了依据，在急性反应期的加强医疗应围绕纠正低容量性和全身炎症反应综合征及其后续症状展开；全身感染期的加强医疗应围绕防治胰腺感染和严重脓毒症展开；残余感染期的治疗重点为后腹膜残腔处理和营养代谢支持。

1. 急性期的治疗

（1）初始治疗　在SAP早期，由于血管内液体大量漏出，体液潴留于炎症的后腹膜腔、肺实质和其他软组织中，加上呕吐和禁食等因素，使得循环血容量显著降低。不断增加的证据提示液体复苏不充分可伴有显著增高的并发症率和死亡率。所以，SAP的初始治疗仅给予急性胰腺炎的基础治疗（如禁食、胃肠减压、给予减少消化液分泌的药物和抑制蛋白酶活性等）是不够的。初始治疗应以充分的液体复苏为基石，积极防治多器官功能障碍。

（2）针对炎症反应的早期处理

① 腹腔灌洗：该治疗措施通过稀释和清除腹腔渗液，实实在在地清除腹腔渗液所含的大量酶性和炎性物质，能有效减少炎症介质吸收，从而减轻炎症反应。

② 血液滤过：SAP早期应用短时血液滤过，可减轻胰腺坏死和部分阻断SIRS的发展，对脏器功能有明显的保护作用，从而显著降低病死率和缩短住院时间。当前，我国已普遍应用血液滤过治疗SAP，但有关干预时机、治疗剂量和疗效各有不同的经验，尚需进一步探索。

③ 皮质激素：皮质激素具有非特异性抗炎作用，并能降低毛细血管通透性。

（3）早期抗生素应用　大多SAP起病时为无菌性炎症，而对死亡率有严重影响的胰腺感染发生在起病后1～2周，所以早期抗生素应用的目的是为预防胰腺感染。

（4）早期营养支持的合理模式和时机　SAP和其他大量研究结果提示，严重的营养不良可显著影响疾病过程和预后，通过早期营养支持可得到有效改善。所以营养支持是SAP早期不可或缺的治疗措施。

最佳的营养途径应属EN。荟萃分析结果表明，肠内营养在缩短患者住院时间、减少感染合并症和需要手术治疗等方面均优于肠外营养。

（5）早期适时的病因治疗　SAP早期有特殊治疗意义的病因有两种，即胆管内结石和高甘油三酯血症。

（6）早期镇痛及合理用药　SAP患者的腹痛往往非常严重且难以控制，因而加重应激反应。许多患者需要麻醉性镇痛剂。在麻醉性镇痛剂中，吗啡可引起Oddi括约肌收缩，而哌替啶可使括约肌松弛，因此胆源性胰腺炎患者的镇痛应选择哌替啶。

（7）早期手术的共识和原则　在SAP早期一般不主张手术治疗，除非有特定指征，如SAP同时存在肠系膜梗死或坏疽性胆囊炎；另有下述情况也需要早期手术治疗：诊断不确定需要剖腹探查、胆道梗阻和（或）急性化脓性胆管炎ERCP治疗失败、急性腹腔间隔室综合征非手术治疗无效。

2. 演进期的治疗

胰腺感染是影响SAP病程轨迹和预后的关键因素，有30％～70％的坏死性胰腺炎患者发生胰腺感染，发生胰腺感染的高峰期在起病第3周，但有25％的胰腺感染发生在起病7天内。现在认为，起病第1周胰腺感染的发生机制为肠道细菌透壁易位。此后发生的胰腺感染还可源于胰外感染灶，常见的病原菌可以是多重耐药的葡萄球菌、肠球菌和革兰阴性杆菌，同时可有真菌定植/感染。这样的病原学特点，可能与早期常规使用针对肠道菌的抗生素以及无限期抗生素预防性应用有关。

该期所需的全身治疗主要包括：对于全身感染期病情迅速恶化的患者，在等待细菌培养结果期间需要经验性抗生素治疗，宜选用覆盖多重耐药的葡萄球菌、肠球菌和革兰阴性杆菌的抗生素，并需覆盖念珠菌。对符合严重脓毒症诊断标准的患者，应按照当前的脓毒症诊治指南进行治疗，包括液体复苏和改善组织灌注的治疗、对血管加压素依赖患者使用低剂量皮质激素的治疗等。

3. 感染期的治疗

进入残余感染期的患者具有以下特点：①一般都是几经清创引流，长期处于高代谢和高分解代谢状态的SAP，其能量消耗显著增高，在残腔敞开引流、感染得到控制后能量消耗可逐渐恢复正常；②存在严重的营养不良；③胰腺病变已经稳定，但可存在胰瘘，或与残腔相通。因此，残余感染期的治疗重点是后腹膜残腔敞开引流和强化营养代谢支持。

第五节　肝衰竭

肝衰竭是多种因素引起的严重肝脏损害，导致其合成、解毒、排泄和生物转化等功能发生严重障碍或失代偿，出现以凝血功能障碍、黄疸、肝性脑病、腹水等为主要表现的一组临床症候群。按照肝衰竭病程进展速度，肝衰竭可被分为四类：急性肝衰竭（acute liver failure，ALF）、亚急性肝衰竭（subacute liver failure，SALF）、慢加急性（亚急性）肝衰竭（acute-on-chronic liver failure，ACLF）和慢性肝衰竭（chronic liver failure，CLF）。

一、病因

急性肝衰竭可以由病毒性肝炎、药物或中毒、外伤、低灌注、MODS、胆道梗阻、胆汁性肝硬化等引起。在我国，乙型肝炎病毒（HBV）感染仍是急性肝功能衰竭的首要病因，但是随着饮酒、用药的增多，非病毒性因素所致肝衰竭呈上升趋势。在西欧和美国，随着病毒性肝炎发病率近年来的下降，药物性肝损伤（非甾体解热镇痛药物）导致的急性肝功能衰竭发病率正在升高。

二、临床表现

1. 一般症状

健康状况全面衰退，虚弱、极度乏力、生活不能自理，反映患者细胞能量代谢障碍。患者食欲极差，厌食、恶心呕吐、呃逆，明显腹胀，这是肝脏灭活肠源性毒性物质的功能障碍导致胃肠功能抑制的结果。

2. 消化道症状

消化道症状日渐加重，表现为食欲严重下降，不思饮食，可出现恶心呕吐与呃逆，腹胀明显，闷胀不适。黄疸出现后消化道症状进行性加重。消化道症状的出现与胆盐和消化酶的减少、毒性产物的蓄积、肠源性内毒素血症及胆道运动功能的改变有关。伴随胆道运动功能障碍时可出现腹痛，偶见剧烈腹痛，易误诊为胆囊炎等急腹症，但无急腹症的体征；当胆道痉挛时可诱发剧烈腹痛。

3. 黄疸

绝大多数 ALF 患者会发生黄疸，并呈进行性加重，极少数患者黄疸较轻甚至完全缺如，后者往往见于Ⅱ型暴发性肝功能衰竭。ALF 黄疸具有 3 个特点：①黄疸出现后在短期内迅速加深，如总胆红素＞171μmol/L，同时具有肝功能严重损害的其他表现，如出血倾向、凝血酶原时间延长、ALT 升高等。②黄疸持续时间长，一般黄疸消长规律为加深、持续、消退 3 个阶段，若经 2～3 周黄疸仍不退，提示病情严重。③ALF 时黄疸出现后病情无好转，而一般急性黄疸型肝炎，当黄疸出现后，食欲逐渐好转，恶心呕吐减轻。如黄疸出现后 1 周症状无好转，需警惕为重型肝炎。

4. 肝性脑病

肝性脑病是 ALF 最突出并具有诊断意义的早期临床表现，通常于起病 10 天内迅速出现精神神经症状。特点为进行性精神神经变化。最早出现多为性格的改变，如情绪激动、精神错乱、嗜睡等，以后可有扑翼样震颤、阵发性抽搐、逐渐进入昏迷，最后各种反射消失。癫痫发作、肌痉挛在急性肝功能衰竭脑病中多于慢性肝性脑病。

5. 凝血功能障碍和出血

ALF 常常合并出血的并发症，出血部位以皮肤、齿龈、鼻黏膜、球结膜及胃黏膜等常见，颅内出血也可以发生，往往后果严重。

6. 肾功能不全

ALF 时，肾功能异常者达 50%～80%，其中肾功能不全占 40%，半数为功能性肾衰竭，而其中又有半数为急性肾小管坏死。有高尿钠、等渗尿及肾小管坏死。急性肾小管坏死与肝细胞坏死、内毒素血症、利尿剂应用不当、胃肠出血致低血容量及低血压等因素有关。有报道肾衰竭在 ALF 死因中占首位，值得注意。ALF 时因尿素氮合成降低，血尿素氮常不高，因此唯有血清肌酐水平高低才能反映肾衰竭的严重程度。

7. 感染

肠道是机体最大的细菌和内毒素储存库。肠道内革兰阴性杆菌过度生长繁殖产生大量内毒素，或由于肠壁通透性增加而吸收过多内毒素，或由于肝内单核-巨噬细胞系统清除功能降低，可导致肠源性内毒素血症。大多数 ALF 患者由于肝脏单核-巨噬细胞系统清除肠源性内毒素的功能急剧降低，可发生肠源性内毒素血症，而肠源性内毒素血症又可进一步损害肝脏，形成恶性循环，严重者可导致多脏器功能衰竭。

8. 电解质及酸碱平衡紊乱

（1）水代谢障碍　最早且突出的表现为腹水伴有体重增加。病情加重可出现肝肾综合征，表现为尿量减少、水肿。若血容量过多可出现高血容量综合征，表现为脉搏洪大、心音增强、脉压增大，严重时可诱发肺或脑水肿。另外，禁食、呕吐、腹泻、持续胃肠减压等可引起失水。

（2）低钠血症　稀释性低钠血症是细胞能量衰竭的表现。一般情况下，稀释性低钠血症病情进展缓慢，临床表现不突出或被其他症状掩盖。

（3）钾代谢失调　早期可出现低钾血症，晚期因肾功能不全等可出现高钾血症。

三、诊断

1. 临床诊断

肝衰竭的临床诊断需要依据病史、临床表现和辅助检查等综合分析而确定。

（1）急性肝衰竭　急性起病，2 周内出现Ⅱ度及以上肝性脑病（按Ⅳ度分类法划分）并有以下表现：①极度乏力，有明显厌食、腹胀、恶心、呕吐等严重消化道症状；②短期内黄疸进行性加深；③出血倾向明显，血浆凝血酶原活动度（PTA）≤40%（或 INR≥1.5），且排除其他原因；④肝脏进行性缩小。

（2）亚急性肝衰竭　起病较急，2～26 周出现以下表现：①极度乏力，有明显的消化道症状；②黄疸迅速加深，血清总胆红素（TBil）大于正常值上限 10 倍或每日上升≥17.1μmol/L；③伴或不伴有肝性脑病；④出血倾向明显，PTA≤40%（或 INR≥1.5）并排除其他原因。

（3）慢加急性（亚急性）肝衰竭　在慢性肝病基础上，短期内发生急性或亚急性肝功能失代偿的临床症候群，表现为：①极度乏力，有明显的消化道症状；②黄疸迅速加深，血清 TBil 大于正常值上限 10 倍或每日上升≥17.1μmol/L；③出血倾向，PTA≤40%（或 INR≥1.5），并排除其他原因；④失代偿性腹水；⑤伴或不伴有肝性脑病。

2. 分期

根据临床表现的严重程度，亚急性肝衰竭和慢加急性（亚急性）肝衰竭可分为早期、中期和晚期。

（1）早期

① 有极度乏力，并有明显厌食、呕吐和腹胀等严重消化道症状。

② 黄疸进行性加深（血清 TBil≥171μmol/L 或每日上升≥17.1μmol/L）。

③ 有出血倾向，30%<PTA≤40%（或 1.5<INR≤1.9）。

④ 未出现肝性脑病或其他并发症。

（2）中期　在肝衰竭早期表现的基础上，病情进一步发展，出现以下两条之一：①出现Ⅱ度以下肝性脑病和（或）明显腹水、感染；②出血倾向明显（出血点或淤斑），20%<PTA≤30%（或 1.9<INR≤2.6）。

（3）晚期　在肝衰竭中期表现基础上，病情进一步加重，有严重出血倾向（注射部位淤斑等），PTA≤20%（或 INR≥2.6），并出现以下四条之一：①肝肾综合征；②上消化道大出血；③严重感染；④Ⅱ度以上肝性脑病。

考虑到一旦发生肝衰竭，治疗极其困难、病死率高，故对于出现以下肝衰竭前期临床特征的患者，须引起高度重视，进行积极处理：

① 极度乏力，并有明显厌食、呕吐和腹胀等严重消化道症状；

② 黄疸升高（TBil≥51μmol/L，但≤171μmol/L），且每日上升≥17.1μmol/L；

③ 有出血倾向，40%<PTA≤50%或 1.5<INR≤1.6。

四、治疗

（一）一般治疗

目前肝衰竭的内科治疗尚缺乏特效药物和手段。原则上强调早期诊断、早期治疗，针对不同病因采取相应的治疗措施，并积极防治各种并发症。肝衰竭患者诊断明确后，应进行病情评估，必要时转ICU治疗。有条件者早期进行人工肝治疗，视病情进展情况进行肝移植前准备。

1. 支持治疗

（1）卧床休息，减少体力消耗，减轻肝脏负担。

（2）加强病情监测；建议完善PTA/INR，进行血氨及血生化的监测，动脉血乳酸、内毒素、嗜肝病毒标志物、铜蓝蛋白、自身免疫性肝病相关抗体检测，以及腹部B超（肝胆脾胰、腹水）、胸部X线、心电图等相关检查。

（3）推荐肠道内营养，包括高碳水化合物、低脂、适量蛋白饮食，提供每千克体重35～40kcal总热量，肝性脑病患者需限制经肠道蛋白摄入，进食不足者，每日静脉补给足够的热量、液体和维生素。

（4）积极纠正低蛋白血症，补充白蛋白或新鲜血浆，并酌情补充凝血因子。

（5）密切血气监测，注意纠正水电解质及酸碱平衡紊乱，特别要注意纠正低钠、低氯、低镁、低钾血症。

（6）注意消毒隔离，加强口腔护理及肠道管理，预防医院感染发生。

2. 病因治疗

肝衰竭病因对指导治疗及判断预后具有重要价值，包含发病原因及诱因两类。对尚不明确者应积极寻找病因以期达到正确处理的目的。

（1）病毒性肝炎　对病毒性肝炎肝衰竭的病因学治疗，目前主要针对HBV感染所致患者。对HBV DNA阳性的肝衰竭患者，不论其检测出的HBV DNA滴度高低，建议立即使用核苷（酸）类药物抗病毒治疗，应注意晚期肝衰竭患者因残存肝细胞过少、再生能力严重受损，抗病毒治疗似难以改善肝衰竭的结局。在我国上市的核苷（酸）类药物中，拉米夫定、恩替卡韦、替比夫定、阿德福韦酯等均可有效降低HBV DNA水平，降低肝衰竭患者的病死率。其中前三种更加强效快速，而阿德福韦酯则较为缓慢，但对于高病毒载量且过去有过核苷（酸）类药耐药者，阿德福韦酯则为不可或缺的药物。今后，随着替诺福韦的上市，将增加一种良好选择。考虑到慢性HBV相关肝衰竭常需终生用药，应坚持足够的疗程，避免病情好转后过早停药导致复发；应注意后续治疗中病毒耐药变异，并做出及时处理。对免疫抑制剂所致HBV再激活者应以预防为主，放宽核苷（酸）类药物的适应证（HBV血清学标志物阳性即可）。

甲型、戊型病毒性肝炎引起的急性肝衰竭，目前尚未证明病毒特异性治疗有效。对确定或疑似疱疹病毒或水痘-带状疱疹病毒感染引发的急性肝衰竭患者，可使用阿昔洛韦（5～10mg/kg，每8小时静滴）治疗，并应考虑进行肝移植。

（2）药物性肝损伤所致急性肝衰竭　应停用所有可疑药物，追溯过去6个月服用的处方药、中草药、非处方药、膳食补充剂的详细信息（包括服用数量和最后一次服用时间）。

尽可能确定非处方药的成分。已有研究证明，*N*-乙酰半胱氨酸（NAC）对药物性肝损伤所致急性肝衰竭有益。其中，确诊或疑似对乙酰氨基酚（APAP）过量引起的急性肝衰竭患者，如摄入APAP在4小时之内，在给予NAC之前应先口服活性肽。摄入大量APAP的患者，血清药物浓度或转氨酶升高提示即将或已经发生了肝损伤，应立即给予NAC。怀疑APAP中毒的急性肝衰竭患者也可应用NAC。必要时给予人工肝吸附治疗。对于非APAP引起的急性肝衰竭患者，应用NAC亦可改善结局。

（3）确诊或疑似毒蕈中毒的急性肝衰竭患者，可考虑应用青霉素G和水飞蓟素。

（4）妊娠急性脂肪肝/HELLP综合征所导致的肝衰竭建议立即终止妊娠，如果终止妊娠后病情仍继续进展，须考虑人工肝和肝移植治疗。

（5）组织低灌注导致的急性肝衰竭应积极循环复苏，纠正休克、组织缺氧从而尽快改善肝脏灌注，以改善肝脏功能。

3. 其他治疗

（1）肾上腺皮质激素在肝衰竭中的使用　目前对于肾上腺皮质激素在肝衰竭治疗中的应用尚存在不同意见。非病毒感染性肝衰竭，如自身免疫性肝炎是其适应证，可考虑使用泼尼松（40～60mg/d）。其他原因所致肝衰竭前期或早期患者，若病情发展迅速且无严重感染、出血等并发症，也可酌情使用。

（2）促肝细胞生长治疗　为减少肝细胞坏死，促进肝细胞再生，可酌情使用促肝细胞生长素和前列腺素E1（PGEI）脂质体等药物，但疗效尚需进一步确定。

（3）微生态调节治疗　肝衰竭患者存在肠道微生态失衡、肠道益生菌减少、肠道有害菌增加，而应用肠道微生态制剂可改善肝衰竭患者预后。根据这一原理，可应用肠道微生态调节剂、乳果糖或拉克替醇，以减少肠道细菌易位或降低内毒素血症及肝性脑病的发生。

4. 防治并发症

（1）脑水肿　①有颅内压增高者，给予甘露醇0.5～1.0g/kg；②袢利尿剂，一般选用呋塞米，可与渗透性脱水剂交替使用；③人工肝支持治疗；④不推荐肾上腺皮质激素用于控制颅内高压；⑤急性肝衰竭患者使用低温疗法可防止脑水肿、降低颅内压。

（2）肝性脑病　①去除诱因，如严重感染、出血及电解质紊乱等；②限制蛋白饮食；③应用乳果糖或拉克替醇，口服或高位灌肠，可酸化肠道，促进氨的排出，调节微生态，减少肠源性毒素吸收；④视患者电解质和酸碱平衡情况酌情选用精氨酸、鸟氨酸-门冬氨酸等降氨药物；⑤对慢性肝衰竭或慢加急性肝衰竭患者可酌情使用支链氨基酸或支链氨基酸与精氨酸混合制剂以纠正氨基酸失衡；⑥对Ⅲ度以上的肝性脑病建议气管插管；⑦抽搐患者可酌情使用半衰期短的苯妥英或苯二氮䓬类镇静药物，但不推荐预防用药；⑧人工肝支持治疗。

（3）合并细菌或真菌感染　①推荐常规进行血液和其他体液的病原学检测；②除了慢性肝衰竭时可酌情口服喹诺酮类用于肠道感染的预防外，一般不推荐常规预防性使用抗菌药物；③一旦出现感染，应首先根据经验选择抗菌药物，并及时根据培养及药敏试验结果调整用药。使用强效或联合抗菌药物、激素等治疗时，应同时注意防止真菌二重感染。

（4）低钠血症及顽固性腹水　低钠血症是失代偿肝硬化的常见并发症，而低钠血症、顽固性腹水与急性肾损伤等并发症常见相互关联及连续发展。从源头上处理低钠血症是预防后续并发症的关键措施。水钠潴留所致稀释性低钠血症是其常见原因，而现有的利尿剂均导致血钠排出，且临床上传统的补钠方法不仅疗效不佳，反而易导致脑桥髓鞘溶解症。托伐普坦作为精氨酸加压素 V2 受体阻滞剂，可通过选择性阻断集合管主细胞 V2 受体，促进自由水的排泄，已成为治疗低钠血症及顽固性腹水的新途径。

（5）急性肾损伤及肝肾综合征　①保持有效循环血容量，低血压初始治疗建议静脉输注生理盐水；②顽固性低血容量性低血压患者可使用系统性血管活性药物，如特利加压素或去甲肾上腺素加白蛋白静脉输注，但在有颅内高压的严重脑病患者中应谨慎使用，以免因脑血流量增加而加重脑水肿；③保持平均动脉压≥75mmHg；④限制液体入量，24 小时总入量不超过尿量加 500～700mL；⑤人工肝支持治疗。

（6）出血　①推荐常规预防性使用 H2 受体阻滞剂或质子泵抑制剂。②对门静脉高压性出血患者，为降低门静脉压力，首选生长抑素类似物，也可使用垂体后叶素（或联合应用硝酸酯类药物）；食管胃底静脉曲张所致出血者可用三腔二囊管压迫止血；或行内镜下硬化剂注射或套扎治疗止血；可行介入治疗，如 TIPS。③对显著凝血障碍患者，可给予新鲜血浆、凝血酶原复合物和纤维蛋白原等补充凝血因子，血小板显著减少者可输注血小板；对弥漫性血管内凝血（DIC）者可酌情给予小剂量低分子肝素或普通肝素，对有纤溶亢进证据者可应用氨甲环酸或止血芳酸等抗纤溶药物。④肝衰竭患者常合并维生素 K 缺乏，故推荐常规使用维生素 K（5～10mg）。

（7）肝肺综合征　PaO_2＜80mmHg 时应给予氧疗，通过鼻导管或面罩给予低流量氧（2～4L/min），对于氧气需要量增加的患者，可行加压面罩给氧或者行气管插管后上同步呼吸机。

（二）人工肝支持治疗

人工肝支持系统是治疗肝衰竭的有效手段之一，其治疗机制是基于肝细胞的强大再生能力，通过一个体外的机械、理化和生物装置，清除各种有害物质、补充必需物质、改善内环境，暂时替代衰竭肝脏的部分功能，为肝细胞再生及肝功能恢复创造条件或等待机会进行肝移植。

人工肝支持系统分为非生物型、生物型和混合型三种。

（三）肝移植

肝移植是治疗中晚期肝衰竭最有效的挽救性治疗手段。当前可用的预后评分系统有 MELD 等对终末期肝病的预测价值较高，但对急性肝衰竭意义有限。因此，不建议完全依赖这些模型选择肝移植候选人。

第六节　急性冠脉综合征

急性冠状动脉综合征（acute coronary syndrome，ACS）是以冠状动脉硬化斑块破溃、继发完全或不完全闭塞性血栓形成为病理基础的一组临床综合征。根据胸痛时的心电图表现，分为ST段抬高型心肌梗死（ST-segment elevation myocardial infarction，STEMI）和非ST段抬高型心肌梗死。STEMI根据最新版“心肌梗死全球定义”，将STEMI分为自发性MI（1型）、继发于心肌氧供需失衡的MI（2型）、心脏性猝死（3型）、经皮冠状动脉介入治疗（PCI）相关MI（4a型）、支架血栓形成引起的MI（4b型）和外科冠状动脉旁路移植术（CABG）相关MI（5型）。非ST段抬高的ACS根据心肌损伤血清标志物测定结果，分为不稳定型心绞痛（unstable angina，UA）和非ST段抬高型心肌梗死（non-ST segment elevation myocardial infarction，NSTEMI）。

一、发病机制

这组ACS病症是一个连续体，彼此之间存在交叉也存在着差别。其共同的病理生理基础是在多种因素作用下由“稳定斑块”向“不稳定斑块”转变，导致冠状动脉粥样硬化斑块破裂或糜烂，随之血小板活化、凝集和凝血酶形成，最终导致血栓形成或微小栓塞，造成一组呈波谱样分布的病症。

二、临床表现

（一）病史与症状

病史采集应重点询问胸痛和相关症状。

1. 典型缺血性心脏疼痛

多数ACS患者均有不同程度的胸痛不适症状，典型的缺血性胸痛多为心前区或胸骨后压榨性疼痛或窒息样感觉。部分患者可能表现为闷痛、心前区烧灼感，常在劳累或情绪激动后发作，也有静息状态下发作者。ACS患者不稳定型心绞痛包括以下几种。①静息性心绞痛：静息时心绞痛发作，发作时间较长，通常超过20分钟。②初发性心绞痛：新近发生严重的心绞痛（发病时间2个月内），CCS分级为Ⅲ级以上的心绞痛，尤其注意近48小时有无静息性心绞痛发作及其发作频率。③恶化性心绞痛：既往诊断的心绞痛，最近发作次数频繁，持续时间延长，或痛阈降低（CC分级增加≥1级至CCS分级Ⅲ级或以上）。④心肌梗死后心绞痛：急性心肌梗死后24小时以后至1个月内发生的心绞痛。⑤变异型心绞痛：休息或一般活动时发生的心绞痛，发作时心电图显示ST段暂时性抬高。

2. 不典型心绞痛

少数ACS患者的胸痛症状并不典型，多见于老年人、糖尿病或女性患者，其首发症状可能仅仅是胸闷、针刺样疼痛，无明显的放射痛。部分患者可能表现为上消化道症状，如上腹部疼痛、初发的消化不良，或胸膜刺激症状，如胸部刺痛或触痛，并且逐渐加重的呼吸困难。重症患者由于手术或原有疾病状态的影响掩盖了ACS的胸痛症状。这些不典型的主诉症状是导致误诊或漏诊的主要原因，其结果可能导致患者治疗时间延误或漏诊。

重视病史的询问在拟诊ACS并排除其他胸痛疾病方面有重要意义。询问病史，应注意冠心病的危险因素。①冠心病可变的危险因素：包括高血压、糖尿病、高脂血症、吸烟。②冠心病不可变的危险因素：包括年龄、性别、冠心病早发家族史（家族成员中男性55岁、女性65岁以前发病）。尚需询问既往冠心病病史、既往诊断与治疗情况。患者有气促、心悸和咳粉红色泡沫样痰，需注意有无急性左心功能不全。有双下肢水肿、腹胀与尿少，需注意有无右心功能不全；有大汗、头晕、晕厥、气促与尿少，需注意有无心源性休克。

病史询问还能对鉴别不同性质的胸痛疾病提供重要信息，一些临床高危、易引起猝死的胸痛疾病，如肺动脉栓塞、主动脉夹层等，仔细了解胸痛情况可获得一些对诊断有价值的线索。

（二）体征

体格检查应系统而有重点地进行，其目的是发现可能加重心肌缺血的因素（如感染或严重应激、未得到控制的高血压、甲状腺功能亢进和各种肺病），评价心肌缺血对血流动力学的影响，排除非缺血性心脏病（心包炎、心瓣膜病等）及心外原因（气胸等），并确定胸痛原因。如体检发现低血压、左心功能不全（肺部啰音、第三心音奔马律）或急性二尖瓣关闭不全（心尖区 2 级以上收缩期杂音），高度提示存在严重冠心病而且预后不良。出现颈部血管杂音或无脉征提示有心外血管（颈动脉、主动脉、周围血管）病变。重症患者由于疾病严重状态和生命支持设备（如机械通气）的影响，掩盖了 ACS 的体征。

三、辅助检查

（一）心电图

在怀疑 UA 发作的患者，ECG 是首先要做的检查，ECG 正常并不排除 UA 的可能，但 UA 发作时 ECG 无异常改变的患者预后相对较好。如果胸痛伴有两个以上相邻导联出现 ST 的抬高≥1mm，则为 STEMI，宜尽早行心肌再灌注治疗。胸痛时 ECG 出现 ST 段压低≥1mm、症状消失时 ST 的改变恢复是一过性心肌缺血的客观表现，持续性的 ST 段压低伴或不伴胸痛相对特异性差。

相应导联上的 T 波持续倒置是 UA 的一种常见 ECG 表现，这多反映受累的冠脉病变严重，胸前导联上广泛的 T 波深倒（≥2mm）多提示 LAD 的近端严重病变。因陈旧性心肌梗死 ECG 上遗有 Q 波的患者，Q 波面向区域的心肌缺血较少引起 ST 的变化，如果有变化常表现为 ST 段的升高。

胸痛发作时 ECG 上 ST 的偏移（抬高或压低）和（或）T 波倒置通常随着症状的缓解而消失，如果以上 ECG 变化持续 12 小时以上，常提示发生非 Q 波心梗。心绞痛发作时非特异性 ECG 表现有 ST 段的偏移≤0.5mm 或 T 波倒置≤2mm。孤立的Ⅲ导联 Q 波可能是正常发现，特别是在下壁导联复极正常的情况下。

对怀疑缺血性胸痛的患者，要特别注意排除其他一些引起 ST 段和 T 波变化的情况；对 ST 段抬高的患者，应注意是否存在左心室室壁瘤、心包炎、变异型心绞痛、早期复极、预激综合征等情况。中枢神经系统事件以及三环类抗抑郁药或吩噻嗪可引起 T 波的深倒。

在怀疑心肌缺血的患者，动态的心电图检查或连续的心电监护至为重要，因为 Holter 显示 85%～90%的心肌缺血不伴有心绞痛症状，此外，还有助于检出 AMI，特别是在联合连续测定血液中的心脏标志物的情况下。

（二）生化标志物

既往心脏酶学检查特别是 CK 和 CK-MB 检查是区分 UA 和 AMI 的手段，对于 CK 和

CK-MB轻度升高不够AMI诊断标准的仍属于UA的范畴。新的心脏标志物Tnl和TnT对于判断心肌的损伤，较CK和CK-MB更为敏感和特异，时间窗口更长，既往诊断为UA的患者，有1/5～1/4Tnl或TnT的升高，这部分患者目前属于NSTEMI的范畴，预后较真正的UA患者（Tnl/TnT不升高者）要差。肌红蛋白检查也有助于发现早期心肌梗死，敏感性高而特异性低，阴性结果有助于排除AMI的诊断。

（三）核素心肌灌注显像

怀疑UA的患者，在症状持续期MIBI注射行心肌核素静息显像发现心肌缺血的敏感性及特异性均高，表现为受累心肌区域的核素充盈缺损，发作期过后核素检查发现心肌缺血的敏感性降低。症状发作期间行核素心肌显像的阴性预测值很高，但是急性静息显像容易遗漏一部分ACS患者（大约5%），因此不能仅凭一次核素检查即做出处理决定。

四、诊断

ACS主要根据病史（胸痛特征和冠心病危险因素）、体征（左心功能不全、严重心律失常与休克体征）、实验室检查（心电图改变、心脏损伤标记物与冠状动脉造影），确定是否为ACS（STEMI、NSTEMI或UA）；诊断为ACS后进行危险性分层。危险性分层是一个连续的过程，需根据临床情况不断更新最初的评估。高龄、女性、Killip分级Ⅱ～Ⅳ级、既往心肌梗死史、心房颤动、前壁心肌梗死、肺部啰音、收缩压＜100mmHg、心率＞100次/分、糖尿病、cTn明显升高等是STEMI患者死亡风险增加的独立危险因素。溶栓治疗失败、伴有右心室梗死和血流动力学异常的下壁STEMI患者病死率增高。合并机械性并发症的STEMI患者死亡风险增大。冠状动脉造影可为STEMI风险分层提供重要信息。

五、治疗

（一）治疗原则

早期、快速和完全开通梗死相关动脉是改善STEMI患者预后的关键。

对拟诊或诊断为急性缺血性胸痛的ACS患者，应进行严密观察，迅速心电监测并建立静脉通道，根据病情分别予以吗啡、吸氧、硝酸酯类及阿司匹林（MONA方案）治疗。

心电图发现ST段抬高的患者，应评估即刻再灌注治疗的可能性和必要性，并根据有关AMI的处理指南进行治疗。再灌注治疗包括静脉溶栓治疗、经皮冠状动脉介入干预（PCI）和冠状动脉旁路手术（CABG）。

症状复发、心电图ST段压低（＞0.05mV）和（或）T波倒置（＞0.2mV）或心脏标记物阳性的血流动力学稳定患者，应收住冠心病监护病房，按危险性分层标准将患者分类并给予治疗，高危者“预治疗”2～3天，给予抗缺血、抗血栓、调脂治疗，早期积极作PCI，低危者转入普通病房治疗，稳定后出院，门诊随访。

对心电图正常或呈非特征性心电图改变的患者，应在急诊科继续对病情进行评价和治疗，并进行床旁监测，包括心电监护、迅速测定血清心肌标记物浓度及二维超声心动图检查等。二维超声心动图可在缺血损伤数分钟内发现节段性室壁运动障碍，有助于AMI的早期诊断，对疑诊主动脉夹层、心包炎和肺动脉栓塞的鉴别诊断具有特殊价值。床旁监测应一直持续到获得一系列血清标记物浓度结果，最后评估有无缺血或梗死证据，再决定是否继续观察或入院治疗。

心电图 ST 段压低<0.05mV 和（或）T 波倒置<0.2mV、心脏标志物阴性、心脏负荷试验阴性的低危 ACS 患者可以出院或在门诊治疗。

（二）一般治疗

所有 STEMI 患者应立即给予吸氧和心电、血压和血氧饱和度监测，及时发现和处理心律失常、血流动力学异常和低氧血症。合并左心衰竭（肺水肿）和（或）机械并发症的患者常伴严重低氧血症，需面罩加压给氧或气管插管并机械通气。STEMI 伴剧烈胸痛患者应迅速给予有效镇痛剂，如静脉注射吗啡 3mg，必要时间隔 5 分钟重复 1 次，总量不宜超过 15mg。但吗啡可引起低血压和呼吸抑制，并降低 P2Y12 受体拮抗剂的抗血小板作用。注意保持患者大便通畅，必要时使用缓泻剂，避免用力排便导致心脏破裂、心律失常或心力衰竭。

（三）再灌注治疗

1. 溶栓治疗

溶栓治疗快速、简便。在不具备 PCI 条件的医院或因各种原因使 FMC 至 PCI 时间明显延迟时，对有适应证的 STEMI 患者，静脉内溶栓仍是较好的选择。决定是否溶栓治疗时，应综合分析预期风险/效益比、发病至就诊时间、就诊时临床及血流动力学特征、合并症、出血风险、禁忌证和预期 PCI 延误时间。左束支传导阻滞、大面积梗死（前壁心肌梗死、下壁心肌梗死合并右心室梗死）患者溶栓获益较大。

适应证：①发病 12 小时以内，预期 FMC 至 PCI 时间延迟大于 120 分钟，无溶栓禁忌证；②发病 12～24 小时仍有进行性缺血性胸痛和至少 2 个胸前导联或肢体导联 ST 段抬高>0.1mV，或血流动力学不稳定的患者，若无直接 PCI 条件，溶栓治疗是合理的；③计划进行直接 PCI 前不推荐溶栓治疗；④ST 段压低的患者（除正后壁心肌梗死或合并 aVR 导联 ST 段抬高）不应采取溶栓治疗；⑤STEMI 发病超过 12 小时，症状已缓解或消失的患者不应给予溶栓治疗。

绝对禁忌证包括：①既往脑出血史或不明原因的卒中；②已知脑血管结构异常；③颅内恶性肿瘤；④3 个月内缺血性卒中（不包括 4.5 小时内急性缺血性卒中）；⑤可疑主动脉夹层；⑥活动性出血；⑦3 个月内严重头部闭合伤或面部创伤；⑧2 个月内颅内或脊柱内外科手术；⑨严重未控制的高血压［收缩压>180mmHg 和（或）舒张压>110mmHg］。相对禁忌证包括：①年龄≥75 岁；②3 个月前有缺血性卒中；③创伤（3 周内）或持续>10 分钟心肺复苏；④3 周内接受过大手术；⑤4 周内有内脏出血；⑥近期（2 周内）不能压迫止血部位的大血管穿刺；⑦妊娠；⑧不符合绝对禁忌证的已知其他颅内病变；⑨活动性消化性溃疡；⑩正在使用抗凝药物［国际标准化比值（INR）水平越高，出血风险越大］。

2. 介入或手术治疗

ST 段抬高的 ACS 患者，应评估即刻再灌注治疗的可能性和必要性，尽可能早期再灌注治疗，包括经皮冠状动脉介入干预（PCI）或冠状动脉旁路手术（CABG）。

（四）抗栓治疗

1. 抗血小板治疗

（1）阿司匹林　所有无禁忌证的STEMI患者均应立即口服水溶性阿司匹林或嚼服肠溶阿司匹林300mg，继以75～100mg/d长期维持。

（2）P2Y12受体抑制剂　STEEMI直接PCI（特别是置入DES）患者，应给予负荷量替格瑞洛180mg，以后90mg/次，每日2次，至少12个月；或氯吡格雷600mg负荷量，以后75mg/次，每日1次，至少12个月。肾功能不全（肾小球滤过率＜60mL/min）患者无需调整P2Y12受体抑制剂用量。STEMI静脉溶栓患者，如年龄≤75岁，应给予氯吡格雷300mg负荷量，以后75mg/d，维持12个月。如年龄＞75岁，则用氯吡格雷75mg，以后75mg/d，维持12个月。挽救性PCI或延迟PCI时，P2Y12抑制剂的应用与直接PCI相同。未接受再灌注治疗的STEMI患者可给予任何一种P2Y12受体抑制剂，例如氯吡格雷75mg、1次/天或替格瑞洛90mg、2次/天，至少12个月。

（3）血小板糖蛋白（glycoprotein，GP）Ⅱb/Ⅲa受体拮抗剂　在有效的双联抗血小板及抗凝治疗情况下，不推荐STEMI患者造影前常规应用GPⅡb/Ⅲa受体拮抗剂。高危患者或造影提示血栓负荷重、未给予适当负荷量P2Y12受体抑制剂的患者可静脉使用替罗非班或依替巴肽。直接PCI时，冠状动脉腔内注射替罗非班有助于减少无复流、改善心肌微循环灌注。

2. 抗凝治疗

（1）直接PCI患者　静脉推注普通肝素（70～100U/kg），维持活化凝血时间（activated clotting time，ACT）250～300秒。联合使用GPⅡb/Ⅲa受体拮抗剂时，静脉推注普通肝素（50～70U/kg），维持ACT 200～250秒。或者静脉推注比伐卢定0.75mg/kg，继而静脉滴注比伐卢定1.75mg/（kg·h），并维持至PCI后3～4小时，以降低急性支架血栓形成的风险。出血风险高的STEMI患者，单独使用比伐卢定优于联合使用普通肝素和GPⅡb/Ⅲa受体拮抗剂。使用肝素期间应监测血小板计数，及时发现肝素诱导的血小板减少症。磺达肝癸钠有增加导管内血栓形成的风险，不宜单独用于PCI时的抗凝选择。

（2）静脉溶栓患者　应至少接受48小时抗凝治疗（最多8天或至血运重建）。建议：①静脉推注普通肝素4000U，继以1000U/h滴注，活化部分凝血酶时间（APTT）维持在正常值的1.5～2.5倍（50～70秒）。②根据年龄、体重、肌酐清除率给予依诺肝素。年龄＜75岁的患者，静脉推注30mg，继以每12小时皮下注射1mg/kg（前2次最大剂量100mg）；年龄≥75岁的患者仅需每12小时皮下注射0.75mg/kg（前2次最大剂量75mg）。如肌酐清除率＜30mL/min，则不论年龄，每24小时皮下注射1mg/kg。③静脉推注磺达肝癸钠2.5mg，之后每天皮下注射2.5mg。如果肌酐清除率＜30mL/min，则不用磺达肝癸钠。

（3）溶栓后PCI患者　可继续静脉应用普通肝素，根据ACT结果及是否使用GPⅡb/Ⅲa受体拮抗剂调整剂量。对已使用适当剂量依诺肝素而需PCI的患者，若最后一次皮下注射在8小时之内，PCI前可不追加剂量；若最后一次皮下注射在8～12小时之间，则应静脉注射依诺肝素 0.3mg/kg。

(4) 发病 12 小时内未行再灌注治疗或发病＞12 小时的患者　须尽快给予抗凝治疗，磺达肝癸钠有利于降低死亡和再梗死的发生率，而不增加出血等并发症。

（五）抗缺血治疗

ACS 的抗缺血治疗目的在于缓解或解除心肌缺血，防止持续缺血引起心肌坏死，发生心肌梗死。目前应用的药物主要包括硝酸酯类、β-受体阻滞剂、钙通道阻滞剂。

（六）其他治疗

(1) ACEI 和 ARB　ACEI 主要通过影响心肌重构、减轻心室过度扩张而减少慢性心力衰竭的发生，降低死亡率。所有无禁忌证的 STEMI 患者均应给予 ACEI 长期治疗。早期使用 ACEI 能降低死亡率，高危患者临床获益明显，前壁心肌梗死伴有左心室功能不全的患者获益最大。在无禁忌证的情况下，即可早期开始使用 ACEI，但剂量和时限应视病情而定。应从低剂量开始，逐渐加量。不能耐受 ACEI 者用 ARB 替代。不推荐常规联合应用 ACEI 和 ARB；可耐受 ACEI 的患者，不推荐常规用 ARB 替代 ACEI。ACEI 的禁忌证包括 STEMI 急性期收缩压＜90mmHg、严重肾衰竭（血肌酐＞265μmol/L）、双侧肾动脉狭窄、移植肾或孤立肾伴肾功能不全、对 ACEI 过敏或导致严重咳嗽者、妊娠及哺乳期妇女等。

(2) 醛固酮受体拮抗剂　通常在 ACEI 治疗的基础上使用。对 STEM 后 LVEF≤0.40、有心功能不全或糖尿病，无明显肾功能不全［男性血肌酐≤221μmol/L（2.5mg/gL），女性血肌酐≤177μmol/L（2.0mg/gL）、血钾≤5.0mmol/L］的患者，应给予醛固酮受体拮抗剂。

(3) 他汀类药物　除调脂作用外，他汀类药物还具有抗炎、改善内皮功能、抑制血小板聚集的多效性。因此，所有无禁忌证的 STEMI 患者入院后应尽早开始他汀类药物治疗，且无需考虑胆固醇水平。

参考文献

[1] 北京医轩国际医学研究院．临床麻醉学研究［M］．南昌：江西科学技术出版社，2019.

[2] 邓小明，姚尚龙，于布为，等．现代麻醉学［M］．北京：人民卫生出版社，2020.

[3] 于凯江．重症医学［M］．2版．北京：人民卫生出版社，2022.

[4] 韩如泉，李淑琴．神经外科麻醉手册［M］．2版．北京：北京大学医学出版社，2018.

[5] 李树生，占成业．重症医学临床诊疗指南［M］．北京：科学出版社，2017.

[6] 刘大为．实用重症医学［M］．2版．北京：人民卫生出版社，2017.

[7] 严敏．临床麻醉管理与技术规范［M］．杭州：浙江大学出版社，2021.

[8] 孙增勤．实用麻醉手册［M］．北京：人民军医出版社，2016.

[9] 顾佳．消化系统常见疾病诊治与危重症的处置［M］．天津：天津科学技术出版社，2018.

[10] 王建立．医学麻醉技术与手术麻醉实践［M］．北京：中国纺织出版社有限公司，2022.

[11] 刘迎春．麻醉复苏与疼痛治疗［M］．南昌：江西科学技术出版社，2020.

[12] 中华医学会疼痛学分会．中国疼痛病诊疗规范［M］．北京：人民卫生出版社，2020.

[13] 尤荣开，潘剑敏．慢性危重症治疗学［M］．北京：中国科学技术出版社，2023.

[14] 吕海．现代临床麻醉与疼痛治疗学［M］．天津：天津科学技术出版社，2020.

[15] 周晋．重症医学科医生手册［M］．北京：人民卫生出版社，2016.

[16] 赵俊．中华麻醉学［M］．北京：科学出版社，2020.

[17] 傅志俭．麻醉学高级系列丛书·疼痛诊疗技术［M］．北京：人民军医出版社，2014.

[18] 徐知菲，等．临床急重症与麻醉学［M］．西安：陕西科学技术出版社，2021.

[19] 赵俊．中华麻醉学［M］．北京：科学出版社，2020.

[20] 艾登斌，帅训军，姜敏．简明麻醉学［M］．北京：人民卫生出版社，2016.

[21] 熊旭东，封启明．实用危重症医学［M］．上海：上海科学技术出版社，2023.